中國近現代頤養文獻彙刊·導引攝生專輯

第十五册

劉曉蕾 主編

養生寶鑒
長生不老法
黄庭經講義
衛生要術
内功圖説

廣陵書社

養生寶鑒

梅忠達　著

時兆報館　民國二十四年二月初版

養生寶鑑

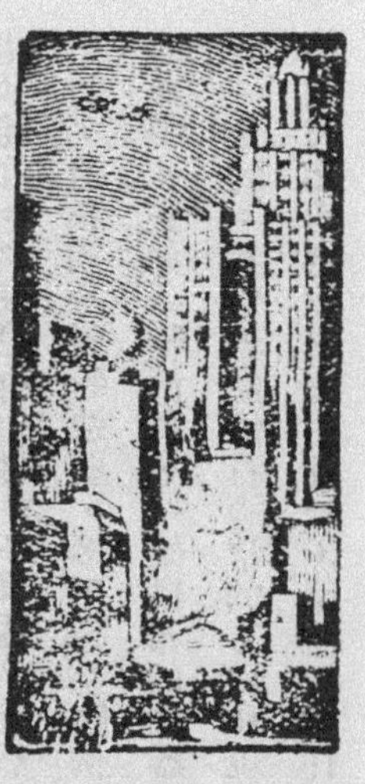

肉做的機器

世界歷史最早的時候，人無論做甚麼都要靠自己的一雙手和兩隻脚。後來人的文化漸漸啓發，便發明了各種機器，於是有許多麻煩笨重的事，就可以借力於機器，既省工夫，又省精力。到現在，各種機器愈弄愈多了，人的生活也愈變得舒適安逸。譬如我們現在走路，可以乘汽車，火車，輪船，飛機；從前幾天幾十天才可以走到的地方，現在只要幾小時或幾天就可以到了。我們現在穿衣，有各種機器織成的布料，比從前手織的布又好，又牢，又便宜；縫衣的時候，還有縫衣機，縫的比手工又快，又齊整。我們現在喫飯，有機器替我們割稻，礱米，磨粉，製麵，比從前要用石臼和水磨眞是便利得多了。總之，在一切方面，現在的人，或是間接，或是直接，都得到機器的幫助。

這些機器。大都是用鋼鐵造成的，堅固得很。不過使用機器的人，必須明白機器的原理，並且按一定的方法和規則去管理機器，才可以使機器發生效力。不然，任你是怎樣精巧，怎樣堅固的機器，不久就會損壞；非但損壞，而且還要闖出大禍哩！

我們的身體，也是一架機器。這架機器，比世界上無論那一種新發明的機器更要精巧，更要神妙。我們各人都有兩隻手，可以做種種事情；有兩隻脚，可以自由行動，把身體搬來搬去；有一個頭，頭裏有腦筋，可以支配全身的動作；還有耳目口鼻，專司各種知覺。身體裏面又有腸胃肝臟等等器官，各成爲身體大機器的一部份，使這架『肉做的機器，』有良好的作用和功效。從各方面看來，我們的身體，與一切鐵的機器沒有甚麼不同；而且比一切機器更要複雜，更要精巧。

我們各人的身體，在初生的時候都是很好的一架『機器。』然而有的人能活到八九十歲，有的人衹活到二三十歲，有的人還沒有活到二三十歲，他的『機器』已經壞得不堪收拾了。爲甚麼有這樣的不同呢？固然有的時候，疾病和災害之來，是人力所不能阻止的，但我們身體的強弱，多半還是隨個人使用身體的方法和保護的情形而不同的。人的身體，正如一輛汽車，一架織布的機器，或一部礱米的機器，使用的規則和方法都是有一定的。我們若能依着適當的方法和規律去好好的使用，身體就可以長壽而康健；若不依天然的定律來善用身體，反將身體任意糟蹋，任意戕賊，那末任是怎樣堅固強壯的身體，總不免在很短的時期之內損壞銹爛。譬如，上天賦給我們一口堅固的牙齒，是叫我們嚼食物的，而有的人偏用牙齒來咬鐵皮，咬釘子，或咬硬殼的胡桃等物；牙齒不過是牙齒，那裏可以作鉗子和鑿子用？我們誤用了牙齒，牙齒就要早早的損壞了。

肉做的機器和鐵的機器，究竟應當怎樣使用呢？我們且把最淺近的幾點提出討論並比較一下。

(一)機器須有相當的燃料——人須有相當的飲食

機器之所以會動，會替人做事，無非是因爲有燃料在內發生熱力，把機器推動。但是機器所用的燃料，各有不同；有的用汽油，有的用柴油，有的用煤，有的用電——一定的機器，有一定的燃料，是不可以混亂的。譬如汽車是燒汽油的，你若把煤油加在裏面，就不行了。汽油還須是純潔的纔可以用，若是有了渣滓或別的成分，以致油管塞住，汽車也就要走不動了。還有，從管子裏到機器肚子裏燃燒的汽油，也必須有一定的分量，太多了燃不着，太少了能力不夠，也是無用。總之，各種機器有一定的燃料，非但有一定的燃料，而燃料的成分，多少，都有一定，絲毫不能相差。若是差了一點，機器就沒有力量，或竟會完全損壞。

人的身體，也像汽車和別的機器一樣，必須有燃料加下去，纔可以進行工作。這種燃料，就是我們天天所用的飲食。我們吃了飯，喝了水，胃就替我們把消化了的滋養料送出去，供給各部的需要。不過我們的身體，也像機器一樣有一定的需要，不可以錯混的，所以我們吃的東西和喝的東西，也必須有一定的規律，不可以隨便亂吃亂喝。若是飲食不得當，或是有甚麼不潔淨的物質到了肚子裏去，我們的身體就要生病，缺少力氣，或者甚至死亡，像汽車因爲燃料不合適，以致開不動，走得慢，或竟完全損壞一般。

英國有一位著名的醫藥博士名叫奧斯勒，他根據多年治病的經驗說：『除了時疫和微生蟲傳染的病以及不測的危險以外，其餘人間的各種疾病，有百分之九十是因爲飲食不適宜而來的。』我們中國人也常常說：『病從口入，禍從口出。』我們不管人的病是不是百分之九十是從口中進去的，然而我們若能在飲食上加意謹慎，那末我們的疾病，一定可以比不謹慎減少許多；換一句話說，現在生病的人，有一大半——或者一百個中有九十個——是可以不生病的！這樣看來，飲食的問題，實在是我們所不可不注意的。

(二)機器必須除垢搽油——人的身體必須保持清潔

機器是很多部份合併而成的，這許多部份的動作，常有互相磨擦的地方，必須光滑平順，纔不致彼此阻滯。管理機器的人，要在這些摩擦的地方時常加油，機器的動作就格外的順利有力。有時灰塵飛到裏面去，和油混在一起，就成了很黏的油垢。有了油垢，機器就要不靈。所以管理機器的人必須把機器常常刷洗，把油垢除去。一架機器壽命的長短，一大半是在乎司機人能如何殷勤的加油，如何殷勤的使機器清潔。

記得我從前讀書的時候，買了一輛自由車（脚踏車）。起初我很愛護它。每次用了囘來，就要用水把車身洗淨，再用布擦乾，塗上油；所以用了一年，還是完全與新的一樣。後來，我漸漸的疎忽了，覺得每次用了要這樣的刷洗實在很費事。於是我就不去刷洗了，油也不塗了。到後來，連雨天用了也不去擦乾。這樣不上幾個月，輪圈和扶手之處就生起銹來。輪軸常常因爲缺少油，發出吱吱刺耳的聲音，我也不去管它。終至於有一天，輪軸斷了。又過幾時，全車的各部分都常常損壞，常常要修理。最後我因爲不耐煩，就把它賣給舊貨店裏了。

鄰人家裏有一架縫衣機器，本來很好，後來行動遲滯，踏時很費力，鄰人就問我有甚麼方法修理。我去拆開一看，裏面塞滿了油垢和布屑，把這些髒東西完全拿了出來，約有一大杯，縫衣機器於是纔恢復了原來的狀況。

不但複雜的機器是這樣，即便是我們在鄉間常常看見的小車和紡紗車，也得在輪軸等處時常加油，否則軸眼就要消磨耗損，不久就不能用了。疎忽擦油和容積垢物，能使機器生銹，遲滯，損壞。

人的身體，也是這樣。

我們吃下去的飲食，經胃消化以後，有用的質料，就經小腸吸收，供給各部使用；無用的廢料，就經身體上的毛孔和大小便排洩器官運輸出來。這樣，身體中就會時常清潔，不致藏垢積汚。若是一旦這些排洩器官阻塞不通，我們的身體就要被汚穢充滿，像那部縫衣機那樣行動不靈，以致生病了。所以我們對於身體內部和外部的清潔，都應當時常注意。這就是我們的身體，飲食，衣服，環境，都要清潔。

不但身體的排洩器官要常常洗刷清潔，身體的一切部分，若要它健全有力，都得有相當的保護和清潔。因爲一部分不靈，就會影響別的部分。譬如，我們的眼睛，好像汽車頭上的兩盞燈，必須擦亮洗淨，而後行程纔可以有所照明；我們的口和牙齒，是『加燃料』的地方，要常常洗刷得點塵不沾，方不致使『汽油』中發現渣滓。不然，全身就要受影響了。我們的肺，也是替我們出清體內穢濁之氣的，必須常常得新鮮空氣的供給，纔可以使血液清潔，把血裏的一切汚穢換出來。不然，血一混濁，全身就要受毒了。

身體若是因爲不清潔生了『銹，』就不雅觀，不强壯，容易壞，『不長壽。』據有人調查說中國人平均的壽命，每人衹有二十二歲，又說中國的嬰孩每一百個中有八十七個是活不成的。這種調查，當然不可謂是絕對無誤的，然而也足以驚人了！我想中國人的身體，不一定生來比別國人衰弱，活到一百幾十歲的未嘗沒有，祇是大多數人因爲不講究衛生，以致不能盡享其天年。我們要使自己的身體經久不壞，並且手輕脚健，就不可不注意這個問題。

(三)機器必須量力使用——身體的工作和休息須有調節

使用機器的人，必須知道機器的性格和能力，量力而用，纔能收充分的效能。譬如一輛汽車，只可坐八個人，你偏坐了十個人，外面踏板上還裝了許多行李，這輛汽車就要開不動。即使給你開動，也因爲擔負過重，必定走得很慢，壞得很快。有的時候汽車走了很多的路，必須要停一停，加一些水，給機器休息休息。不然，機器走得太熱了或要有炸裂的危險。還有，遇到崎嶇不平的道路，必須開得慢一些，若是橫衝直撞，機器震動得太厲害，就不能久用。此外如開車停車的時候，開快開慢的時候，都得謹愼保護，纔可以使機器不受損傷。

使機器負過重的擔子，固然不好，但把機器放着不用，更是有害。因爲機器擱置不動，就容易腐爛生銹。我們家裏的鐘表，若是好好的去用，可以歷幾年或幾十年不壞；但若放着不去開它，不久就要銹壞得不能用了。不用的機器，比常用的機器更容易壞。

人的身體，行動休止都有一定的規律。我們要遵行這些天然的規律去行，纔可以保持身體的健全安康。天亮了，我們應該起來努力作工；天黑了，我們應該睡覺。應當操勞之時要操勞，應該休息之時要休息。然而有許多人，並不按這一定的制度去對待自己的身體。白天做了一天的工，晚上還不肯早早的休睡，甚或打牌，逛游戲場，弄得徹夜不睡，把精神任意的消耗。這樣的對付身體，如何可以希望它持久？

我們的飲食，也必須有一定的時候，因爲身體內部腸胃等器官，也必須有一定工作和休息的時候。我們所吃的食物，尤必須擇其有益而易於消化的，免致把過重的工作給胃去做，然而我們常見一般人在隨便甚麼時候把隨便甚麼東西放到口裏去吃，或是接連不停的常吃魚肉油膩等難以消化的食物。胃的工作在這種情形之下，便是沉重而沒有停止，於是不但胃負了過重的擔子，身體其他各器官也莫不要受影響，人的健康就要發生問題，生命的安全也就陷入危境。

工作過度是有害的，然而懶惰也是有害的。有許多人每天所做的工作，並不太多，反而往往太少，以致身體各部的肌肉，得不到應有的操練和運動，像機器那樣生了銹。鄉間耕種的農夫，大都比城市的居民強壯有力，雖然是因爲鄉間的空氣好，但是農民比享慣安逸生活的『城裏人』勤苦耐勞，這也是一個原因。而且，鄉間的人民，白天很勞苦的種田，晚間很舒服的睡覺；他們的生活，很合乎自然的定律，不像城中的人那樣晝夜不分，消耗精神。我們若要身體康健，必須遵行自然的健康之律，起居飲食都有調節和一定的規則。

(四)機器須有良好的修理——身體對疾病須預防醫治

有的時候，機器的一部分出了『毛病，』就必須修理。修理的人，當然必須是個高明的技師，能明白機器的一切內容組織和作用。他必須先能查出機器所以損壞的原因，再依着機器的構造之理去加以澈底的修補，纔可以恢復原有的能力和功用。其實無論甚麼修理的工作，都必須顧到兩方面，纔可以有效，纔可以算澈底；這兩方面就是治標與治本。治標是補救本身方面受害的部分，像機器的一根管子斷了，必須換一根新的；治本是治標而外所必須做的進一步工作——把損害的原因除去，像管子炸斷是因爲燒的油不適宜，那末以後必須改用適宜的油。修理的意義，並不是改變，更不是加添，乃是恢復，所以必須要標本並治。

不過一架已受損壞的機器，若經一個不懂機器原理的人或『只知其一不知其二』的人去胡挑亂撥，或竟『挖肉補瘡，』祇作表面上暫時的敷衍，那末他非但不能把機器修好，反而要使機器壞到不可收拾的地步。不正當的修理，反不如不修理。所以不澈底懂機器的人，決不可以『修理人』自命。記得我從前有一隻錶，因爲走得有些不準，被我因好奇心的驅使，拆開『修理。』我是根本不會修理錶的，也沒有修理鐘錶的工具。但我就用了一把小洋刀把那細小的螺絲一個一個的拆開。最後，不知那一個機輪被我一拆，那富藏彈力的法條就突然彈開，把許多別的已拆鬆了的機輪和螺絲等件彈散一地。我既不會把錶的各部裝配起來，又不知道所遺失的是那幾樣機件。於是好好的一個錶，就被我弄壞了；但外觀仍是一個錶，不過不會走罷了！

我們的身體，有時因爲受了外來的侵襲或因自己生活習慣的錯誤生了病，就得去請高明的醫生診治。我們請醫生診病，就無異把自己的生命交給他。若是我們愛惜自己的生命，當然要請最高明，最精良的醫生。人的身體，是非常複雜的一架『機器，』它的構造的原理和作用，以及修理的方法，决不是無論那一個人所能完全明瞭的。現在醫學發達，人體各部都有專門的醫生研究治療。我們生了病，最好能請專科醫生診治。譬如，眼睛有病，要去找眼科醫生；耳朵有病，要去找耳科醫生。倘若因循敷衍，或隨便找一些庸醫巫士，求仙方，喫香灰，燒符咒，做種種迷信無謂的事，那簡直是把生命不算一回事；結果，恐怕這種人的生命，也要像我那隻錶一樣了！

治病的原理和方法，必須合乎身體生存的原理和方法。治病的目的，一方面固然是要除去病的現象——痛苦——，但一方面更必須除去病的原因，這纔是鍋底抽薪的根本辦法。譬如，有一個人因爲飲酒而生胃病，醫生祇給了他一些藥，暫時止他的痛，可是沒有教他把飲酒的習慣革除，這算不得眞正的醫治。所以我們有了病，必須研究致病的原因，找那能夠把我們的病根指出，幫助我們澈底恢復康健的高明醫生纔好。

高明的司機人，不必等到機器壞了纔修，他常常在留心機器的各部動作。機器一有失常的現象，或不自然的聲音，他立刻就會察覺，而加以改正，這就叫做防患於未然。這一步的工作——預防的工作——比修理的工作似乎更爲重要，更爲不可少。

我們對於身體，也有一種保護預防的責任。有了病去醫治固然重要，然而最要緊的，就是預先防止疾病，使我們的身體可以時常強健。西方有句俗語道：『一兩的預防，比一磅的醫治更好。』有的時候身體的某部分略有一些失常的象徵，我們就應當立刻察覺，立刻設法防止將要來的更重大的禍害。我們往往看見有些人非到病得不能過去時，總不肯去請教醫生。固然有的時候他們的病自己會好，但是有多少本來很容易治好的病，却因爲就醫太遲，以致不救啊！所以愛惜自己身體的人，每年總要請醫生把身體各部察驗一次，不輕忽無論甚麼微小的病狀。我們的生命只有一條，要靠這一條生命爲人類服務，爲家庭謀幸福，盡爲人的使命，怎麼經得起隨便處置？一點點的傷風，輕微的頭痛，也許過一兩天自己會好。也許是肺癆，喉痧，傷寒，瘧疾，或別種凶險之症的警告，你怎麽能斷定呢？鄭重在先，總是不錯的；與其事後懊喪，不如事先預防。

（五）機器不能容外物侵入——人必須戒絕有害的嗜好

早些時，蘇俄政府把幾個英國機器匠捉住。這幾個機器匠是在蘇俄政府所設的某大電氣廠裏任職。據說他們被捕的原因，是因爲他們故意將鐵塊等物投入重要的機器中，希圖軋壞機器。機器的各個輪子和互相磨擦的地方，是絕不容外物侵入的。凡不是機器本身所能容用之物，或違反機器構造和作用原理的東西，都是與機器有害的，決不可放進去。譬如，你把一隻錶浸在水裏，叫水侵入裏面的機器，不久它的輪子就要銹壞得不能走。或者你把一隻小釘子投入那精巧的機件中間，機件就要被攔住或軋壞。把零碎的外物投入機器，確是有害於機器的，不但有害，而且也是危險的。

機器不能容外物，人的身體難道就可以容隨便甚麽東西侵入麽？空氣，飲食，這是身體所不可少的；但是香煙，鴉片，酒，這些東西，與身體有甚麽相干？身體的無論那一部分，決不缺少這些東西所含的毒汁；愛惜身體的人，也決不該容這些東西來消滅身體的精力和壽命。香煙，鴉片，嗎啡，酒，這一類麻醉物的害處，我們要在第六章內討論；不過簡略的來講，一切麻醉劑的害處，有兩方面：一是毒害身體的各種細胞和神經，使之麻木，喪失活力；二是造成一種有增無減的癮頭，使受害的人不得不繼續受害，直到最後的地步。把這些對於身體極有害處而毫無半點益處的毒物放到身體裏面去，所以是愚笨的作爲；直爽些說，就是自殺的舉動——像存心造禍的機器匠把碎片的鋼鐵投入機器的活動部分，要毀壞它一樣。

經濟的活法

總而言之，我們各人的身體，是一架肉的機器。肉的機器，是活的機器。這架機器工作順利，活動不停的時候，我們就活着，可以跑來跑去，盡我們的本分，做各種應做的事。這一架機器一停，我們就活不成了；或者機器的一部分損壞，我們全身就要受影響。因此我們要好好的活，好好的做人，並且活得長久而有味，就不可不用最經濟的方法去使用我們各人這架肉做的機器。上面所講過的幾點，已把經濟活法的重要之點攏統的提出來了。在本書後面的幾章裏，我們要把各點單獨提出，作比較詳細的商榷。

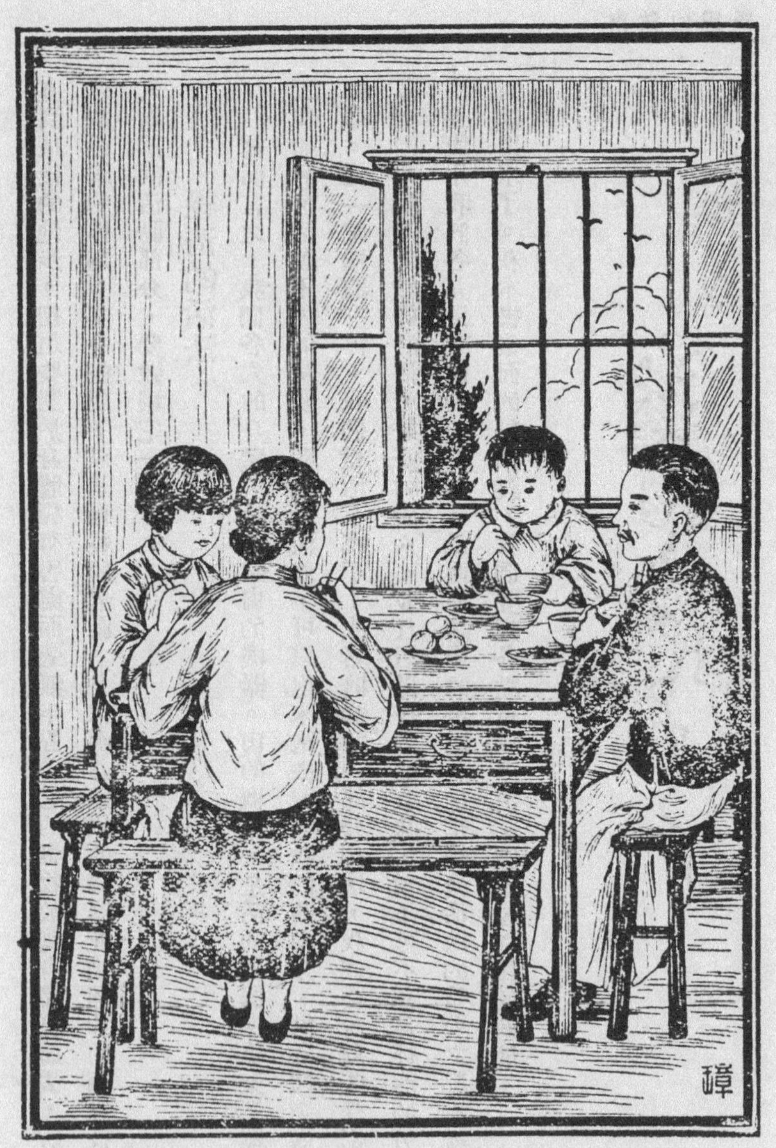

飲食的目的是要維持生命，所以我們必須在飲食上遵行生命的定律。

吃和喝的問題

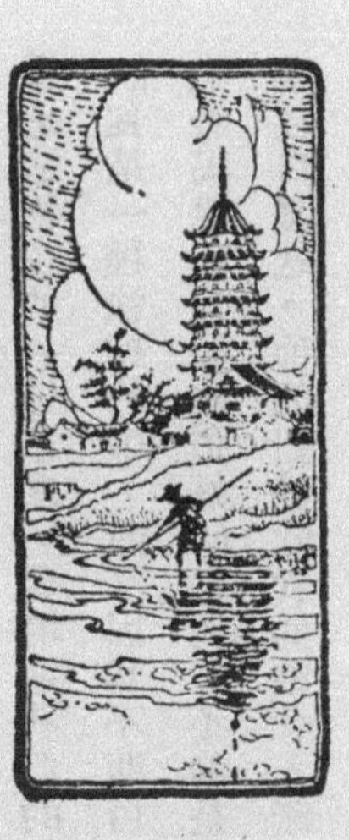

我們常聽人說：『一個人在世上一生勞勞碌碌，無非是爲了一張嘴；若是我們可以不吃不喝，那末做人就安逸了！』不錯，吃和喝確是人生的一個大問題，尤其是在目前經濟恐慌，生計困難的時候，『餬口』眞有些不容易。不過，世界上餓死的人究竟不多——除非遇到荒年或不測的災禍；大概的人，都是因吃喝不得法而吃死喝死的。所以在這個飲食的問題上，飲食的方法，似乎比較飲食的追求更爲重要。本章所要講的，就是我們對於飲食所應當有的知識。

吃，喝，爲甚麽？

一個人肚子餓了，就想吃，口裏渴了，就想喝——所謂飢思食，渴思飲——這是極容易明白的，難道還有甚麽長篇大論的哲學可講麽？然而有許多人肚子不餓，還是吃，口裏渴了，反不喝；所以我們不妨來想一想，我們吃，喝，究竟是爲甚麽？

我們的身體，靠飲食而有生活的能力，靠飲食而得以生長，遇有損壞消磨之處，也靠飲食而得以修補，使舊的成爲新的；飲食對於我們的身體，也供給熱力和能力的燃料，像一架機器之必須有燃料一樣。我們所吃下去的東西，不久就成了身體的一部分，所以飲食也是身體的原料。一個人若要維持生命，就非按着一定方法，一定的時候，在一定的情形之下，吃一定的食物不可。所以飲食的根本意義，就是要供給身體的需要，使我們可以一天一天活下去。直爽些說，飲食的目的，就是要保持生命。

既是這樣，那末我們無論吃甚麼或喝甚麼，都要從使身體得益處的方面着想。凡能使身體生長，使身體添精力的飲食，我們就要拿來放到口裏，裝到肚裏，務求能供給身體一切的需要。凡是於身體有害或沒有益處的食物，我們自然要把它們一概屏諸門外，免致它們進去作祟，或者白佔地位。

飲食也是人生的一種慾念。我們有東西吃的時候，往往覺得口裏有味，心中快樂；這是造物主的一種恩惠，要增進我們的樂趣，幫助我們的身體。然而有許多人因爲覺得飲食是一種快樂的事，而又因爲不明白飲食的意義，就單爲求快樂和口腹之慾的滿足而吃着喝着。只要味道好的東西，不論是與身體有益有害，不論身體需要不需要的時候，都往口裏送。他們對於飲食的觀念，祇到了喉嚨就完了，以後的事，似乎是與他們本身無關的。飲食對於這樣的人，就失了飲食的意義，反成了致病之源。西方有句格言：『人是爲要活着而吃的，不是爲要吃而活着的。』這句話，在衛生方面和我們爲人的觀念方面，都有深長的意義。究竟我們爲人的希望和目的，不在乎日圖三餐，夜圖一宿而已。我們要研究這飲食的問題，以致可以知道怎樣吃，怎樣喝，使我們的身體可以在最強健的情形之下，助我們在一生的事業上收最大的成功。

我們吃下去的飲食，不是直接就可以供給身體應用的，必須先經體內的腸，胃，肝，脾等消化器施以消化，再加上各種分泌液汁，製成能合身體之用的原料或燃料。這些消化器官的活動和作用，都有一定的規律，這就叫做身體的自然定律。我們的飲食，在各方面都須與這自然的定律相符，纔能使這些器官盡它們的本分作工。若是放縱食慾，這就是違反身體自然的定律，違反自然定律的結果，就是病。現在我們且來略略的討論一下，我們應當揀選甚麼樣的食品，應當怎樣調製我們的食物，應當怎樣去吃，在甚麼時候吃，纔可以遵守這種自然的定律，與身體合作。

甚麼是最好的食物？

吃葷與吃素——關於吃葷與吃素的問題，我們爲自身的康健計，應作一番考慮。我們中國人多半是吃葷的，在從前的時候，吃素幾乎完全是爲了宗教上或道德上的原因，如吃齋，戒殺，斷屠等等。近世醫學發達，我們都知道有許多疾病的微菌，都是從有病的牲畜的肉中直接傳入人體中的，所以有許多人就出來站在衛生的立場上，提倡素食的主張。平心而論，肉食確非人類最好的食物，一個專吃素食而吃得合理的人，確能比一個吃肉的人強健。上海療養衛生院院長米勒耳博士，是世界名醫之一，有一次他在無線電台上播音演講素食的利益，作者不妨把他的理由介紹給諸位：

（一）人體所需要的一切滋養料，蔬果五穀中無不俱備。肉類不過是間接的食物，其中所含的營養品，原都是從蔬菜中來的；而且肉類所含的礦質和維他命，遠不如蔬菜五穀和水果那樣豐富。那末我們又何必捨近求遠呢？

（二）害人的微菌，最易在動物體內生長。微菌的多少，視牲畜被宰之時與肉到人口中之時相距的時間和氣候溫度而定。吃肉的人，最易患毒瘤，皮膚病，肝毒，頸腺腫，腎中生石，血管變硬，痛風，和各種腸胃病。並且，牲畜在被宰之時因忿怒和懼怕而分泌的體內液汁，往往能使吃的人起消化不良等症。吃素的人，就沒有這種危險，因為蔬菜不是毒菌的滋生地。動物的肉中還有它身體中所必有的廢料和毒汁，也是有害的。

（三）蔬菜五穀比較肉食易於消化，因它所含的原料在口裏就會起消化作用，所以愈嚼而愈覺香甜。肉食所含的成分，是不能在口中消化的，所以愈嚼而愈顯得淡澀無味。

（四）吃肉的人，很容易患肝部和腎部的病，因爲肝和腎是專司消化蛋白質和排除廢料之職的，肉裏面含蛋白質極多，而含別的滋養料不足，並且多廢料，所以容易叫肝和胃負過於重的擔子，而遭虧損。

（五）獸畜吃八磅的蔬穀，纔可以長一磅的肉；這一磅的肉，却要比一磅蔬菜的滋養料少三分之二。所以肉裏的滋養料，就要比蔬菜的滋養料貴二十五倍。

（六）肉類比較蔬菜容易腐敗。腐敗的肉，比較腐敗的蔬菜更足以危害人的身體。而且腐敗的肉比腐敗的蔬菜更難察覺。所以我們若要避免危險，莫如戒吃肉，尤其是在夏季，吃素比吃肉安全多了。

（七）肉類所含的廢料和毒汁，能使人感覺煩燥和困倦，因之品格和辦事的能力，都要受影響。吃素的人，大都比較吃肉的人強健，而富涵養工夫，這是事實。

（八）吃肉最可取之點，就是它的味道似乎很可口；但是人的口胃，亦不過是一種習慣罷了。其實肉類的滋味，蔬菜中也都有的，在乎調製的得法與否。

米博士又說，以上八點，不過是舉其大者要者而已。此外像吃素足以使人常有一種清潔衛生的感覺，愉快的身心，敏捷的思想，和對於疾病有強烈的抵抗之力等等，這些還是餘事。

吃葷與吃素究竟是那一種好？當然是吃素好。有很多向來吃慣葷的人，要他們一時改變過來，當然有些不易；但像米勒耳醫生所說，口胃原不過是一種習慣而已，我們儘可以把食肉的口胃，慢慢的改成吃素的習慣。只要烹飪得法，我們自可以把蔬菜五穀調製得可口入味。至於通常人所吃的猪肉和蝦蟹等物，在肉類之中，也可算是最有毒的肉，我們即是不得已而吃一些肉，也最好不要去吃這種肉。吃肉的害處，不一定是顯殊的，也不一定是立刻就會發覺的，但身體總不能不受它的影響。不過人不覺得能了。

應付身體需要的問題——上面已經說過，我們的飲食應以能供給身體各項需要爲原則。我們平常想起飲食，總想到魚、肉、菜、山芋、豆、米、麵等食物；好像我們提到衣服，就想起袍子、馬褂、短衫、褲子。不過衣服是棉花、絲、麻、羊毛等質料製成的；我們的各種食物裏面，也有幾樣根本的營養品。據現今科學家所知道的，人身所必需的營養品，有下面六種：

(一)蛋白質　我們的身體細胞，幾乎完全是蛋白質製成的；所以蛋白質是建造身體的材料。喫肉的人，不愁缺少蛋白質，但是雞蛋的白，幾乎完全是蛋白質；黄豆，麵筋，和花生等物，也很富有蛋白質；所以吃素的人，也儘不至於受甚麽影響。我國人慣吃黄豆和黄豆的產品，尤不愁缺少蛋白質。

(二)炭水化物　身體的温暖和能力，大部分是由炭水化物供給的，這種滋養料所以可說是身體的燃料。糖質和澱粉質，都是炭水化物；麥、山芋、和各種五穀，就是炭水化物的來源。

(三)脂肪質　脂肪質就是油。葷油和素油都是脂肪質。脂肪像炭水化物一樣能供給身體的燃料，同時也能保護身體的各種器官和神經。我們日常所喫的豆油花生油菜油都是脂肪質，所以也不必靠肉來得到我們身體的需要。

(四)礦質　礦質亦稱灰質，是體內的一種調節物，能使各部器官的工作彼此融和相稱。我們的牙齒和骨頭，尤是礦質所製成。鈣、鐵、燐、是身體中最普通的礦質。牛奶、水果、青的蔬菜——尤其是菠菜——糙米、蛋黃、和蘿蔔等根類植物中，富有各種礦質，足以應付身體的需要了。

(五)維他命　維他命對於身體的康健，眞是絕對不可少的。這一類的滋養料，並不成爲身體的一部，却是重要的調節物，能使身體各種器官的工作順利進行，支配身體中別種滋養料的供給，好像機器必須加油滑潤一樣。現在已經發明的維他命，有甲，乙，丙，丁，戊，己，六種。甲種維他命是抵抗眼球乾燥症的。在捲心菜、菠菜、蛋黃、和魚肝油中存着最多。乙種是抵抗脚氣病的，在糙米和一切未去皮的穀類中最富。丙種是抵抗壞血病的，在新鮮的柑橘中很多；捲心菜、菠菜、和別種青菜中也是有的。丁種是防止軟骨病的，所以也稱爲抵抗佝僂病性維他命，在魚肝油和蛋黃中可得的。這種維他命對於鈣質和燐質的分配，有特別的關係；缺少了這種維他命，身體骨骼的發育，就要大受障礙。戊種是在未去皮的米麥和大概多葉的蔬菜和植物中富含的；若是體內缺少了這種維他命，生殖器官就得不到健全的滋養。己種是促進身體的發長和抵抗皮膚病的，在糙米、豆、蔬菜、菜子、牛奶、鷄蛋之中都有的。以上六種維他命，若是我們平常多吃青的蔬菜、雞蛋、黃豆、水果、和全粒不去皮的糙米，就不至於有缺乏之虞了。

（六）水　水能洗淨身體內部的廢料，又能幫助各器官進行它們的職務。身體三分之二是水，而且身體裏面是時常在那裏蒸發調換的。平常一個人若能每天喝八大玻璃杯煮沸過的清水，就不愁缺少水了。

以上六種的滋養料，都是從我們口中吃進去的。六種之中，缺了一樣，身體就要受損失。所以我們對於飲食的責任，就是要打算怎樣使身體每天均勻的得到以上六種滋養料。從不吃肉的立場上來說，大概水果和蔬菜，是供給維他命和礦質的；黃豆和黃豆的產品，如豆腐、豆芽、豆腐漿等等，以及雞蛋等物，是供給蛋白質的；五穀麵粉等物是供給炭水化物的；各種堅殼果，如胡桃杏仁花生同黃豆，是供給脂肪的。依我們中國人飲食的習慣，若再多加些水果，菠菜，番茄（最富於甲乙丙三種維他命），和胡桃杏仁等堅殼果，就儘可以不必吃肉。

身體的需要，其實是很簡單的，不過是這幾樣而已，我們的飲食，所以也只要能應付這幾樣需要就夠了。有許多人以爲要補助身體，就必須吃得多，吃得越多越好，似乎是東西一吃下肚去，就會長肉的，這實在是錯誤的觀念。東西吃得太多，過於身體的需要，或者樣數太多，太複雜，就要阻礙消化的作用。不消化的東西在肚子裏反成了身體的重累，或竟要起發酵作用，毒害身體。我們的飲食應當簡單，像我們中國人有些人家每餐桌上要擺十幾碗菜，另外還要吃幾種補品藥物，實在是有害無益的。富豪人家的子弟，每每瘦弱多病，都是有原因的。還有，逢到喜事或交際酬酢之事，酒席上非幾十熱炒數十大碗不足以算敬禮，這也是極應即時廢除的風俗。須知我們請客人吃飯，原是出於好意，那末爲甚麽要用酒來戕賊他的身體，或使他回去肚子痛或患泄瀉病呢？一個人處世爲人，事事都當用理智和常識，對於直接關於人身健康的飲食，又何獨不然呢？

糙米和白米——米的礦質和維他命，以及脂肪蛋白等質，都含在貼近外皮的一層內。純白的白米，已把這些滋養身體的質料打去，所剩的祇是一些澱粉質而已。大概的人都以爲吃白米比吃黃米好，其實吃白米何異是把好的滋養料丟掉，祇吃一些剩下的渣滓而已。不過糙米因爲外面有皮包着，所以煮的時候很費時間，應當早幾個小時或隔夜把米洗淨，讓它漲一漲再煮就好了。糙米飯很香，嚼的時候眞是津津有味，好像其中有很多油似的，雖然初吃似乎硬一些，但我敢說一個人吃慣了糙米飯，以後對於白米飯就不想吃了。

不但米是這樣，麥和其餘的五穀，以及蘋果和番薯，都是這樣，維他命和最富的滋養料，都是在貼近外殼的皮裏的。我們常吃的洋白麵粉，是把好的滋養料丟開以後剩下的東西。現在有人提倡吃沒有除去麩皮的麥磨成的麵粉，稱爲整個的麥粉，雖然顏色黑一些，於身體實是大有益處的。我們吃蕃薯的時候，也不要用刀把皮削去一厚層，應當放在沸水裏煮一煮，然後把外面的一層薄皮剝去，存留皮下的滋養料和維他命。吃蘋果和梨，最好洗淨了連皮吃。你若把蕃薯的皮削下，把皮放在一塊，把裏面的肉放在一塊，那皮過了幾天還會發芽，肉却不會發芽，因爲生命的能力，是在皮而不在肉。

牛奶與豆漿——牛奶是養生的上品，其中所含的鈣質，脂肪，和維他命，對於身體是極重要的。不過牛奶也有很多危險；最大的危險，就是傳染疾病和微菌的可能。早十幾年的時候，我們只知道牛奶能傳染癆病，但現今的時候，我們已由科學的發明而知道有很多種數的微生蟲可以從牛的體內或體外直接達到人的體內，最普通的，就是傳染人即腸熱症），白喉，虎列拉，痢疾，黃熱病，毒瘤，疔瘡等類的微菌。現在衞生當局對於牛奶一物，已是十分注意，上海的各牛奶棚都要受科學的檢驗，領取執照，纔得發賣，牛奶的危險，也就比較好一些。但無論如何，要使牛奶絕對沒有微菌，這幾乎是不可能的。所以喝牛奶的人，千萬須先把牛奶煮過。據美國哈佛醫科大學教授已故嚇林登氏的意見，普通的微菌，在攝氏表六十度的熱度下過二十分鐘都要死了，而同時牛奶中所含的化學成分，在六十度下也不致受甚麽損害。這樣看來，吃牛奶的人能把牛奶用六十度的熱力煮二十分鐘，就可算安全了。

還有一點是我們所當注意的。牛奶中的微菌，在溫度適宜的時候就極容易繁殖；所以我們如有一次吃不盡的牛奶，應該蓋好，放在最冷的地方爲是。

黃豆裏面有多量的脂肪和完全的蛋白質，它所含的礦質和維他命也不少，因之現在有很多人提倡用豆漿來代替牛奶。在我們吃慣黃豆和豆腐等類食品的中國，這些食品似乎是家常便飯，沒有甚麽希罕，但別國，尤其是美國，對於黃豆這一樣食品，和豆腐豆漿等的產物，已是大加注意，大加研究。現在已由各地當局開設專門的研究社，試驗所，種植場等等。據他們考驗的結果，黃豆對於人，確是一種極可貴的食品。我們中國本是黃豆的出產地，不過向來沒有從科學的立場去注意這事；現在却也有人在那裏提倡，並且據作者所知道的，已有人在預備將豆漿製成奶粉，裝在罐子裏發賣。豆漿並不很貴，在鄉間也極易得，它的功用，比牛奶有過之而無不及，並且不像牛奶那樣危險，我們何不去試一試？

怎樣調製飲食

知道了怎樣選擇食品之後，我們還應當知道怎樣去調製。通常的烹飪之法，總不外乎煑，炒，煎，烤這幾種。食品經過調製之後，往往比生的容易消化，而滋味也可以增進，不過烹飪有幾種原理，是我們所應當明白的。食物中有幾種維他命，是經不起熱度的，容易在烹調之時消滅；所以有些青的蔬菜和一切水果，能够生吃的，最好生吃。我國人常吃拌生黄瓜，拌菜梗，生蘿蔔等等，都是很合科學的吃法。只是生吃的東西，必須用熟水絕對的洗淨，以免微菌入口。至於必須煑熟而吃的蔬菜，也最好不要煑得太爛，以免維他命消滅。

五穀和蕃薯等炭水化物放在水裏煑後，澱粉膨脹成漿糊狀；有細胞膜的澱粉，就把細胞膜脹破，所以容易消化，並且滋味也得以增進。只是蛋白質遇到熱度，就會變得堅硬，煑得太硬了，不易消化。不過肉類因爲要煑死裏面的微生蟲，總以煑透爲是。至於油煎之物，大都不易消化，尤其是油煎的澱粉類食物，如油炸檜，油煎餅等等。因爲澱粉質的消化，本比脂肪質在先。食物一進口，唾液就使澱粉質起消化作用，所以澱粉是在口裏就消化的。但是脂肪質必須經過胃，到腸裏遇到膽汁，纔起消化作用。油煎的食物，澱粉質被脂肪包圍，不能在口中起消化作用，等到脂肪消化，裏面的澱粉歷時過久，又因體內的熱度，已腐爛了；人的身體，就要受腐爛的毒，而患腸胃病了。

過於油膩的食物，總是不易消化的，因爲脂肪質是一切滋養料中最後消化的一種。我們的飲食，以簡單爲妙，蔬菜五穀等物，最好不用油炒，就用開水煮煮，吃下去倒能強身壯力。若是覺得不用油炒無味，必須用油，也最好設法少用爲妙。

調味品 大概的人煮食物，除了食物本身的滋味以外，還歡喜加調味品，輕的如桂皮，茴香，花椒等類，重的如咖喱，胡椒等物，幾乎是人盡皆知的。然而這些東西，都是於身體沒有益處的，反足以刺激腸胃，使腸胃柔嫩而敏銳的薄膜發炎而受損害；消化的能力，就要因此衰弱起來。據美國羅馬達林醫科專門大學教務長力格士累博士的研究，調味品和辛辣之物的害處，約有下列幾種：

一、調味品能使人失去欣賞食物眞滋味的能力。

二、食品調味過多，就激人過分多吃，致傷身體。

三、胃膜受了刺戟，就會發炎，釀成疾病。

四、肝，腎，以及其他排泄器官，須負過重的擔子，抵抗那刺激的作用；久而久之，就容易損壞。

五、多用調味品的人，容易感覺口渴，而且非有比水更濃的飲料不足以止渴。

六、吃慣了這些調味品的人，因爲口味改了，必須常常增加調味品的量，纔能合他們的胃口。

胡椒咖喱是調味品；糖、鹽、醬、醋等物，其實也是調味品。雖然這一類的東西，不是完全於身體無用的，並且不如胡椒咖喱那樣有猛烈的刺激性，但是總以用得合度爲妙。因爲醋用得多了，於胃和腸是有害的；糖、鹽、醬油用得多了，於腎是有損的。

至於濃茶、酒、咖啡等飲料，更是於身體有害而無益，本書第六章上再要討論，在此暫且不提。

罐頭食物　有許多人，歡喜吃罐頭的食物，如罐頭的筍、菜、魚、肉、牛奶，等等。當然罐頭食物的維他命不能像新鮮的那樣豐富，但在平常的情形之下，裝罐原是保存食物的好方法，作者沒有甚麼反對。不過罐頭食物很容易發生危險，這是吃的人所不可不小心的。罐頭食物若是裝製的不得法，或是走了氣，以致食物在罐內腐爛，或發生鉛毒，是非常危險的。我們若看見罐子兩頭脹起，或開罐後罐子裏面有黑斑，以及食物帶酸味等的失常狀態，就切不可因爲愛惜那一點食物而把它吃下去。寧可把垃圾桶當作垃圾桶，不要把肚子當作垃圾桶。不但是罐頭食物壞了不可吃，無論甚麼食物，若是發了酸或變了味，都不可放到口裏去。罐子開了以後，應該把食物立刻完全取出放在碗裏，因爲食物剩在罐裏經過多少時候就會發生鉛毒。罐頭的魚肉若是有了毒汁，要比罐頭蔬菜的毒更爲危險，所以喫罐頭的魚肉等葷腥，必須十分謹慎。

怎樣吃和喝？

吃和喝，眞不是一件容易的事；我們知道了怎樣選擇和怎樣調製，若是不知道怎樣去吃，仍不能使人得益處。所以我們現在還要來討論討論應當怎樣吃，怎樣喝，纔可以使身體得最大的益處。

不要吃得太快　吃得太快，恐怕是一般人的通病，尤其是在現今光陰寶貴，競爭劇烈，無論做甚麼事都要講快的時候，辦事的人，往往把應該用的吃飯工夫省下，三口兩嚥的把飲食塞下去，拔開脚步就跑。但是天賦給我們的牙齒，是要我們用來嚼碎食物的。我們不可把牙齒所應該做的工作交給胃做，因爲胃裏而沒有牙齒。我們吃下去的東西，經牙齒細嚼，就有唾液流出，與食物拌和，唾液之中有一種液素，與食物的澱粉質混和，就能使澱粉質化成糖質；所以消化的作用，在口裏就開始了。若是我們吃得太快，不及細嚼就嚥下，非但胃不易消化大塊的食物，澱粉質的消化尤要因爲缺乏唾液拌和而感困難。讀者之中若有人有吃得太快的習慣，應當卽速設法改除。下面的幾個建議，或可幫助你吃得慢一些：一、安排你的時間，使飯前飯後至少有十分鐘的空閒；二、進餐時要思想快樂的事，談論快樂的事；三、每次餐前要安定鎮靜，胸中的煩惱或奮興的情緒，要一概丟開；四、不要把許多飯菜塞進口裏，每口要少，嚼細了，嚥下，再吃一口；這就可以使你自然吃得不致太快了。

不要吃得太多　吃得太多，也是我們的通病。若是我們把太多的煤加到火爐裏去，火爐就要熄滅。一架機器若是突然冲進很多的油，機器就要停息。人的身體雖然比火爐和機器精巧很多，但是要使身體有最良好的作用，我們也必須依着身體的需要，給予均勻的供應。吃得太多了，往往容易造成一種失常的食慾，以致非吃得多就不覺得飽，胃就因之而天天負過重的擔子。有的時候，我們吃了一頓極飽的飯，不久就覺得餓了，所謂『吃得飽，餓得早，』於是我們就再去飽吃一頓。其實那種所謂飢餓，並不是眞正的飢餓；乃是胃工作得太疲乏了，一種求休息的現象，而我們不識這種呼求，反去再加些工作給它。所以最安全的主義，就是不要吃得太飽，最好吃得不餓就停止。當然做冗重費力的工作的人，與拿着筆終日靜坐的人，各有不同的需要，這裏也不可以一概而論。

總之，要保持康健，我們必須在一切事上有節制，尤其是在飲食的事上要有節制。

精神上的關係　吃喝原是快樂的事，也應當是快樂的事。人的思想和精神，與身體的作用，有極大的關係。譬如，一個人在發怒時，他的血管會脹大，眼珠會突出，牙齒會咬緊；在受驚嚇時面色會發白，手足會發麻，全身會打戰，這都是生理和心理作用相關的緣故。我們進食的時候，身心應當快樂安適，使口中的唾液和腸胃各種消化的液汁，都會很自然的流集，而消化的工作，都可以很順利的進行。因爲要使吃飯的時候身心快樂，所以吃飯的地方必須整理清潔，裝飾好看，所用的桌椅應當安適，碗裏的飯和菜，必須裝得清潔好看，能引起人的食慾；吃飯時要談論快樂的事，使同桌的人大家快樂。我們往往看見有些父母在吃飯時責打小孩，或討論家事，這是很有礙於消化的。

疲乏時不要進食　過於疲乏之時進食，於消化也是不利的，因爲胃缺少能力，就不能順利的工作。所以我們若是跑得太累了，或是纔做過粗重的工作，最好先休息幾分鐘，等精力恢復一些，然後進食。吃飯以前如此，吃飯以後也是如此，因爲吃飯以後，身體的一部分精力，就要到胃那裏去幫助它做工，所以我們吃了飯以後，不可放下飯碗立刻去做重的工作，或作賽跑和別種劇烈的運動。

飯和水不要一同吃　食物到胃裏，胃就開始工作，同時又分泌一種液汁，來分解食物中的蛋白質。不但胃裏有液汁出來幫助消化，還有肝，脾，小腸，也都有分泌出來對脂肪和炭水化物等不同的滋養料起化合作用；經過化合以後的滋養料，就可以供小腸吸收去應付身體的需要了。這些分泌液汁是消化作用所不能缺少的。若是我們在吃飯的時候喝很多的水，那末胃汁就要被水冲淡，非但胃汁冲淡，唾液和肝，脾，小腸等的液汁，也被冲淡；各種滋養料的消化就要大受阻礙。所以我們的食物，不可用水冲下。常見人用茶泡飯，或喝許多稀薄的湯，這是很不衛生的。進食前後一小時內，最好不要喝甚麼水。至於冰水和冷的飲料，若與飯食一同喝，那更是有害了，因爲胃必須先費很多精力，恢復它的熱度，而後纔可以開始工作；那末消化的工作就要大大的遲延了。

飲食的清潔問題　我們的食物，必須新鮮清潔，否則吃了就要生病，這是大家都知道的。然而要講究食物的清潔，除了從食物的本身上注意之外，尤不可不在調製的手續，環境，和所用的器具等方面留意。普通人家往往把房間和客廳收拾得十分整齊，而廚房裏呢，簡直是令人不能容身。當然，客廳是接待客人之處，而廚房裏總不會有客人去看的。但是從一家人本身的健康方面着想，廚房其實應當是家中最清潔的地方。試問還有甚麼地方比供給我們生命能力的地方更重要呢？廚房裏的器具櫃子等物，應當常常用肥皂水洗，拿到太陽裏去晒，免致蟻蟲和蟑螂等物叢生其間；吃過的飯菜，若預備留着下次再吃的，就應當罩好蓋好，免致有蒼蠅老鼠等來偷吃，家裏若是有這種害蟲，應當快快設法除滅。至於筷碗和揩布等物，尤應當天天用開水泡，用肥皂洗，因爲這些都是與食物有直接關係的；而食物是與我們的肚子有直接關係。大概人往往用新的毛巾洗臉，而用破舊的廢布做揩竈布。其實洗臉布固然要緊，洗碗布和抹桌子的布更是要緊，洗臉布髒了不過是臉上髒，洗碗布髒了，豈不是肚子裏髒麼？

衞生筷　一桌七八個人都把放在口裏含過的筷子再伸到公共的菜碗裏去拑東西，這是不衞生的，家中有人生病時，更容易互相傳染；因之有很多人就提倡用衞生筷。所謂衞生筷，就是每個人有一個盤和兩雙筷，一雙把菜拑到自己的盤子裏，一雙把盤子裏的菜拑到自己口裏吃。不過這個辦法，兩雙筷子往往容易混錯，衞生筷就失了衞生的意義。現在有一種新的辦法，就是每一碗菜裏放一雙筷或一個羹匙，各人面前放一個盤子。拑菜時可用菜碗裏的筷，把菜拑到自己盤子裏，用罷仍把筷子留在菜碗裏，而用自己的筷子來吃。這樣各人自己只有一雙筷子，每碗菜裏都有一雙公筷，就不會弄錯了。

甚麼時候應當吃？甚麼時候不應當吃？

使身體強壯的秘訣，在飲食的方面，不單是知道怎樣選擇，怎樣調製，和怎樣吃而已。吃東西必須有一定的時候和一定的規律，纔可以『長肉。』胃和其他消化器官，一有食物下去，就會開始作工，然而我們不能叫它們時刻不停的作工。下面的一件事實，可以使我們見到食物無定時的害處：

美國華盛頓療養院中有四個護士，各在早晨吃了一頓同樣的早膳——麵包，奶油，一個雞蛋，半碗麥粥，一杯牛奶，一個水果。四小時之後，用X光照她們的胃，每個人的胃都已空了。第二天這四個護士仍與昨日一樣吃了一頓早餐，過了兩小時又去吃一些東西，X光照相所顯的結果如下：

護士甲　兩小時後：吃一杯冰淇淋　結果：六小時後早餐尚未消化

護士乙　吃一塊奶油麵包　九小時後早餐還在胃裏

護士丙　吃一塊糕，一杯牛奶　九小時後早餐還有一部分在胃裏

護士丁　吃一隻香蕉　八小時後早餐還沒有完全離開胃

結論：三餐之外，切不可吃零食。

吃零食害處眞的這樣利害麽？眞的這樣利害，不過我們不知道罷了。我們常常覺得身體有些疲乏，或是頭有些痛，或是精神上有些不舒服，却不知道這也許是胃不舒服的反應。即便是我們在年輕的時候可以任意吃喝，不遵守衛生的條律，而當時不覺得甚麽，但到了年老之時，就要付以前所欠的債了。

我們中國人的習俗，不論甚麼時候有客人來總要端上一杯茶，請他吃兩盆瓜子花生，或是別的食物，似乎非如此就不足以顯出我們接待客人的殷勤。但是這種習俗，根本上於客人是有害的。眞禮貌的意義是要叫人身心愉快，不是要顯出自己家裏常備零食，尤不是要叫人的身體受損害；我們何不把這種習俗改除了呢？還有糕餅糖果之類，本來已不是好東西，在進食時間以外吃了，更足以危害身體不淺。若是我們歡喜吃糕餅和糖果，可以在飯罷沒有離開桌子以前略爲吃一些，但也不可吃得太多。至於隨時亂吃，不論大人小孩，都應當絕對改除這種習慣。

三餐的時間和多少　普通人吃早飯，總在早晨七八點鐘；午飯約在十二點鐘，這都是正當的時間，即使略爲遲早一點，也沒有甚麼害處。但我們所要注重的，就是晚飯的時間，和所吃的多少。在正常的情形之下，食物在胃裏有四小時就可以消化了。但在我們睡覺之時，胃的工作就特別慢。我們全身休息，胃也應當停工休息，明天早晨我們纔會覺得有精力。所以我們吃晚餐的時間，離開睡覺至少應有三四小時，所吃的食物，應當以簡單而易於消化爲主。有很多人主張一天只吃兩餐，把晚飯完全減除，這個辦法，在衛生的立場上，確是強於一天三餐的辦法。不過有的人做不慣，也不必勉強，但也應當吃得少，吃易於消化的食物。睡眠的時候胃裏還有食物不消化，這些食物就要發酵，作酸，腐爛，使人睡眠不安甯，做可怕的夢，明天起來就覺得週身疲乏，不能做事。

鄉村之中，生活很簡單，大概五六點鐘就吃晚飯了；有的地方，眞的一天祇吃兩頓。在這種情形之下，人的身體倒好，壽數倒比較長。但在都市的繁華和潮流之中，往往有的人家到七八點鐘纔吃飯。遇到宴會酬酢等事，則非到九點十點不散席。魚肉雜陳，觥籌交錯，吃的量數既多，性質又是不易消化的，並且時間又晚，身體所受的害處，實在不淺。若是我們愛自己身體和生命的話，就該竭力避免這種習俗。

晚飯最好不吃，但早飯却不可不吃。在工廠或公司辦事的人，往往因早上缺少時間的關係，不吃早飯，或者隨便買些點心吃吃。然而一個上午所要辦的事，往往是一天最重的工作。不吃早飯或早飯吃得不充足的人，就得不到外來能力的供應，而要從本身的存儲方面抽用精力，久而久之身體的抵抗力必日漸薄弱。並且早飯不吃，午飯吃一個大飽，就足使食物的供給不平均。據醫學界的公認，一天之內最重要的一頓飯就是早飯。早晨所進的食物，應當充分的有滋養料能供給身體活動的需要。

『早飯要早，午飯要飽，晚飯要少。』我們不妨把這句格言記着。

飲食與道德的關係

『身體髮膚，受之父母，不敢毀傷。』這句話，在規勸我們保護身體方面，實有深長的意義。不過我們的『身體髮膚』其實也不完全是『受之父母』的，乃是天上有一個仁慈的上帝，把生命賜給了我們，又藉着他所造自然萬象，供給我們建造身體的材料而成的；他豈願見我們把他所賜給我們的身體任意糟蹋呢？身體的一切作用，一切神秘奇妙的構造，都是他的智慧和心機使然的，好像一架奇妙的機器，是由巧匠的計劃而來的一樣。上帝造了我們的身體，也定了自然的規律來治理生命的一切動作，遵守這自然的律法，是我們每一個人的本分，也是長壽的唯一秘訣。若是人違背了上帝的規律，那末疾病，痛苦，死亡，就是他的刑罰。在聖經上有上帝的話道：『你若……遵行我（上帝）的道，謹守我的律例，誡命，我必使你長壽。』（列王紀上第三章第十四節）

我們所吃的食物，就是建造身體的原料。我們的身體如何，要看建造的原料如何。的人思想品性，都是腦的作用，而腦筋也是身體的一部分。飲食能影響人的精神，精神是品格的一部分。凡是於肉體有害的，於思想和品性也是有害的。胡亂的飲食，足以造成胡亂的品性和思想。上帝在聖經哥林多前書第十章第三十一節說：『你們或吃或喝，無論作甚麼，都要爲榮耀上帝而行。』我們遵守天然的健康之律，使身體健全活潑，這就是成全上帝造人的本意，就是榮耀上帝；否則，就是侮辱上帝了！記着，人是爲要活着而吃的，不是爲要吃而活着的！

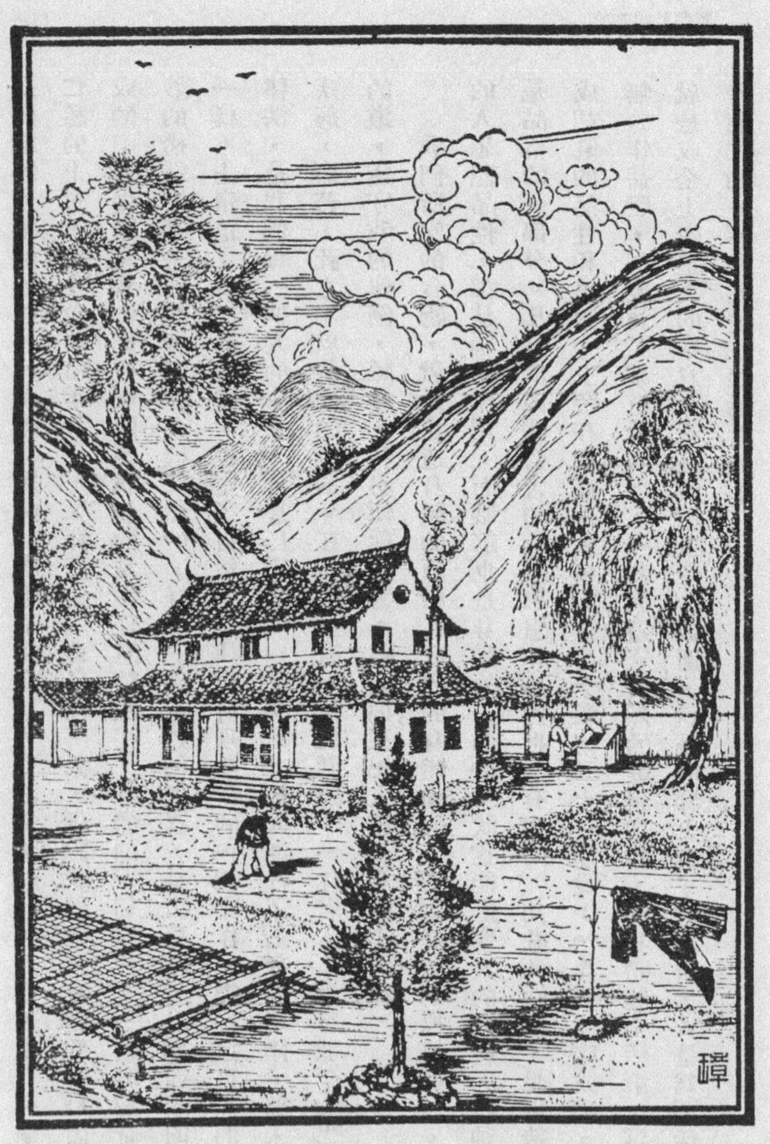

若要享長壽，必須講衛生；不但身體上要講衛生，住所和環境都要衛生。

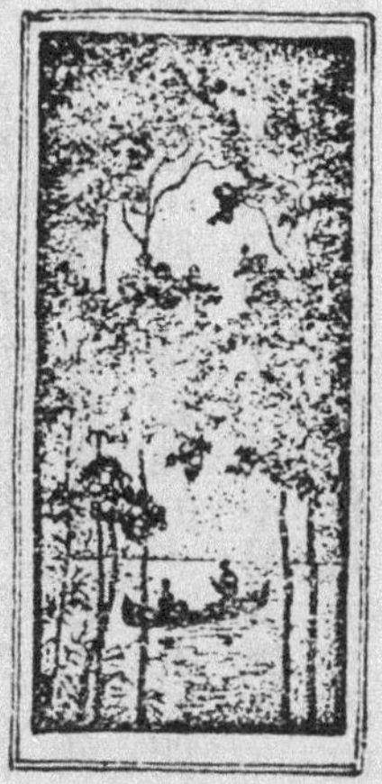

身體內外的清潔

清潔是衛生的主旨。在第一章上，我們已經講過，一個人若是要享長壽，要使他的身體活潑健全，除了適當的飲食外，也須常常保持身體的清潔。汚穢在身體裏面，足以成爲身體的重累，使身體各部的行動遲滯，同時也足以毁壞身體的組織。然而身體裏面的汚穢，往往都是從外面進去的，所以要使身體裏面清潔，外面也必須清潔。非但身體外面的皮膚要清潔，連身體所處的環境，都要清潔。

清潔不但是身體衛生的要旨，也是精神衛生的重要條件。清潔的身體，能使人常有一種高尙的思想和舒適的感覺，並且還能使旁邊的人有一種舒適的感覺。我們都歡喜看一個面貌清潔，衣冠整齊的人，而不歡喜見一個骯髒襤褸的人，就是這個緣故。我們洗了澡以後，常覺得渾身爽快，做事有精神，這就是因爲身體與精神，是相連的，身體爽快，精神也爽快。所以清潔不但有益於身體，也有益於精神。

清潔身體的外面——沐浴

人身各處肌肉的活動，需要許多燃料，這燃料都是從食物中得來的。但是肌肉用了這些燃料，同時也產生許多廢料；這些廢料就由肌肉中的血液運到皮膚的毛孔那裏，由毛孔排洩出去到皮膚的外面。此外，肌肉的運動，也不時的在那裏起一種新陳代謝的作用，舊的細胞，時時在那裏死滅，新的細胞，時時在那裏生出。那些已死的細胞，也與其他廢料一同被毛孔投到體外。祇是堆積在皮膚面上的廢料，必須由我們自己去設法除去，否則毛孔就要被污穢所塞，像我們家裏的陰溝被塞一樣。在夏天的時候，身上出汗很多，必須天天洗澡（有很多人每天洗兩次澡），冬天的時候，我們雖不覺得出汗，但皮膚也不時的在那裏把廢料排出，所以至少每星期要洗一次或二次澡。

熱水浴　在冬天洗熱水浴的時候，室內應當有相當的溫度。時間最好在晚間臨睡之時，浴罷必須換清潔衣服。從熱水浴桶中出來的時候，最好預先備好一面盆冷水澆身，或用手巾浸冷水週身揩抹一過，這就可以防止傷風，並且可以激增血液的活動。身體受熱水浸後，肌肉是鬆弛的，毛孔是開着的，極容易傷風；但若用冷水一澆，肌肉就收緊了，毛孔都關閉了，就不易受風寒。用冷水淋身後，可用乾毛巾力擦全身，到皮膚發紅爲止，那末皮膚受冷水激刺後所起的反應，能使全身感覺溫暖，和一種非常的舒適。

冷水浴　行冷水浴的目的，並非完全是要洗去身上的污穢，乃是鍛煉皮膚的抵抗力，增進血液的流動。所以時間以短爲妙，只要用冷水淋遍全身，然後卽用乾毛巾擦乾就夠了。最簡便的方法可用冷水一面盆，從肩部向身體倒下，或用水缸盛滿冷水，向缸內全身一浸，立卽跳出，用乾毛巾擦乾。冷水浴於身體是極有益的，能每天早晨去行，可以幇助身體有充足的精神和抵抗疾病的能力。但若有身體瘦弱的人，在冬天受不住冷水，也可以微温的水代替。但浴後必須用乾毛巾力擦全身，至皮膚紅潤爲止。

清潔身體的裏面——喝水——利大小便

身體中的廢料，有的從大便排出，有的從小便排出，有的從毛孔中出汗排出。多喝清水，對於大小便和出汗都有幇助。我們身體的三分之二是水，血液的成分，也有百分之八十是水。在平常的情形之下，一個人身體中從毛孔蒸發和大小便排出的水，常有五六磅以上，不過我們不覺得罷了。身體中每天旣有這許多的水出來，當然也必須有這些水進去，纔可以內外調換，保持體內的清潔。一個康健的人，每天至少要喝七八大玻璃杯開水。若是少喝了水，身體裏面枯燥，小便就要發黃，表示腎的工作很重，大便或者也要感到困難，毛孔的工作也要受攔阻，身體中的污穢就不能盡量的出來了。

康健的人，應該每天大便一次，最好是在早晨一定的時候。腸子裏的廢料，若是積在裏面不出來，會使身體吸收它的毒汁。

大便不順利的人，應當多吃水果，多喝開水，多運動，多洗澡，戒絕煙酒和一切辛辣之物。用藥物幫助大便，不是最好的辦法，因爲藥物能消滅身體自然作用的本能，且使身體受毒害。往往有的人因爲用慣瀉藥，就非吃藥不能自己大便了。

清潔的水

喝不清潔的水，是非常危險的。傷寒症、痢疾、腹瀉、霍亂、鈎蟲等病，都能由水中傳染。爲安全計，我們所喝的水，必須煮沸，然後方可入口。河裏的水，往往很髒，最好先濾過，再用它淘米洗菜。圖中的簡易濾水器，是家家容易自製的。我們可用一個木桶，在下面旁邊開一小孔，裝着竹管，竹管外端用細麻布包好。桶內應舖的層次先是拳頭那樣大的石塊二三寸，再加小石子約一寸，再加細砂三四寸，又舖上木炭四五寸，再加細砂五六寸。這樣，一個很合用的濾水器就成了。把水倒入桶內，濾過，由竹管流出，就可以作洗菜淘米之用了。

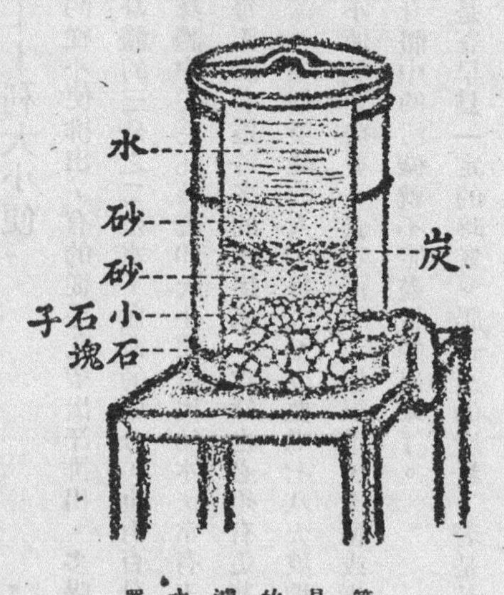

簡易的濾水器

新鮮的空氣

要使身體的裏面清潔，除了多喝清水和通利大便之外，還有更重要的一方面我們必須注意，就是多吸新鮮的空氣。血液把體內各處的炭酸氣帶到肺裏，炭酸氣就從肺的薄膜中透出，由鼻管呼出體外，肺所以也可算是身體的一種排洩器官。同時，我們所吸入的氰氣，也經過肺的薄膜而到血裏，由血帶去供給全身的需要。我們可以幾天不吃食物，但不可以幾分鐘不呼吸。新鮮的空氣，是身體的最好補品，而是天下最便宜的東西，不但能使身體強健，更是維持生命的第一種需要。

我們平常呼吸的時候，祇及到肺容量的十分之一；換一句話說，我們祇將肺裏面十分之一的濁氣換了出來。但要使身體時常得到新鮮的空氣，必須多作深長的呼吸。有一個醫生說，一個人若每天能作四十次深長呼吸，就可以一生不患肺癆病了。所謂深長的呼吸，就是盡量的由鼻孔裏將空氣吸入，一直到不能再吸入爲止；然後再盡量的把肺中的空氣排出，到不能再排爲止。作深長呼吸的時間，最好是在早晨，地點應在戶外。在戶外作工的人，對於這天然不花費錢的利益，自能多享，但是在戶內作事的人，也應當隨時乘機會到門外去作幾次深長的呼吸。

新鮮空氣的功用，除了排洩體內的炭酸氣和供給身體所需要的氰氣之外，尤足以殺滅毒菌，振提精神，激發思想，活潑血脈，增進全身抵抗疾病的能力。我們家裏的窗戶，應當常常開啓，晚上睡眠的時候，更應當開窗。臥室裏面堆很多的箱籠等物，和牀底下放很多舊東西，都是不衞生的，因爲室內堆的雜物太多就容易藏垢積穢，使空氣汚濁，而且雜物太多了，空氣就沒有地位。所以臥室之中，除了牀舖和幾件必需的傢具之外，應以空暢爲善。有的人睡時歡喜把頭蒙在被裏，這是很有害的，也應當改除。

阻止汚穢進入身體——養成淸潔的習慣

汚穢進入身體，多半是由於飲食；關於飲食的淸潔問題，上一章上已略略講過了。現在我們要來討論幾樣關於我們習慣方面的淸潔問題。因爲淸潔不是一朝一夕的問題，乃是終身時時刻刻的問題。有了淸潔的習慣，纔能過淸潔的生活。譬如：

我們的口齒，是身體的門戶，應當使它時常淸潔，否則口裏的汚穢，就容易到肚子裏去。馬路上的灰塵很多，尤其是城市的馬路；我們若從外面回家，在吃飯之前應當先用鹽水洗口。我們的牙齒，至少應當每天早晚刷兩次。晚間臨睡時刷牙，比早晨起身時刷牙更重要，因爲留在牙縫內的食物，若不刷去，就易腐爛，損及牙齒。在人睡覺之時，腐爛的毒汁，尤易流入胃中。刷牙時所用的牙粉，與牙齒的健全很有關係。食鹽功能殺菌去腐，又不昂貴，眞可作上好的牙粉之用。刷牙齒的方法，應當順着牙齒的縫道，上下直刷，不應當左右橫刷。因爲順着牙齒的縫道一個一個的刷，方能把牙縫中所嵌的物屑除去。刷牙的功用，除了清潔牙齒以外，還要按摩牙肉，使之堅硬健全，所以牙刷應以硬毛爲優。刷的時候，連牙肉也要刷及。有許多難治的病，像心臟病、瘋癱、骨痨等等，都可以因一個腐爛的牙齒或牙肉所送入體內的毒汁而起。我們遇有牙肉腫或牙齒痛，應當立刻去見牙醫生。最好每年能請牙醫生將全口檢查清理一遍，就可以及時補救，免拔去許多冤枉拔去的牙齒，省去許多痛苦和金錢！

我們的手，也應當使它時常清潔，因爲用不清潔的手調製食物，用不清潔的手拿食物送到口裏，污穢就容易到肚子裏去。我們每次吃飯之前，或動手摸食物之先，應當用肥皂和熱水把手洗淨。手是全身最容易髒的肢體，因爲我們無論做甚麽事，都要用手。常見一般人的指甲長了，還不剪去，以致垢污積在裏面，好像在手指盡處鑲了黑邊；但是這種『黑邊』既不雅觀，又不衞生，更談不到美術。我們的指甲應當時常剪短。洗手的時候，最好要用小刷子刷洗指甲的裏面和外面。講到洗手，我也不妨附帶的說一句，我們平常所重視的金錢——銅元、角子、銀洋、鈔票——實在是世上最骯髒的東西；各等人的手都摸過它，各種病的微菌都能附在其上。所以我們拿過這些髒的東西以後，必須用肥皂洗手。常見小兒把銅元放在口裏，這是極危險的習慣，爲父母者當設法阻止。

我們的衣服，應當時常洗濯，尤其是穿在裏面的襯衣。衣服雖是『身外之物，』但與身體也有『切膚』的關係。衣服上的汚穢，能由毛孔吸入體內。常見有的人外面穿得很漂亮，而裏面的襯衣，却是髒得發黑，然而最應當清潔的，却是裏面的衣裳。裏面的衣服，最好用白色的布做，髒了容易看出，若是暗色或黑色的布做，就不容易使人常常去洗，髒而不覺其髒，吃虧的還是自己的身體。在夏天，我們的衣服應當天天換；在冬天，襯衣至少一星期要換一次。換襯衣時，也要洗澡。

清潔我們的環境——顧到自己和別人

黃老伯很講究衞生。他七十多歲了，身體還很健。人家都稱他老少年。他在飲食起居方面，自小就有清潔衞生的習慣。最近他新搬到一個村中來住，那房子很髒，周圍都是垃圾，空氣很汚濁。黃老伯就覺得在不清潔的環境中單是一個人清潔是無用的。所以他就下手吩咐家裏的人把地板每兩天洗一次，家中的器具每天洗抹一次，門窗每星期刷洗一次。自己在房屋的周圍把一切垃圾燒的燒，埋的埋，又把汚水積穢，一概除淨，隨時收拾得很整齊。他一面又立了四條清潔公約，吩咐家裏人全體遵行：一、不要隨地倒垃圾，要倒在垃圾桶內；二、果皮廢紙等物，不可隨處丟拋；三、不可隨地吐痰，各人身邊要天天帶清潔的手巾；四、不可隨地溲溺。這樣不到半年，非但黃老伯自己的家庭很清潔，村中的人也都學他的樣子；全村就成『清潔村』了。黃老伯說：在社會上，沒有一個人是單獨生存的，所以個人的衛生，就是公衆的衛生。

清潔的思想

人的舉止行動，都是受思想支配的。清潔的外貌，不過是思想清潔的反照。我們要養成眞正清潔的習慣，必須先有高尙純潔的心地，而後纔能裏外一致，在超然的環境中過日子。現在世界的情形，眞可說是骯髒得不堪，所謂『沒有一片乾淨土。』你看醫藥的知識儘管發達，而人類的疾病，現在比從前反更多了！考其究竟，就是因爲人祇講究身體的清潔，而在思想方面反而日趨骯髒之故。世界今日的骯髒之狀，不單是浮面和肉體的骯髒，也是道德和精神上的骯髒；不但是體格上的墮落，也是道德上的墮落。所以要清潔現今的世界，須先從清潔人的心着手。

人可以清潔自己的身體，却不能仗自己的能力來清潔思想。一般教育家和社會改良家的失敗，就在乎此。從前詩人大衛求上帝說：『上帝阿，求你爲我造清潔的心，使我裏面重新有正直的靈。』（聖經詩篇五十一篇十節）可見要潔淨內心，須靠一種超然的能力；而具有這種超然之力的，只有基督博愛的精神和犧牲救人的聖道。因爲基督那偉大的精神，足以把人心中一切貪鄙自私的意念除去，使他在高尙神聖的空氣中爲人！

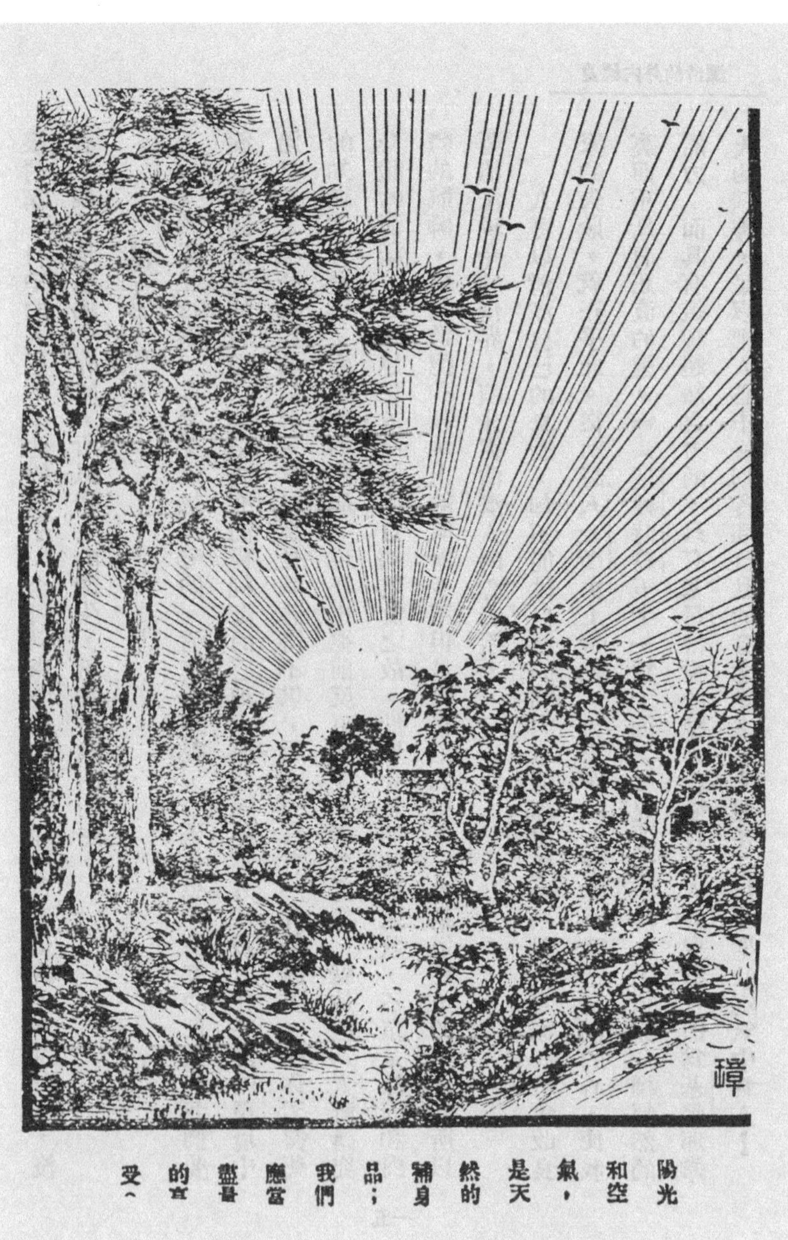
陽光和空氣，是天然的補身品；我們應當盡量的享受（

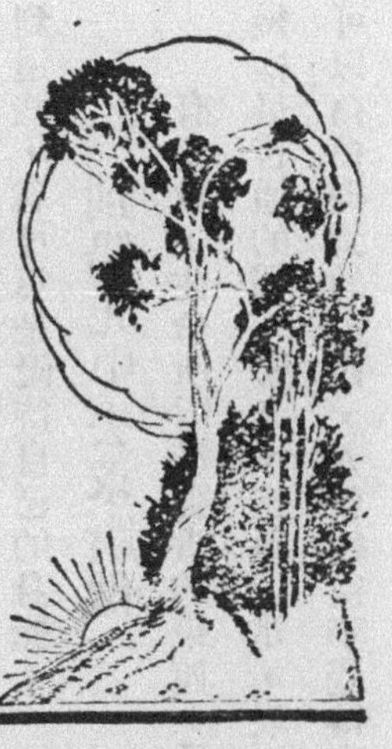

優待我們的身體

『有一個撒種的出去撒種；撒的時候，有落在路旁的，飛鳥來吃盡了。有落在土淺石頭地上的；土既不深，發苗最快；日頭出來一曬，因爲沒有根，就枯乾了。有落在荆棘裏的；荆棘長起來，把它擠住了。又有落在好土裏的，就結實，有一百倍的，有六十倍的，有三十倍的。』——馬太福音十三章。

這是耶穌所講的一個比喻。照這個比喻所說，至少有四分之三的種子，因爲地土不對，不適於生命的發展，遂致不能開花結實。只有四分之一的種子，因爲落在好土裏，受到雨露陽光的滋潤，便結出一百倍，六十倍，三十倍的果子。撒種的人所撒的種子，都是一樣，粒粒都有開花結實的可能；祇因爲境遇不同，最後的結果也就大相懸殊。

耶穌講這個比喻的用意，是要使人學一個宗教上的教訓。但我們也不妨借這個比喻來講到我們的身體。我們要在世界上做一個成功的人，爲人類造福，享人生的樂趣，最不可少的，就是一個強健的身體。有很多人的學問很好，道德也很好，志向很偉大，目的很高尙；本可爲社會成一番豐功偉業，可惜有了一個病夫的身體，終年離不了牀褥，以致『心有餘而力不足。』世上這種可憐的人，正不知多多少少！然而要有強健的身體，不是做不到的事，只要我們在飲食起居的一切習慣上面樣樣遵行生命的自然定律，樣樣顧到身體的需要——優待身體——那末身體就可以在適宜的情況之下一天一天的康健起來，像一粒種子落在宜於生長的地土裏，結出一百倍，六十倍，三十倍的收成一樣。身體健康的需要和條件很多，最重要的，如適當的飲食，清潔的習慣和環境，和新鮮的空氣等項，上章已提到過了。然而還有陽光，合乎衛生的衣裳，適度的運動，工作，休息，和對於身體各器官相當的保護，這些都是生命健全所不可少的條件。我們能顧到這些，就可算是優待自己的身體。

到陽光中去求康健

有人說，生命所需最寶貴的東西，是不必用錢買的，這話眞是不錯。我們就來舉出幾樣最普通的吧：陽光、空氣、水，取之不盡，用之不竭，誰不能盡量的得到呢？但是可以白白得到的東西，人就往往不覺得它的可貴，像有的人終日躱在房屋之中，輕易不讓那具有生命之力的陽光晒到他們身上。

人類發覺陽光的價値，還是最近二十幾年來的事；但是自古以來，植物都在靠太陽光而製造自身所必需的食物。現在太陽光在世界各國的醫藥工作上，已佔重要的地位，因爲科學界已承認太陽光確有除病强身的能力。

太陽之有益於生物，是從兩方而來的：一是太陽的熱力；二是太陽的光線。我們知道植物和動物都必須有相當的熱度，纔能生長，這熱度是從太陽的光中來的。卽是我們燃燒柴炭所得的熱力，根本上也是從陽光而來的，因爲煤是樹木埋在土裏壓成的，而樹木中蘊藏的熱力，是從太陽來的。除了熱力之外，動物和植物還需要一種能力，叫做紫外光線（ultra-violet rays），這種光線，含在太陽的光中，不過我們看不見罷了。

有人試驗許多小雞，把牠們關在終日不見陽光的屋子裏，漸漸的這小鷄就生起軟骨病來，身體不能立直，重量減低，以至於死。以後再讓這些小雞常常到陽光裏去，牠們也可以强壯起來，與別的鷄一樣。從這樣的試驗，我們可以證明太陽光中的紫外光線，有抵抗疾病的能力，對於一切正在生長的細胞，是絕對不可少的。正在發長的嬰孩需要陽光，像需要飲食一樣。單是玻璃窗裏透入的陽光，得不到充分的光力，所以孩童應該常常到戶外去玩。患軟骨病的嬰孩，也可以從陽光的曝晒而得醫治。

陽光的功用，除了供給熱力和抵抗疾病以外，還有增進體內礦質能力。據最近科學家的發見，人在陽光中曝晒多少時候，他血內的燐質和鐵質，都會增多，有人說這是因陽光中有維他命——特別是丁種維他命——能透入皮膚，增加血內礦質的支配。

最後，陽光有偉大的殺菌之力。能夠受得起陽光曝晒一小時以上的微菌極少。患結核症（癆病）的人，尤可以從陽光中得醫治，同時，紫外光線也能治愈某種皮膚病和瘡癤。太陽光對於我們既有這種廣泛的益處，我們爲甚麼要錯過這天然的恩惠呢？除非在『夏日可畏』的時候，我們每天應有幾次在陽光之下曝晒一些時候。我們的房屋最好向陽光，我們的窗應常常開，叫陽光可以進來替我們除毒，家裏的衣服器具，也都應當常常搬出去晒晒，使微生蟲不能滋生；特別是我們的被褥，最好每星期使它一見陽光。

穿衣的標準

競尙時髦，是普通人的心理，在穿衣一事上，尤其如此。不過衣服的功用，就是保護身體，應以舒適合身爲主；能時髦而又舒適，固然最好，但若二者不可兼得，一個有理智的人，就不應當單爲時髦而犧牲康健，因爲我們穿衣，究竟是爲自己穿的，不是爲別人穿的。要使衣服合乎衞生，除了清潔以外，還有幾條原理，待我來略略的說一說：

（一）不要太大也不要太小——衣服太小了，有礙身體的發育和血液的流行，並能束縛肌肉的自由行動，阻礙肺部的呼吸；我國女子的束胸和外國女子纏腰的害處，也在乎此。衣服太大了，不能切貼身體而保持體溫。這裏所謂衣服，也包括鞋子，襪子，帽子；不宜太大，尤不宜太小。大都市中流行的衣服式樣，儘可以千變萬化，但是合乎衛生的標準是不能改變的，我們各人爲自身的健康計，應取合乎理智的態度。

(二)不要太多不要太少——衣服穿得太多，四肢就臃腫不靈，穿得太少了，就容易傷風受寒，不過各人對於寒暑的反應，是隨體格，年齡，和習慣而不同的，所以必須隨自己的需要而定衣服的多少，最好是穿得少而穿得輕軟溫暖。但是無論如何，上下的衣服應當穿得平均，免致一處有餘，一處不足，而使血液的流通不平均。手足四肢，離開血液循環的中心較遠，在冬季時不可出露在外，以免血液因寒冷而遲滯不行。有許多婦女，因要學時髦，在冬天時不穿棉衣，旗袍的袖子很短，內裏祇穿短褲而不穿長的棉褲，以致手足冰冷，迎風打戰。這種服裝，不但是害她們自己，也足以害全民族的康健。

(三)式樣要便於動作——長得拖地的衣服，和下襟小得不能開步的衣服，往往也被算爲時髦。但是這樣的衣服，既不便，又不舒適，更不衛生。衣服的樣式，應以簡單而便於動作爲佳，最好不要太長，也不要太短；它的重量，應由兩肩擔當，不可掛在腰間。至於高跟皮鞋——也可算服裝——非但有害於脚，且足以把女子全身的重量移在脚尖而使生殖器官改變位置，影響母性的康健和本能，更足以釀成肺癆和別的難治之症。

（四）顏色和質料要合時令而易於洗濯——黑和深的顏色，容易吸收陽光中的熱氣，宜於冬令的衣服；白和淡的顏色，能夠反射陽光和熱氣，宜於夏季的衣服。不過無論冬季或夏季的材料，應取其清潔，堅固，經濟，而易於洗濯為美。

工作，運動，和休息的調節

西方有句俗語道：『在工作的時候工作，在游玩的時候游玩，這是得到康健和快樂的方法。』這句話的意思，就是說一個人在工作和運動上面都當努力用功，並且工作和運動都須有一定的時候，而後他纔會康健快樂。

人生了手和脚，是要做事的。做事的人，纔有正眞的快樂。一個人不論做農人，做商人，做苦力，或做用腦的工作，若是在每天太陽西沉之時，能夠覺得他在這一天之內，已做成了當做之事，沒有荒廢甚麼光陰，那末他雖然疲乏了，精神上一定能夠感覺到一種莫可言喻快樂。這種快樂，在道德方面有甚麼影響，我們姑不去講它，即在身體的健全方面，也有莫大的關係。反之，若是我們在工作的時候不能努力，或沒有事做，那末久而久之我們將養成一種疎懶的習慣。在精神方面我們會覺得自己是在糊塗之中過日子，常存一種不安的良心，這與我們的身體和思想的攝生，都是不利的。

然而工作也不可過度。用腦的人不可用腦過度，用力的人不可用力過度。如今一般人提倡每天八小時工作的主張，一部份也是站在衛生的立場而說的。不過所謂工作過度，不一定是指着那一項工作而說的。無論甚麽工作——公事私事——都會過度，連游玩或休息過度，也都有害的。有許多人白天辛苦了一天，晚上還要出去喝酒，打牌，看戲，或狎妓。也許他們以爲這是『游玩，』但是這種游玩，比工作更足以傷神害身。

專用腦力的人，應該多運動。汽車大王亨利福特說：『人們有很多昂貴而複雜的方法運動，我却愛那老式而簡單的方法。我歡喜到樹林中去，跑一陣，走一陣……』散步和走路，確是極好的運動，尤其是在自然的美景之中散步，或作深長呼吸，更足以使人心曠神怡。其他如搖船，種菜，栽花，割草，柔軟體操，都是很好的運動。

我們一天所用去的精力，須在睡眠之時恢復，所以睡眠是人所不可少的。壯年的人，以每天睡足八小時爲宜；睡不足有害，睡太多也有害。從衛生的標準來講，早眠早起，是最好的辦法。但有許多人往往要到半夜纔睡；他們是在那裏借自己壽命的債，將來必要加利償還——這種利息，要比印子錢還重！

工作，運動，休息，睡眠，都須有相當的調節；過分或不足都是顯然有害的。聖經上吩咐我要『諸事都有節制，』我們要得健康的人生，就在乎能遵守這吩咐。

善用身體的器官——保護眼睛和牙齒

所謂善用身體的器官，就是按着理性和規律，好好的使用身體的器官。善用兩字，也包括愛惜，不誤用，和不虐待的意思。甚麼叫做虐待身體呢？譬如，纏脚，穿太緊的鞋子，這是虐待脚；用硬的東西挖耳朵，就是虐待耳朵；任意吃喝，就是虐待腸胃；終年不洗澡，就是虐待皮膚；縱慾邪淫，就是虐待身體的精力。以上種種，本書前幾章已講過了，但在這裏我有兩點是要特別提到的，就是怎樣保護我們的眼睛同牙齒。

眼睛是全身的光，我們應當特別保護它，使它時常健全。使眼睛健全的方法，不外乎兩端，一是正當的使用，二是目疾的預防和補救。

在眼睛的使用方面，我們應當遵守下面幾條規律：

一、在日光之下不可看書，要戴有闊邊的帽子，免致陽光直射眼球。

二、讀書時須背光而坐，不可對光。光線應從肩後射到書上。

三、在天將晚或幽暗之處不可看書；切忌長時期閱讀微小或模糊的字。

四、讀書須坐直，書離目須一尺以上，切忌睡着看書。

五、讀書或做目須切近的工作時，須常常移開目光向遠處觀看，或閉目幾秒鐘。

在預防和醫治目疾的方面，我們也有幾條規律當守。

一，眼睛的病，多半是微菌侵入所致，尤以淋濁的微菌最爲危險，能使眼目失明；最安全的防護之法，就是絕對的不用他人或公共的手巾揩目或洗臉。

二，若有灰塵飛進眼目，可用溫開水或硼酸水洗，但不可用手巾和手亂擦。

三，煙霧能損害，應竭力避免。若有眼腫，紅眼等病可用阿蘇羅眼藥水 (argyrol) 或硫酸鋅 (zinc sulphate)——西藥房有賣——早晚兩次點入。

四，目光失常，能引起頭痛，頭暈，嘔吐等症，應快請醫生配眼鏡。

牙齒的衛生——成人的牙齒，拔去了就不會再生，所以我們應當保護牙齒，不讓它蛀壞。保護牙齒的第一步，就是每天早晚的刷牙。刷牙的用意，至少有兩點，一是除去牙縫裏的屑物，二是按摩牙肉，使牙肉堅實健全。要達到這兩個目的，我們所用的牙刷須有硬而直的毛，刷時要順着牙縫上下直刷。除了刷牙以外我們還須注意少吃酸甜的東西，因爲酸甜的東西能損害牙磁。我們也不可用牙齒去咬堅硬的東西，因爲人的骨頭，總勝不過金石。最後，有一條最要緊的規則，是我們人人當守的，就是每年至少要到牙醫生那裏去請他把你的全口牙齒洗淨一次。因爲我們食物裏的礦質，往往容易積在牙根上面，成爲硬性的牙垢；這牙垢能使牙肉與牙根分離，而使牙根受微菌的侵入，以致生膿發腫，爲害不淺。牙醫生在洗牙之時，能把這種牙垢刮去，免除我們許多後患。

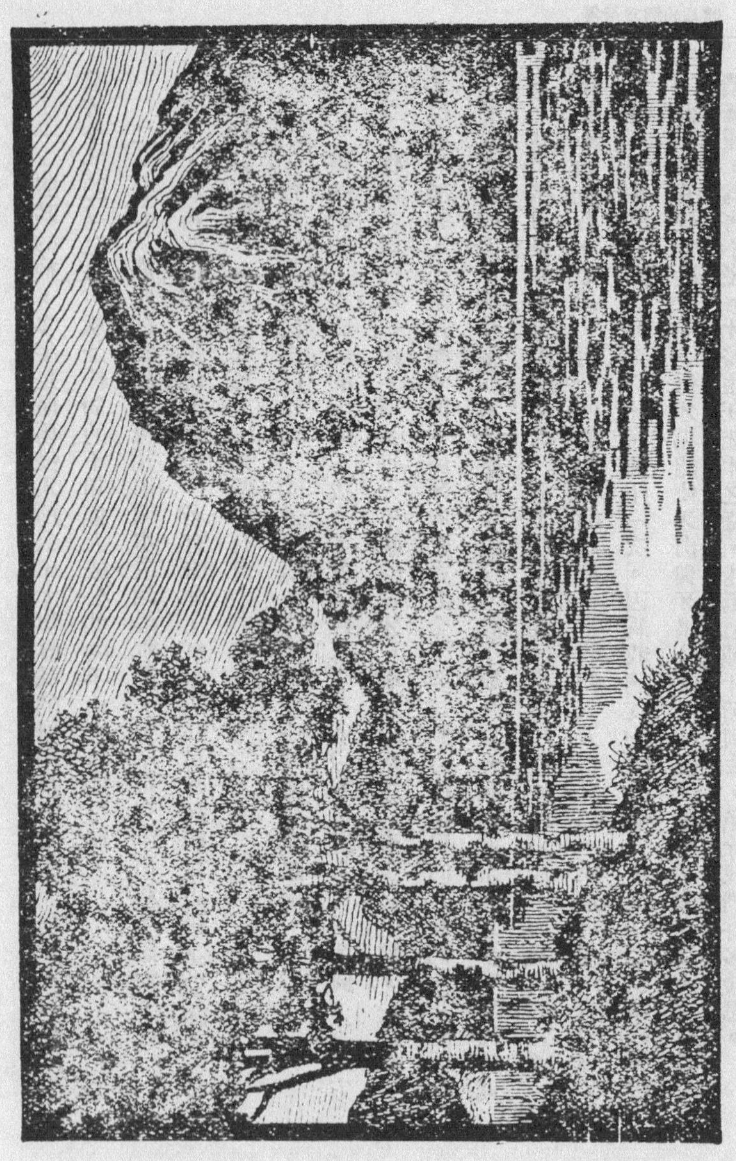

自然的功能，是醫治疾病的唯一良藥；康健的環境，能造成健康的人生。

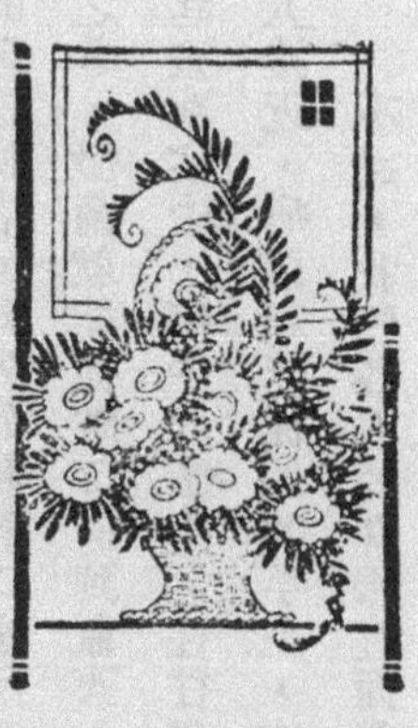

疾病的預防和醫治

疾病是人間的一種大害。爲了生病，我們每年不知消耗了多少金錢，損失了多少精力，受了多少的痛苦，吃了多少的虧！我們沒有一個人願意患病，然而疾病往往違着我們的心願而來。若有一個人能夠一生不患病，我們都要羡慕他的幸福了。

在從前醫學沒有十分發達之時，一般人都以爲疾病是人生所不能免的災禍。但是現在，醫學界雖不能擔保甚麼人一生不患病，但對於大半人類的疾病，已知道怎樣預防，怎樣醫治。我們不一定打算大家去做醫生，然而爲自身的幸福和健康計，我覺得無論甚麼人對於這現成的預防和治病的根本原理，不可不有相當的認識。

疾病的原因

未曾談到怎樣預防和怎樣醫治疾病，我們必須先知道疾病是從那裏來的。知道疾病的來源，我們纔能謀澈底的防止和補救之道。據一般醫界人士的意見，世上疾病的來源，大致不外乎兩種：一是外來的，一是內成的。實在的講來，這兩種來源，也不能絕對的分開，因爲外來的疾病，往往也是內成的；而內成的疾病，也可以說是外面來的。不過就大體而言，這兩種不同而能有連帶關係的原因，我們也可以分做兩頭來講。

外來的疾病，是由微生物造成的。靠着顯微鏡的幫助，我們現在可以看出各種的疾病，有各種不同的微生蟲；這各種微生蟲在體內的活動，就造成了各種疾病的症狀。像肺癆是一種微生蟲使肺的細胞結核而成的，毒瘤又是一種微菌刺激體內一處地方的細胞，使之作失乎常態的生長，然後再將所產生的毒汁普遍全身所致。其餘如腸熱症，虎列拉（俗稱發痧），梅毒，痢疾，白喉，瘧疾，天花，瘋癲，和有許多的皮膚病，以及流行性感冒等症，也無不是微菌作用所致。微菌雖然危險，但自己不會飛，也不能走到人的身體裏來，却要靠別方面的能力把牠傳帶。像蒼蠅，老鼠，蟻蟲等物，都可說是微菌的運送使者。此外如我們口裏所吃的食物，若不小心，也會把微菌帶進去；皮膚有割破之處，微菌就能從破口進到血裏；一個患癆病的人吐痰在地上，痰乾了與塵土一同被吹起飛在空中，痰中的微菌，往往就從鼻管進入人的身體；還有，一個人與已患傳染病的人接近，病菌就能從他的手上，衣服上，器具上，直接或間接的傳到他體內。

不過，我們各人的身體裏面對於外來的侵害都有一種抵抗力，好像國家有自衛的軍隊，可以抵抗外寇一樣。若是我們體內所有的抵抗力勝得過微菌，微菌就被消滅，無以爲害了。不然，國防軍一敗，『外寇』就可以橫行無忌，禍國殃民了。所以病菌在我們身體裏面造禍，大半的時候，是我們自己先因疎忽或違反生命的條律，致使身體的抵抗力減低了，而後病菌就有隙可乘，向我們大肆攻擊起來。

內成的疾病，是身體內部發生失常或不良的狀態，如糖尿症，腎中生石，胃氣病，盲腸炎，積食，脚氣病，心臟病等等。這些自成的疾病，雖然有一些似乎是沒有特殊原因的，然而歸根結底，那種失常的狀態，也未嘗不是飲食和生活的習慣方面，長時期的錯誤積弊所致。我們在飲食的營養方面，因着缺乏知識或疎忽，致使身體受虧，一天兩天，也許不見甚麼損害，但年長月久了，體內所受的虧損，就會釀成疾病。或是在工作起居的習慣上不量身體的能力而行，一時不覺得甚麼，但間接的就爲日後留下疾病的根源。飲食和生活習慣方面違反衛生的條律，一方面足以造成疾病，一方面還足以招惹疾病，像上面已經說過了，身體的抵抗力減低之後，微菌就容易有侵入的機會了。

疾病的原因除了外來和內成兩種之外，我們或者還可以再加一種，這就是故意去自招的了。譬如一個人吞服毒藥，這豈不是自己故意的去招不幸麼？讀者或要說，這不可算疾病，只要算是不測，好像一個人從高樓上跌下，或被汽車撞傷，都不可算疾病。但是，一個人吃鴉片，喝酗酒，打嗎啡針，吞紅丸，以致於造成心臟病，胃病，腎病，這算甚麼？這種病，與營養不足而生的虛弱病，和飲食過度而成的胃病雖然都是違反生命之律的結果，却也似乎有所不同，所以只好說是自招之災

疾病的預防

西國有句俗語道：『一兩的預防，勝似一磅的醫治，』這句話是很實在的。治疹的最好方法，就是在沒有生病之先去治。現在我們已略略的討論過疾病的原因，既知道了疾病的原因，就可以從根本上謀補救和預防之道了。

疾病的原因，在大體上既然只有病菌的侵害和病人自己的錯誤兩種，那末預防疾病的方法，自然也不外乎一方面設法阻止病菌進入體內，一方面改正自己生活習慣上的錯誤而依正當的規律去行。爲便利起見，我們可將預防疾病方面應注意的幾點，分條逐一來討論：

(一)阻止微菌進入身體——一個人無論如何小心，總不能絕對的避免微菌的侵害。但我們必須在可能的範圍之內，設法把微菌進入身體的機會，減到最低的限度。至於除滅病菌之道，最重要的就是清潔，如吃的食物，喝的水，衣服，住所，環境，以及身體的各部，都應當注意；這在以前已提到過了。其次就是除滅微菌的媒介，如蒼蠅，蚊蟲

，虱子，老鼠，和蟑螂等害蟲。再其次就是養成一種理智衛生的習慣，如不隨地吐痰，不隨地溲溺，遇有皮膚破損之處要立刻封閉，在疾病流行之時少到人叢中去。

（二）遵守生命的規律——既然一個人不能絕對的不受微菌侵犯，既然微菌祇能在身體抵抗力最薄弱之時做牠們的壞事，那末預防疾病的一個最安全的方法，就是設法使身體時常強健，使抵抗力時常充足了。要做到這個地步，我們必須把身體放在最適於生存的環境之中；無論飲食，起居，運動，休息，和生活的一切方面，樣樣遵守生命的原則。過分的工作，睡眠不夠，食物不消化，大便不通，都是足以損折身體精力的。在這裏，我們也可以把節制之道包括在內。不良的嗜好——如煙，酒，和一切麻醉劑——都是於身體有害無益的，我們應當絕對的戒除。強健的身體和充足的抵抗力，不是偶然來的，也不是一朝一夕之功，乃是時刻不怠的守住攝生之道和長期煅煉的結果。

查驗身體　以上是根本上積極的辦法，至於消極的辦法，我覺得一個人每年到一個良好的醫生那裏去，請他把全身耳目口鼻和五臟六腑詳細檢驗一遍，遇有甚麼失常的地方，可以立時補救或糾正，這也是預防疾病方面一種重要的手續。

預防針　現在醫學界爲人類發明了各種預防疾病的漿苗，如牛痘，和霍亂，傷寒，白喉等的預防針，已經普世認爲確實有效的，我們生在現今的時代，也不妨坐享這種現成的利益，而使自己對於這幾種指定的危險病症，多少有所安全的保障。

生理衛生的知識　種田人須有種田的常識，商人經有商業的常識；無論甚麼人若要享康健快樂的生活，對於保護和調養身體之道，不可不有相當的研究。本書所講的，也無非是些養生的常識；但在這短短的篇幅之中，只能述其大者要者而已。至於詳細和高深的研究，還在乎有心人自己從各方面去探求。

疾病的醫治

在這裏，作者並不是要告訴讀者用甚麼方法或甚麼藥去治甚麼病，乃是要把治病的根本原理和大體的方法提出來介紹給讀者，希望能於讀者有一些益處。

我們若不幸生了病，應該從速就醫。有很多本來很容易醫治的病，但因爲治得太遲了，就成了不救之症；更有很多像是爲無關緊要的病症，却是很凶險之症的開始，若能在開頭時卽刻施救，就比痛勢轉劇以後去治容易得多了。及早就醫，不但是最安全的方法，也是最經濟的方法。我常聽醫生對病人說：『你這病早幾天來治就好了，爲何到現在纔來？』到了這種境地，費了許多金錢，吃了許多痛苦，收效很慢，而且不容易好。

我們雖不都是醫生，但對於疾病的醫治，至少應有幾點根本上的認識：

（一）治病必須治根——某處起了大火，瞭望臺上的警鐘就大響而特響起來。人們聽了警鐘，就大大驚慌起來，大家都趕到失火的地方去救火，但沒有一個人去按住警鐘，叫它不響。因爲災禍是火，而不是警鐘的聲音。我們的頭痛了，肚子痛了，身體發燒了，我們覺得自己病了，就去求醫問藥，但痛和發燒，不過是一種警告，是身體與疾病在那裏爭鬬的表示，我們若不去從根本上設法醫治病的本身，不想到怎樣改去致病的習慣，而祇想吃一些藥，暫時把痛止息，這就好比人聽了火警不去救火而把警鐘按住，使它不響。澈底的講來，痛苦倒是人類的好朋友，因爲沒有痛苦，人有病而無從知道有病，那就更危險了。若是我們祇想止痛而不謀眞正的改革，那不是所謂『掩耳盜鈴麽？』

(二)眞正的醫治，是自然的作用所致——我們的身體，靠着各種自然界恩賜的供給，時時在那裏發生一種醫治與修補的作用。這種神秘的醫治作用，是由一位創造宇宙的上帝所主持的。我們生病，既是自己不守天然的生命之律所致，那末治病的首務，第一要把致病的錯誤改去，第二是盡力與自然的醫治之功合作，利用空氣，陽光，水，運動，等等的方法，幫助身體的醫治作用格外順利進行，漸漸的恢復康健。藥物很少眞能幫助身體的。卽使有時能幫助把體內的病菌毒死，或使神經麻木而不覺痛，但往往身體的細胞也受其毒，這種毒害日後就成了另一種病痛；所謂後門拒狼，前門進虎。

(三)精神與疾病的關係——一個人的精神，與疾病的醫治有莫大的關係。心理的作用，與身體的作用是相關的。聖經說『喜樂的心，乃是良藥；憂傷的靈，使骨枯乾。』（箴言十七章廿二節）有病的人，若能存樂觀的態度和寬暢的胸襟，就容易痊愈；若是整日爲自己的病憂愁，那末非但身體自然的醫治作用難以順利進行，而且病勢反會加重。有病的人，往往需要人的同情，我們也應當與有病的人表同情。柔和的安慰和體貼，能夠使病人感到無限的愉快。不過我們若能設法使病人一方面得到同情而一方面又施同情給別人，那末他就可以少想到自己的病痛而多想到別人的需要；這種態度，對於他的精神是極有益的。現在有些療養院裏面有一種所謂『操作治療』的方法，使一般有病而仍能行動的病人做各種輕而有趣的工作，像栽花，編籃子，美術工藝等等，也無非是要使病人忘記自己的病痛，借心理的方法治病。

生病的人，應當有一種鎮定信任的態度。在這裏，信仰上帝的人，就有了一種堅確的倚靠，和常人所無的希望。他知道人的生死禍福，都操在天上的一位上帝手裏，知道上帝是慈愛的，他能夠醫治信靠他之人的病痛。所以雖在極困苦的情形之中，他的心，仍能因仰望上帝，而有和平，安泰，和希望。

幾樣簡便的水療法

空氣，日光，水，熱汽，冷汽，這些天然的恩澤，若是用得合宜，極能幫助人却病强身。所以現在的醫生們，已很注意光療，電療，按摩術，和水療等法治病了。這一切之中，尤以水療法最爲有效。各種水療法的功用，原理是在催促血液的行動，按撫神經，增進人體的抵抗力，消滅毒害。現在把最有效的水療法提出幾種：

（一）燙熱水布（又名熱敷袱）——這一種水療法，對於皮膚，骨頭，肌肉的各種痛和神經痛，都有特效，尤能治傷風，咳嗽，且能使全身舒暢。可用爐子燒滾水，用絨布浸在熱水裏絞乾，包在乾的毛巾裏，放在病人胸前，背部，或患處；絨布和毛巾，須有兩套，以便每隔幾分鐘替換，約換三四次，到病人出汗爲止。取去熱水布後，要用冷水手巾揩一揩，再將皮膚擦乾。

（二）熱水浸脚——這是治傷風和頭痛的最有效的方法。可用一隻深的桶，放很熱的水，再常常加熱水。病人把脚浸入，約廿五分鐘，到全身出汗爲止。頭上要用冷水手巾圍起來，以免頭部充血。浸過脚後，要將全身的汗擦乾，換了衣服，去睡覺。

（三）冷熱輪流法——這個方法，能夠止痛，消毒，活血；對於皮膚患瘡或染毒，最有特效。可用兩個桶，一盛冷水，一盛最熱的水。病人將手或患處浸入熱水幾分鐘，再浸入冷水幾分鐘，輪流更替，約過二十分鐘。但熱水必須極熱，儘皮膚之能所受，末次須浸入冷水爲完畢。

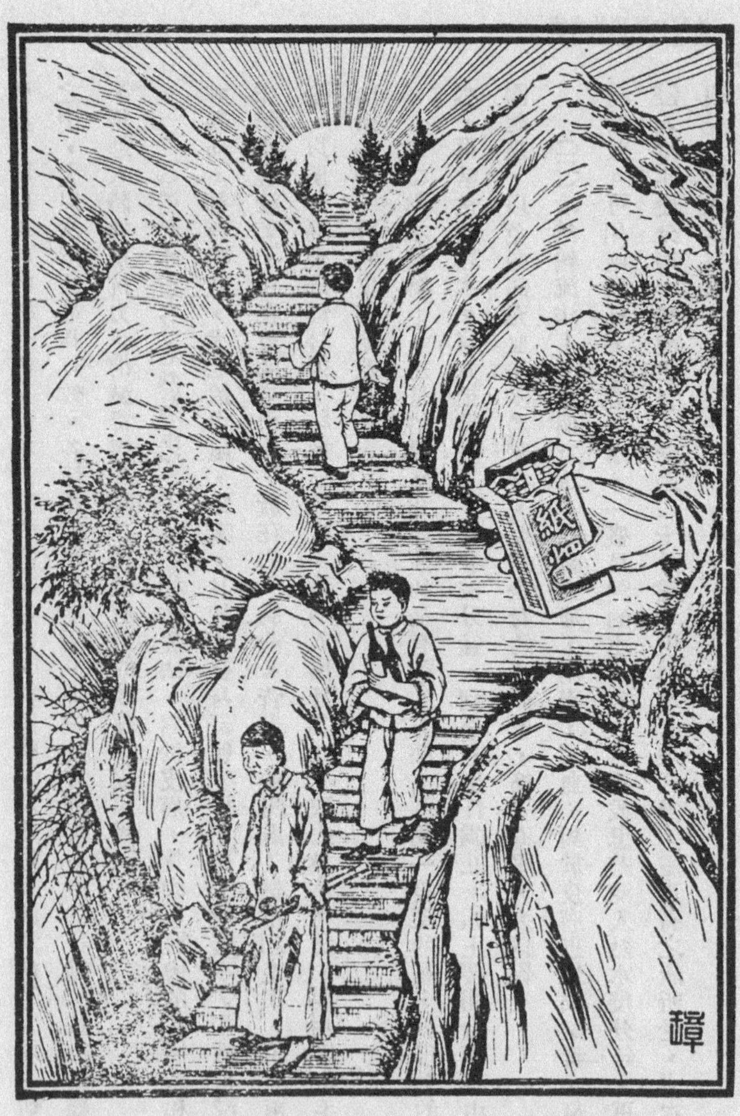

酒煙是毒物，能減少人的精力，加人的苦痛，除減人生成功的機會。

殺人不見血的毒物

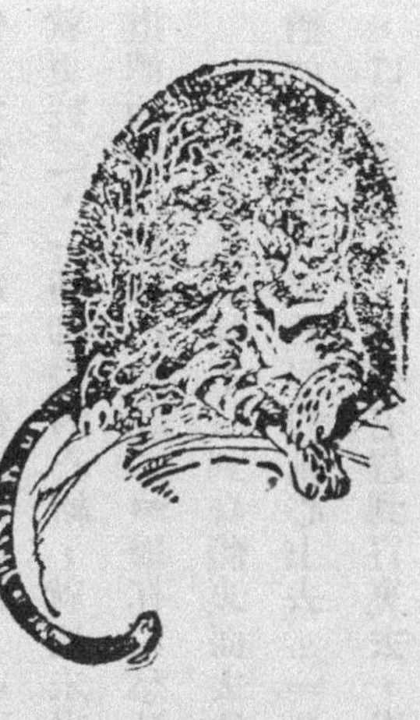

世上殺人害人的事物很多，人都會設法躲避；惟有煙，酒，鴉片，嗎啡等類的毒物，比一切別的害人之物尤形猛烈可怕，而有許多人非但不設法躲避，反而甘心來受它的害，甚致『至死不悟。』因爲它能害人而使人甘受其害，所以我們對於它的侵襲，更須留神提防了。

一切麻醉的害處，有兩方面：一是養成一種癮頭，毒害身體各種細胞，使人欲止不能，二是用欺詐的方法消耗身體的精力。人們吸食煙，酒，和鴉片等物，往往是因爲這些東西在一時間似乎能提神補力，使人覺得格外奮興。其實麻醉劑對於身體，並不是甚麼食物，絲毫沒有營養身體的質料，而且所有使人奮興的能力，也正是它害處之所在。它之所謂提神補力，不過是一種似是而非的欺詐手段，使人在疲乏之時感覺有力，而使身體用出平時所不肯用出的精力。我們把身體所有精力的五分之一用去時，自然的保護作用就不准我們再用了。但是我們用了麻醉劑，就欺哄自然，而把後備的精力用出來。在表面上，似乎我們能多出力，多做事，在實際上，我們的後備精力，都消耗一空了。

一個人用煙酒來提神，無異是用自己的生命爲抵押品來借債。這種債的利息極重，一錢也不可少，而且偏是你付不出的時候，債主偏要來索債。你還不出，再借重債來應付，再借重債，再付重利，這樣下去，必到宣告破產爲止。

酒的害處

酒的害處，我們是早已熟悉的。它能使人的體格和品格墮落，它能破壞家庭，造成窮困，疾病，和罪惡。不過因爲人喝了酒以後，能有一種歡愉的感覺，所以許多人仍拿住了酒杯不肯放手。但所謂歡愉，並不是眞正的歡愉。等到酒性一過，疲乏過度的神經就更疲乏，一種抑鬱的心緒，就比未喝酒前更甚了。爲酒而犧牲的李太白畢竟不是不知道酒的虛僞性的，他說：『舉杯消愁愁更愁！』

酒實在是一種不該到身體裏面去的東西。大發明家愛迪生說：『把酒放到口裏去，猶如把沙石放到機器的軸心上去。』身體的無論那一部，沒有歡迎酒的，所以酒到口裏，口覺得很辣，就把它趕到胃裏去，胃不歡迎它，就把它趕到小腸，小腸再趕到大腸，大腸把它趕出體外。這樣的一次行程，酒並不被身體所吸收爲滋養的食料，而酒的毒性，已沿途留下，凡是酒所到之處的器官，也都受了它的害了。酒對於身體的內部究有何等的害處呢？我們且來略略的觀察一下。

無論那一種酒裏面，都有酒精存在，害身體的，就是這酒精。據科學家的考驗，酒精對於腦，對於神經，對於心，對於胃，對於肝，對於腎，對於腸，對於血液，對於血管，和身體肌肉的細胞，都有一種減低能力和破壞組織的作用。腦受了酒精的影響，就會麻木遲鈍，以致注意力減退，記憶消失，判斷力降落，意志力薄弱。神經細胞一遇到酒精，就會失去傳遞消息之能，甚至完全消滅；神經細胞消滅，是非常危險的事，因爲消滅了的細胞，是永不能再長的了。酒精對於心，能使心的肌肉發腫，使肌肉和神經的細胞呈痪癱之狀，以致心跳遲慢，血運壓力減低，而使肝脾等器官積聚汚血，得不到充分的營養；同時，在肌肉細胞敗落處，就有脂肪積起來，使肌肉細胞的工作受着阻礙，而使心格外軟弱。對於血，酒精能減低紅血球運進養氣和運出體內廢物的本能，造成貧血的症狀；能剝奪白血球抵抗疾病的功能，致身體易受各種微菌的侵襲；又能減削血漿幫助白血球殺滅病菌的能力。對於血管，酒精能使血管變硬，以致收縮力減少，而且容易爆裂；心的工作，就格外的加重了。對於胃，酒精能使胃分泌汁減少，以致消化不良，胃壁也會發炎，或生出潰瘡，有時且能致命。對於肝，酒精能使它的細胞發腫，裏面的原漿汁化成脂肪，以致消化作用受礙。對於腎，酒精的作用是像對於肝一樣的，腎就不能濾清血內的毒汁，致引起全身尿中毒和臌脹等險症。實在講來，全身的一切細胞，沒有一處能逃避酒精的害。

酒有這些眞憑實據的害處，我們還可以把飲酒算作平常的事麽？何以中國自有的黃酒，高粱，燒酒，毒害猶不夠而還要加上威司格，白蘭地等等的外國酗酒呢？希望讀者以後每要喝酒之時，能記得酒是一個土匪，若容它進入你的身體，它必到處施行它的破壞工作。

煙草的害處

煙草的害處，比酒的害處更形猛烈，却沒有酒的害處那樣顯殊。普世著名的科學家路得沛朋克說：『煙草的害處，不在乎殺人，而在乎半殺人……吸煙的人，並不立時倒地。他們燃了一支煙，吸着，走開了；過了幾多年，就在別種原因上死了。從煙商的立場來講，這是紙煙的最大的優點。被害的人並不當場斃命，他們走開了，到死的時候，醫生會出來證明他們是爲別的原因而死的——肺炎，心臟病，腸熱症和隨便甚麼別的病。換句話說，煙能用間接的方法殺人，而不擔殺人的罪名。』

他又接着說：『若是你看見工人在一所大廈之下把地掘空，以致大廈將要倒下，然後再看見一個婦人推着小孩車把大廈撞倒，你總不致於說大廈是婦人撞倒的吧！然而一個吸煙的人患肺炎而死，醫生的證明書上就寫肺炎而不寫紙煙，刻墓碑之人的鑿子也不說實話。若是人們到墓地上去，能看見那些墓碑上寫着說，這個人是因被紙煙毒壞了心而患肺炎死的，那個是因雪茄烟把他的神經撕壞而患神經衰弱病喪命的，另一個人是因水煙拆壞了他的胃而患胃病斷氣的，那末，他們將何等的觸目驚心啊！』

據科學家的考驗，煙草中所含的毒汁，除了我們大家所知道的尼哥丁外，還有十七種，這十七種都是極可怕的毒物，就是疋利亭根 (pyridine)，摩阿尼亞 (ammonia)，美替拉民(methylamine)，普魯昔酸 (prussic acid)，氰化炭(carbon monoxide)，硫化氫(sulphuretted hydrogen)，石炭酸(carbolic acid)，沼氣 (marsh gas)，羅替丁 (lutidine)，柯里庭 (collidine)，潑復靈 (parvoline)，酷立帶因(coridin)，路泌丁 (rubidine)，佛利丁 (viridine)，派洛爾 (pyrrol)，蟻醛 (formic aldehyde)和弗弗祿(furfural)，以上各種毒物，無論那一種都足以致人的死命。一磅煙草，只要在化驗師手中施用得法，就足以毒死三百個人。

社會上現在吃香煙的人極多，但香煙的毒，比別種煙草更甚，愛迪生說『包香煙的紙燃燒時會發生一種毒質，叫敗脂醛（acrolien），能使腦和神經細胞受劇烈的損害。』據申報年鑑上的統計，中國的紙煙，單是上海一處的華商各廠，在民國廿二年內約共出五十二萬箱，以每箱五萬支計算，就有二百六十萬萬支。我們平常說中國人口有四萬萬，平均每人就要吸六十五支。這單是上海一處華商各廠的出品。據說上海華商六十家煙廠資本的總數，約有一千五百五十萬元，而上海的一家外商煙廠的資本，已有四萬萬元了。若是合全國的中外煙廠而言，那末香煙的毒害，就更不堪設想了！

說煙草有十八種或十九種毒物，似乎還有些渺茫，但我們只要看一根煙管裏面所積的煙油和污穢，再把吸煙的人的鼻孔和氣管與煙管相比，也可想見身體所受的害了！

鴉片，嗎啡，海洛英等類的毒物

提起這幾樣毒物，我們眼前，便呈現着無數悲慘可憐的景象。我們看見強壯有為的青年，變成街頭憔悴的乞兒；我們看見幸福快樂的家庭，向骷髏堆上走去；我們看見和平安寧的社會，弄得腐敗不堪；我們看見整個的民族，在苦海中奄奄待斃。

鴉片，嗎啡，海洛英，這些都是極毒的毒物，這是大家都承認的，也不必我在這裏多講了。吸用的人，起初都是『逢場作戲，』或者因覺得它們有醫治百病的效力，就樂於取用。但在不知不覺之時，就上了癮，從此他就不能自主了。據說吸食鴉片的人，在癮發之時，眞『比死還難過，』有時甚至會發瘋；只要能夠得到鴉片，無論甚麽事佢都肯做。所以這些毒物，也是造成罪犯的一種主要成分。

現在政府對於這些毒物，已取積極取締的手段，這是無論那一個爲人民謀幸福的政府所當取的行動。我們做公民的，爲自身和大衆計，應當盡力合作，從人間剷除這些毒物，因爲它們不但能消滅人的體力，也消滅人的智力，道德，和整個的性靈。

茶和咖啡

在『殺人不見血的毒物』之內把茶和咖啡列入，驟然看去似乎有些過分；我們平常都喝茶和咖啡，也沒有想到它們眞能殺人；但是從科學的事實上看來，這兩樣飲料之內，確有足以殺人的毒物。茶葉裏有茶素(theine)，咖啡裏有卡非英(caffeine)，這兩種毒質是相似的。據說若是人把這種毒質提出來單獨服下，那末六杯茶或咖啡的毒，就足以使人失去知覺了。另外，茶和咖啡之中又有一種毒質叫做坦寧 (tannin) ，能夠阻止胃汁的分泌和作用，使消化受礙，並且造成瘋濕等病。茶和咖啡之中，也沒有甚麽足以滋養身體的質料，它們唯一的功用，就是刺激神經，造成失眠等害。愛惜身體的人，對於無益的東西，尚且不願送進口裏去，何況無益而有害的東西呢？所以茶和咖啡，我們也最好戒除。

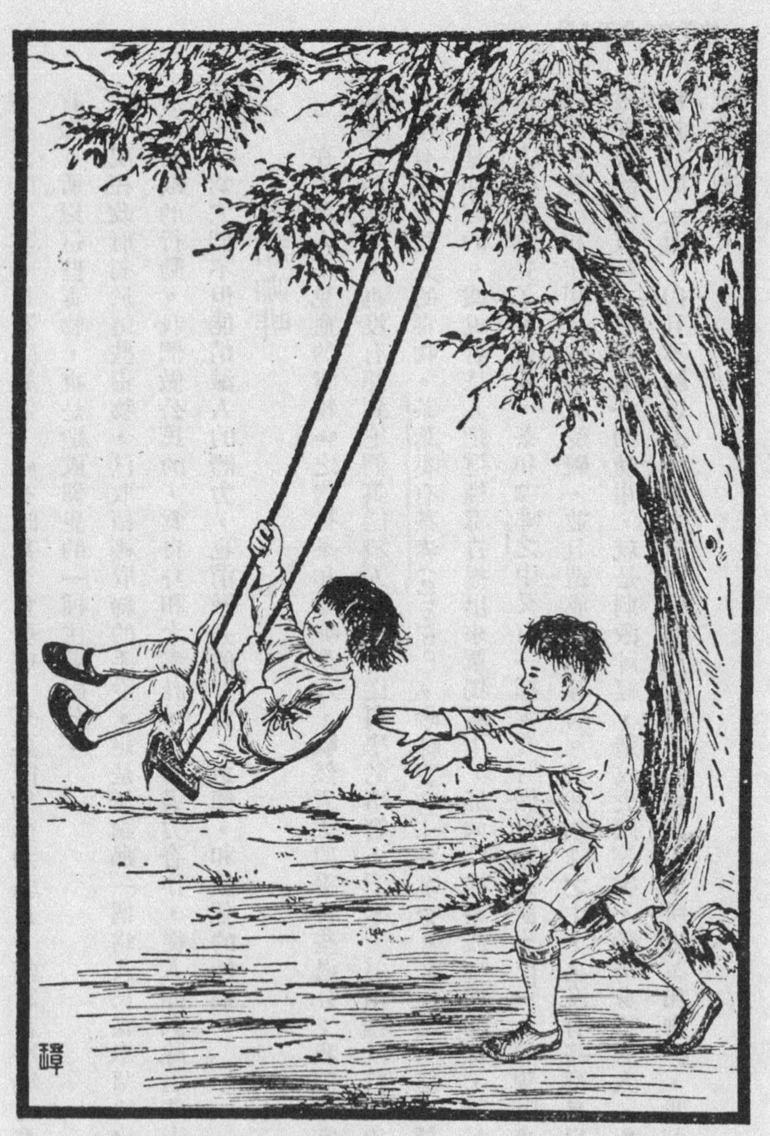

若要養成健全活潑的孩童，必須從小使他們有清潔衛生的習慣。

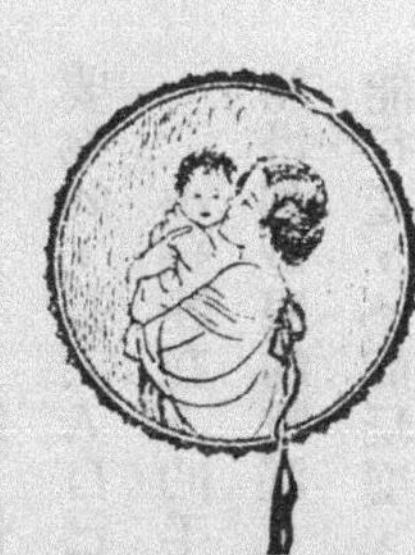

小國民的撫養

做父母的人，既然生了子女，就應當盡他們之所知，用最良好合理的方法撫養他們，給他們一個健全活潑的身體，可以將來成爲有作有爲的國民；這不但是他們爲了愛子女所當行，也是他們對社會，對國家，對人類所應盡的義務。

撫養兒童，是一個極大的問題。專爲討論這個問題而寫的書籍，也不知有多少。現在我們要在這區區的幾張紙上討論這個問題，眞還不夠起一個頭。不過前幾章所提到的一切養生之道，應用於大人和小孩，是一樣的。在這一章上，我們祇能把作者所以爲普通人對於撫養兒童所最需要的常識，提出幾項來叫大家注意。

關於抱小孩和小孩的哭

父母愛小孩，把小孩一天到晚的抱在手裏，這是他們自己的事，別人當然不能反對。不過爲小孩本身的利益計，我們愛子女的人應當來考慮一下，抱小孩到底是不是好辦法。若是抱小孩於小孩是有益的，那末我們就得勸大家都來抱小孩；但是因爲抱小孩是於小孩本身無益，而且有害的，所以我們就要勸大家不要去抱他。在這裏我們所說的抱小孩，不是偶然的抱一抱，乃是小孩一哭就去抱他，以致一天到晚幾乎時刻的抱着。

大概人抱小孩的緣故，就是爲不忍讓小孩去哭，故而去抱他，抱了他就可以不哭。不過小孩的哭，倒不一定是因爲要抱。據專家的研究，小孩肚子餓了，或是尿布濕了，或是有甚麼痛苦，或是口渴了，或是有皮膚的刺傷擦傷，或是因爲幾天沒有洗澡以致渾身不舒服，都要哭的，甚致毫無不適，單爲了運動，每天也要哭一兩小時。譬如他爲了飢渴而哭，我們就該給他吃，給他喝；譬如他爲了有甚麼痛苦或不適而哭，我們就該除去他的痛苦和不適；若是他爲了運動而哭，我們就該讓他去哭，給他有一個運動的機會。在一切情形之下，抱他都不是妥善的方法。或有人說，有的小孩就是爲要人抱而哭，那末這是不良的習慣，應當從速除去，我們大人更不該慫慂他。其實小孩生下來並不是要抱的，是大人自己先去抱他，而後就養成他要抱的習慣了。

小孩睡在人的手臂之中，無論如何沒有睡在平坦的牀上舒服，日長夜大的小孩，不能得到舒服的睡眠，就不能好好的生長。抱小孩是阻礙小孩生長的。小孩小的時候，不能行走，不能玩耍，只靠有的時候睡在牀上，兩脚不停的踢，兩手不住的抓，口裏大聲的哭喊，這就是他的運動了。手脚的動作能使他筋骨漸漸強健，哭的胸部動作能使他的肺日漸膨脹。若是我們一天到晚的抱着他，請問他有甚麽運動的機會呢？

抱小孩的害處，對小孩的體育已是如此；在性情方面還足以養成他要挾的習慣和依賴的性質，這害處也非常之大，但這不在本書的範圍之內，所以我們且不在這裏討論。

搖籃是嬰孩的安樂窩嗎？

我國歷代以來，嬰兒大都是睡搖籃的，也沒有人對這件事發過甚麽疑問；近來人們都知道用科學的方法育嬰，搖籃對於嬰孩的益處，於是也成了一個問題。究竟搖籃對於嬰孩有益還是有害的呢？解決這個疑問，我倒有一個最簡便的方法，就是造一個大搖籃，把一個會講話的大人放在裏面，把他搖得頭昏目眩的睡着了，等他醒來時再問他那種震顛反覆的滋味怎樣，那末他或者可以替許多不會訴說的嬰孩叫苦！

嬰孩的骨頭和身體的各部器官，都是非常柔嫩的，尤其是他的頭和腑臟，都沒有生得堅定。所以我們對待嬰孩的一舉一動，應當平和安靜，讓他在最自然的情形之下發長。根據這個原則，那笨重的搖籃和抱在手裏震顛的動作，都是不宜的。

奶是止哭的藥嗎？

有許多父母，一聽小孩哭，就把奶頭——母親的奶頭或牛奶瓶的奶頭——放到他口裏去，以爲這是叫他不哭的妙法。因之嬰孩的進食，就沒有一定的時間和數量。同時，兒童也就養成一種隨時要吃的習慣。這種習慣，對於嬰孩的健康是極有損害的。據專家的調查，一切嬰兒的死亡，以飲食不消化和不適宜爲最大的原因，而世界嬰兒的死亡率，除了印度以外，又以我國爲最高，計一百個嬰孩中，有五十四個中途夭亡。這種現象，必有一個緣故，而哺乳沒有定時，也未始不可謂是一個很大的原因。飲食須有定時，這是康健的第一條規律；無論大人小孩，都必須遵守。從生出到四五個月的嬰孩，應當每三小時或四小時哺乳一次，每次哺乳的時間，以二十分鐘爲度，夜間最好不吃。若是每四小時哺乳一次，時間最好是上午六時，十時，下午二時，六時，和十時；半夜二時的一次，可以免去，但也要看小孩的身體狀況而定。

嬰孩的發育與衣服

天天在那裏長大的嬰孩，衣服應當寬大。常見一般人把嬰孩包裹得緊緊的，這是很有礙於嬰孩發育的。嬰兒歡喜手腳踢動，我們應該讓他有這自由運動的機會和權利，將來他就會長成活潑可愛的兒童。

嬰兒的衣服應當穿得暖，但也不可太暖，尤其不可太厚。我們常常看見有許多父母替小孩穿得又厚又結實，弄得他動也不能動，眞像一隻大元寶，這也是阻礙小孩肢體發育的。嬰兒的衣服，以輕軟爲佳，穿在貼肉的襯衣，最好用薄的絨布製成。毛織品對於那柔嫩的皮膚是不相宜的，所以最好不要用作嬰孩的襯衣。

小孩自己的牀鋪

嬰孩應該自己有一個牀，獨自一個人睡；不但如此，他最好能自己有一個房間，使他可以靜靜的安睡；但這是要看家庭的能力而定的。有許多母親，日間把孩子放在搖籃裏，晚上就把孩子放在自己身邊，與他一同睡，這實是不應當的。因爲一則兒童的體溫與大人不同，而且與大人一同睡容易傷風；二則嬰孩的抵抗力不如大人強，大人身上或有的微生物就容易傳給他，使他受害；三則與大人同睡的嬰孩，往往不能安睡，而且大人的翻身等動作，容易壓傷小孩，甚致壓死的也有。再從品性上講，我們若要養成兒童一種自立自信的精神，也最好使他獨自去睡。纔生下的嬰孩，可以用一隻大的籃子，或籐箱的蓋或底，裏外用潔的白布幔起來，做他的小床，晚上放在母親的床邊，以便照料。這個辦法既經濟，又美觀，又便利實用，並且一直可以用到嬰孩四五個月的時候，比那笨重的搖籃或母親的身邊好得多了。

幾樣普通的錯誤

接吻——普通人看見嬰孩那種可愛的狀態，自然而然的歡喜去吻他，——尤其是吻他的小嘴——竟不想到他們這樣的吻嬰孩，於嬰孩有何等的害處。人的口裏，難保沒有各樣的微生物。大人的抵抗力強，就能勝過這些微生物，但在接吻之時把這些微生物傳給嬰孩，嬰孩往往就要受意想不到的損害了。有的時候，大人從外面回來，並不洗手，並不漱口，就抱住小孩一陣狂吻，就把外面空氣中或別的方面帶來的微菌都送給小孩。甚至於不但嬰孩自己的父母，連別人也這樣隨便吻人家的小孩，這種無禮的舉動，從衛生的立場上，我覺得應該改良。更有些人是吸煙或喝酒的，那理由就更明顯了，誰願白已清白的孩子，受煙酒的濁氣呢？

嚼喂——這也是我國盛行的一種育嬰方面的弱點。許多母親歡喜把食物放在自己口裏嚼爛了，再吐給小孩吃。這豈不是好像她們嫌得食物中沒有足以害嬰兒的成分，所以要把自己口裏的微生物，牙穢，和蛀牙的毒汁，加在食物裏給小孩受用麼？所以往往大人患了甚麼病，小孩就很難幸免。我覺得我們中國人養育小孩的方法，有許多方面很聰明，也有許多方面很愚昧；而在一切愚昧的習慣之中，這嚼喂的習慣，要算最愚昧最有害的了。希望有一天，一切做母親的人能見到這種習慣的危險，改除它，剷滅它！

關於斷奶

過了六個月的嬰孩，無論甚麼時候都可以斷奶了，但在普通的情形之下，總以九個月或十個月斷奶爲善。到了一歲以上，無論甚麼孩童是不應該再吃母親的奶了，因爲從那時以後，母親的奶對於孩子沒有益處，又足以使兒童患痢疾和消化不良等症。並且孩童越大，斷奶就越難。斷奶的步驟，應當漸漸的進行，最好在小孩三四個月的時候，就開始給小孩吃一些橘子水，粥湯，再大一些加些菜汁和餅乾等補充食物，日後斷奶就容易得多了。有許多母親讓孩子吃奶到兩歲以上，甚至到三四歲也有。到一個時候想起要給孩子斷奶，就選了一個『好日子』，要孩子立時停止吃奶，孩子不肯，就在奶上貼膏藥，塗生薑，搽胡椒，眞所謂欺詐恐嚇，無所不用。這種辦法，既使母親因乳房頓時膨脹起來受許多痛苦，又足以傷孩子的情感，或使他生出一種厭惡母親的心理。

清潔習慣的養成

父母應該幫助孩童養成一種清潔衛生的習慣，這種習慣，必能使他一生受惠。要使孩童有這種習慣，必須從他生出時起，就使他時常清潔，那末他在漸漸長大之時，就自然的有這種習慣了。養成衛生習慣的最重要的幾端，就是天天沐浴，換清潔的衣服，大小便有一定的訓練，不在髒的地上亂爬，洗臉，洗手，洗口齒，和兒童用具的清潔。做父母的若能在這些事上費一些心，及早使兒童在衛生的環境中過慣正當的生活，將來不但是兒童的好處，父母自己也可省去許多的煩惱，憂慮，金錢，和眼淚。

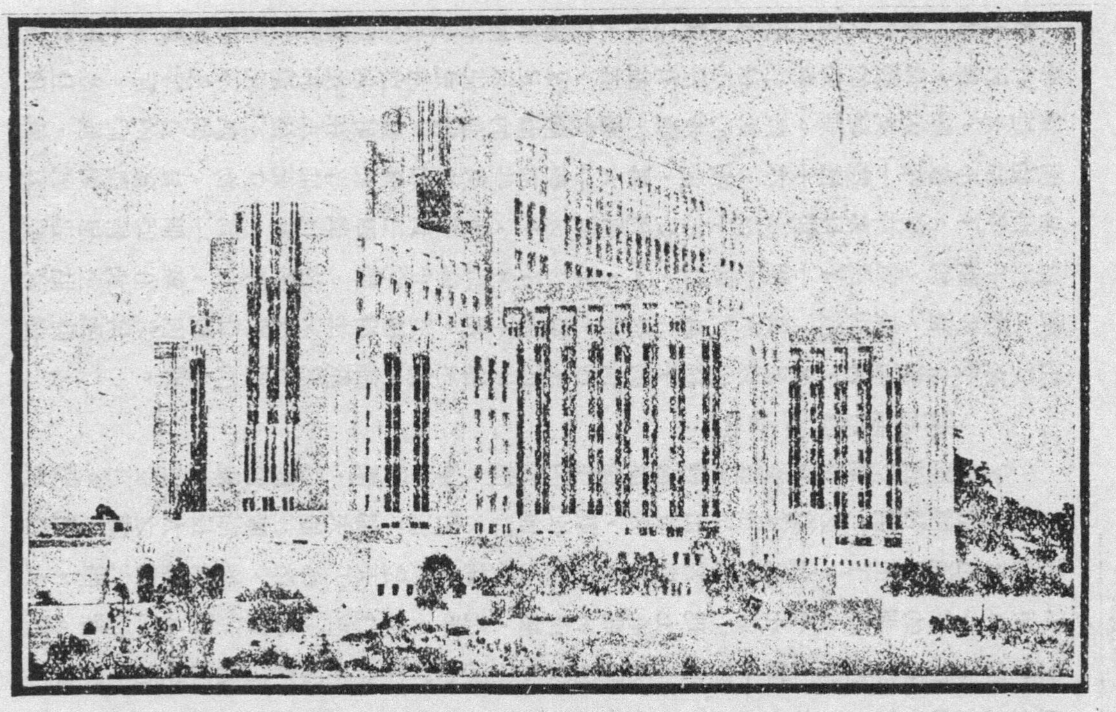

世上有不少大規模的醫院，要醫治人肉體的疾病；但是人的靈體與肉體一樣需要醫治；而能治好靈體之病的，惟有上帝的真理。

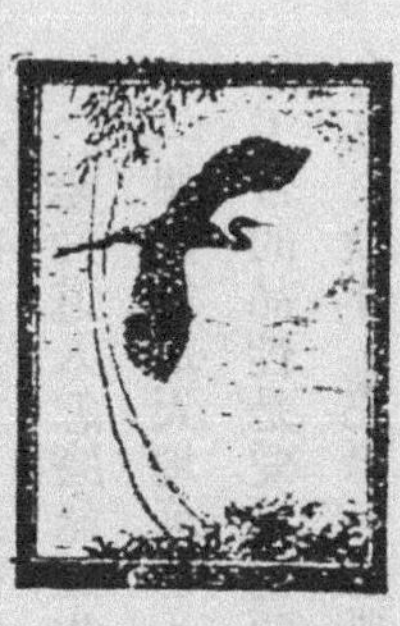

長生不老

康健的身體，是人生最可貴的一種福氣。有了康健的身體，而後做人纔有趣味，而後事業纔會成功，而後人類纔會有進步。世人不惜花費許多金錢和精力，來研究種種衛生的道理，發明許多治病的藥物，建造一切大規模的醫院，無非都是要使人類有強健的身體和長的壽命，好多享些生存的樂趣，多成就些良好的事業。不說別的，即是作者寫這本小書，讀者費光陰去讀它，豈不也存着這個目的麼？

然而，衛生的知識，醫藥的功能，能使人不死麼？強健的人要死，長壽的人也要死，他們的死，與那些纔生下來一無所成的脆弱的嬰孩之死，有甚麼不同？那末一個人有了長壽和強壯的身體而終究仍不免一死，這一切到底於他有甚麼益處？

現在最使人灰心的，就是這個『死』字。人的壽數，不過四十歲，五十歲。講衛生，守規律，把壽命增添得長些，也至多活到八十歲，九十歲；一百歲的人，是不可多見的了。往往一個人的事業還沒有做成，壽命已經盡了，就不得不半途放手。所謂『出師未捷身先死，常使英雄淚滿襟。』所以在這個世界上，除非我們能找到一種能使人長生不老的藥方，或對於死後的將來有一種把握，那末『浮生若夢，爲歡幾何？』一切都是空的。

世界上各處的人，都希望能有找到這長生不老仙方的一天。從前我們中國的秦始皇，不是遣過行方士之術的人到甚麼東瀛島上去求長生不老的仙方麽？我們不知道他到底求到了沒有。不過若是他求到了，那末秦始皇應當今天還活着哩！

世界上究竟有沒有這種長生不老的藥呢？有的，實在有的。而且這種『藥』非常便宜，無論怎樣貧窮的人都可以得到。這『藥』是甚麽？就是耶穌基督的福音。人只要相信耶穌，到將來有一天，他就要來接我們去住在一個永久和平快樂的地方。在那裏，再沒有疾病和死亡，到那時，我們就長生不老了。

要知道人怎麽能長生不老，先必須知道人爲甚麽要死。天地之間，有兩個偉大的神，一個是創造天地萬物，賜人生命的上帝；一個就是叛逆上帝，引誘人犯罪作惡的魔鬼。上帝的品性是愛，他要人永遠存活，享福行善；魔鬼與上帝反對，他的品性是怨恨，自私，欺詐，兇惡，他要人死，在他手下做奴隸。當初上帝創造天地之時，也造了我們人類的始祖。那時人本來是不死的，可以永遠享福。但後來魔鬼就來引誘人犯罪。人一犯了罪，就入了魔鬼的掌握，做了他的百姓，於是人都要死了。然而那時我們的祖先，還活到八九百歲（見創世記第五章），後來人的壽數漸漸減退，直到現在的地步。

但是，慈悲爲懷的上帝，不忍見人這樣的死而無望，所以就想了一個方法，使人可以出死入生。這個方法是甚麽呢？聖經上約翰福音書三章十六節說，『因爲上帝愛世人，甚致將他的獨生子賜給他們，叫一切信他的，不至滅亡。』死旣是從罪而來的，那末要救人免去死亡，必須先設法免去人的罪。上帝的獨生兒子耶穌，就到世界上來成了人，做了人類的代表，戰勝了罪惡的勢力，末了，他還死在十字架上，代替人類擔當了罪的刑罰，最後却又復活升天。從此人類只要信靠他，就可以把自己的罪孽交給耶穌，耶穌就把自己的生命交給我們，我們靠着他，就可以活。他本是不必死的，却替了我們死；我們本是該死的，却因了他的死得生。這就是上帝救人之法，就是基督教所講的福音。所以聖經上有話說：『罪的工價乃是死，惟有上帝的恩賜，在我們的主耶穌基督裏，乃是永生。』（羅馬書六章末節）『就如罪作王叫人死，照樣，恩典也藉着義作王，叫人因我們的主耶穌基督得永生。』（羅馬書五章廿一節）『認識你獨一的眞神，並且認識你所差來的耶穌基督，這就是永生。』（約翰福音十七章三節）

世界上有沒有長生不老的藥方？有的，就是耶穌的福音。我們相信耶穌，靠他的恩典得救，就可以長生不老了。

不過讀者或要問題：『信耶穌的人，難道就不死了麽？爲甚麽我們看見禮拜堂裏仍有喪事的儀式呢？你們且聽聖經怎樣說：約翰十一章二十五節說：『耶穌……，說生命在我，復活也在我。信我的人，雖然死了，也必復活。』約翰福音五章廿五至廿九節說：『我實實在在的告訴你們，時候將到，現在就是了，死人要聽見上帝兒子的聲音，聽見的就要活了。……你們不要把這事看作希奇，時候要到，凡在墳墓裏的，都要聽見他的聲音，就出來；行善的復活得生，作惡的復活定罪。』約翰福音六章四十節說：『一切見耶穌而信他的人得永生，在末日耶穌要叫他們復活。』

這個世界上的人，當然難免死，然而有一天，世界的末日，耶穌要從天上降臨，使一切的人復活；信他的人復活得永生，不信他的人復活受刑罰。基督徒的希望，就在乎復活這兩個字。信基督的人在這個世界上，雖然死了，還有復活的希望，以後就可以不死了。基督教之所謂不死，就是這個不死。基督的福音，就是長生不老之藥。

自從罪進了這個世界以後，世界就漸漸的腐化，人心就漸漸的變惡，到現在，世界已到了『瘡痍滿目』的地步，因之人間的困苦煩惱，也到了極點。在這種情形之下，卽一個人可以長生不老，反而多受煩惱，又有甚麼趣味？你做了富翁，怕強盜來搶，怕人的敲詐；貧窮了，愁沒有衣食，沒有地方容身。你一天到晚，眼中所見的，全是慘劇，全是天災人禍，全是不公平無人道的事；在這樣的世界上，長生不老有甚麼意思？看目前自殺案件的層出不窮，可知有許多人卽有這區區的幾十年光陰，也不願意在這世界上終其天年，若說長生不老，那更可厭了。所以長生不老的人生，必須在這世界改良之後，纔值得我們戀慕和追求。

從前耶穌還未升天之前，曾對他的門徒說：『我去原是爲你們預備地方去。我若去爲你們預備了地方，就必再來接你們到我那裏去。』(約翰福音十四章三節四節)。這地方是甚麼地方呢？就是基督徒所盼望的天國。天國的樣式究竟是怎樣，現在沒有人能知道。我們只知道它有精金的街道，寶石的城門，住在其中的人，永遠快樂亨福，而且長生不老。那裏沒有戰爭的煙火，沒有受壓迫者的嘆息，沒有貧富不均的氣象，沒有疾病和煩惱。那樣的生活，活到幾千幾萬歲，纔有意味，纔是眞福氣。

這個長生不老的樂鄉，我們快可以去了，因爲耶穌快要來接凡信他的人到他所爲他們預備的地方去了。從前耶穌的門徒問他道：『你降臨和世界的末了，有甚麼預兆？』耶穌回答道：『你們要聽見打仗和打仗的風聲……民要攻打民，國要攻打國，多處必有饑荒，地震，……那時人要……彼此陷害，彼此恨惡……因不法的事增多，許多人的愛心纔漸漸冷淡了。」(馬太福音廿四章)。這一段的話，豈不是目今世界情形的寫照麽？自世界有歷史以來；那一個時代的打仗和打仗的風聲，比現在更多呢？那一個時代的地震，饑荒，和種種的天災人禍，比現在更厲害呢？那一個時代的人心奸詐，社會罪惡，比現在更甚呢？耶穌說，這都是他將要降臨之前的預兆。

現在耶穌還沒有來，我們各人都有機會可以去附從他，接受他的救恩。我們應當趁着現在認識耶穌，那麽耶穌來的時候也會認識我們。讀者，聰明的人做事，總要揀值得的去做。我們有了強健的身體，而對於永久的人生仍沒有把握，有甚麽可喜呢？只有信靠耶穌的人，能到那長生不老之鄉去；你預備去麽？不難，只要信耶穌，遵守他的命令，守他的安息日，悔改你以前的行爲，把你的罪交給他，讓他把他的生命賜你。

康健的人生，是人人可有的，只要遵守衛生的條律。長生不老的福氣，也是人人可有的，只要服從長生不老的條件，趁早作相當的準備。

HOW TO LIVE

By Joseph May

Signs of the Times Publishing House
Shanghai, China

First Edition, February, 1935— 40,000

Price 30 cents in China, Higher Elsewhere

中華民國二十四年二月初版肆萬冊

養生寶鑑

（每冊實價大洋叁角國外酌加）

著作者　梅忠達

發行者　斐以文

印刷兼總發行所　時兆報館　上海甯國路五一五號

分售處　各地時兆報館分發行所

上海愚園路一二〇七弄第四號　北平大方家胡同六十二號　山東濟南緯一路四馬路　河南鄲城　山西太原府府西街卅六號　湖北漢口五族街一〇七號　甘肅蘭州行宮巷五號　浙江溫州大南門外茶院寺　江西南昌德勝門東萬巷一五五號　四川重慶米化街　四川成都白家塘六十九號　貴州貴陽普定街十一號　貴州畢節　福建福州城內　福建廈門鼓浪嶼　西康打箭鑪　南京高樓門二十號　湖南長沙府正街　廣東廣州市文德南路九十八號　廣東惠州　廣東汕頭火車頭　廣西南寧　雲南雲南府　察哈爾張家口　遼寧瀋陽小西邊門外皇寺西　吉林長春花園北興運路路東　吉林哈爾濱新安埠安吉街四十四號　陝西西安西關外　（新疆發行所附設於此）

PRINTED IN CHINA

長線放遠鷂

讀養生寶鑑　初步入門

再讀健康生活　豁然開朗

米勒耳博士著

全書五百餘頁

上海時兆報館出版

長生不老法

顧實　譯述　商務印書館　民國六年六月再版

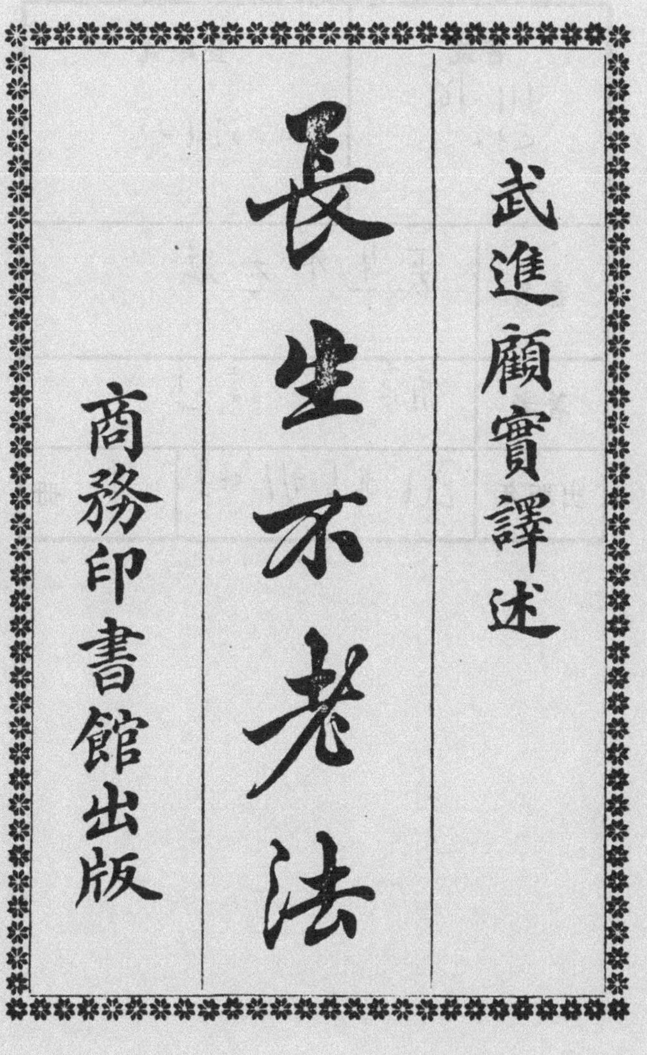

武進顧實譯述

長生不老法

商務印書館出版

長生不老法

例言

一欲求長生。須從諸方面。爲種種之注意。非可僅恃一法。是書精採各種名言妙理。彙集而成。實非泛然虛設之理想可比。

一原書凡十二篇。除末二篇盡屬實例。不適用外。其第十篇。論保全嬰兒法。雖屬題外餘義。亦大有精到之語。因一併譯之。以告當世之留心保赤者。

一原書中所引實事。雖爲外國名人事例。但非吾國人見聞所及。則瀏覽之下。必覺不甚親切。茲遇此等處。特擇國內相當之名人事例易之。非敢妄自造作。在求徵信之更爲確實也。

一吾國固有之舊義。有與是書學說相發明者。亦不辭羼入。間爲添列。義取闡揚國粹。與原說互相表裏。並不敢稍竄原書之義藴也。

一圈點以提醒眉目。惹人注意。於發揮我國文詞上之作用。沿襲已久。效益匪細。似不可廢。今於義蘊精到處。一概用連圈醒之。於脈絡呼應處。一概用連點醒之。庶閱者易於尋求。不致茫無畔岸。

一原書命名不老不死法。未免過於質直。茲改名長生不老法。庶與內容較爲符合。因世間本無絕對之不死。不過能於生存之中。略究其較爲延長。不易衰老之法耳。

一譯述之難。甲乙兩國文字。句調口氣。彼此各有不同。既不能強甲就乙。即亦不能強乙就甲。只求於義蘊無背。至前後顚倒之間。原可不拘。是書本原有之義蘊。述以我國最順適之文字。力求便於瀏覽。一洗拘牽之弊。

民國五年七月　　校者誌

長生不老法

目次

長生不老法

第一篇　精神的不老法

一　老者何

世人習慣之辭說。曰「老。」曰「年高。」併爲一談。無甚區別。不知人自呱呱墮地。能營呼吸以來。經歷年歲既多。謂之年高則可。然必不能以年高之故。遂可概謂之老也。世有八九十歲之人。年齡則誠高矣。而謂之老。則未可者。因彼精神尚極健康活潑。與少年無異。若謂之爲老。是與老字之意義相刺謬矣。吾儕人類。苟不爲身體所拘。而但有精神。則雖經幾千年之久。當亦無老之可言。蓋所謂老幼云者。與其謂爲身體問題。無寧謂爲精神問題。祇須精神不老。卽其人可以長存。故不老不死之靈藥者。非已成液體貯藏瓶中之藥水。亦非已成粉末。得自天國之仙劑。又非近世醫藥文明。用注射針注射於血液中之血清。不過善於培養精神。能用精神支持身體而已。今欲爲身體求不死之靈藥。誠哉其難之。若欲爲精神求長生不老之靈藥。是則在人自爲。其物非他。卽人自常存不老之元氣是也。

人之生理的老態。往往不冒疾病而自然衰弱。此其理由何在。難於確知。與人之不因疾病而生理自然息滅者。實同一疑問。夫樹木每經一年。其木理必增加一度。故樹木之老否。有迹象可憑。而吾人縱經若干年齡。其皮層既不加多。亦不減少。所僅可憑以爲老之徵候者。不過血管壁之硬化而已。然此血管壁之變硬。又非必比照年齡。如樹木之木理然。循序以倍加也。儘有血管壁略變硬。而其人依然存在者。是知老與不老。悉在精神。苟其人自以爲老。斯老矣。自以爲幼。斯幼矣。世間婦女。以色悅人。往往因年齡漸增。丰韻漸減。遂抱悲觀。不知斯亦無謂之杞憂。但使精神常自以爲少年。斯彼蒼亦決不驟催人老。優游歲月。心寬則身自和。童顏自可長駐耳。

人苟一旦達於春機發動之期。則不問男女。皆漸入衰境。有退無進。此事實也。皮膚之光澤始衰。筋神經之作用亦鈍。其防止之也甚難。然防止精神之衰老。則固易易。

蓋精神者得永久繼續使常處於少而不老之一境者也苟精神有少而不老之元氣則用以防止身體之衰老固必有效矣

男女不冒疾病而入於老境之故固可研究下等動物之衰老狀態藉以推究而知之所患者供此種研究材料之下等動物多屬家畜大抵皆陷於人工之過食及運動不足之狀故下等動物之老多爲患病的若卽因此以推定人類之老亦復如是未免不倫蓋人類眞正之老固決無病的狀態也若今日之老人殆無不冒疾病者故老人者大抵亦皆病人雖謂老人爲一種病之代表亦無不可謂余不信試觀精神上自十歲至廿歲其間大有變遷自廿歲至三十歲其間亦大有變遷惟自三十歲至六十歲其間無大差別設循是以往精神永永活潑卽可永永不老從可知人類長生不老之法首在自持不老之精神也

成人異於童稚往往缺乏求知進取之精神力夫經驗與實行皆足爲智識之資惟在有求之之精神力始可收爲己用有此精神力卽其人之同化力尙在發達之途

宇宙間一切生物機能皆恃有同化力以生長苟同化力減退卽其生物已漸近於死若同化力全然喪失卽全成爲死物雖生亦與死等故吾人苟欲長生必先不絕同化於周圍之變動防止心意之頑固務使精神常富於應變之力而不至失墜焉彼所謂十年如一日者雖自古稱爲美談然以言人之德操則可若以言人心之機能則頑固已甚去死匪遙決非可慶夫人心之作用雖每秒鐘亦必變化宜不絕同化於周圍之變動不可有一息之停矧當近代社會事物變動頻繁苟心力滯弱不能隨時適應變化則亦終於淘汰劣敗而已矣

人類所居之社會亦與心力作用有非常之影響如都人士比田舍翁爲長壽此因其心機不絕同化能自振奮也然輓近新聞雜誌種種出版物雖山陬海澨亦幾普及則田舍翁亦與都會人士同其心機縱欲避囂而不可得矣要之心機者常能使人少又能使人老其關係甚大而所以造此心機者一視周圍情狀之如何爲斷初無一定也

二　與少年同居之利益

希望長生不老者。務使精神常有活潑之元氣。且當使其心機。常與少年相同。能與少年雜處則尤爲至妙不但往來交際互相談說而已並宜同處職務共爲遊戲不問如何年高苟常與少年後輩相周旋則自足引起自己幼年時代之景象使顯現於腦際而自己之精神意氣亦自然化而爲少年矣蓋既被包圍於後進少年之間心機必被其刺戟身體遂從而轉移喬木當春根際叢發幼芽與百草爭長者其生機富也故與幼年後進交際實爲老年人長生不死之靈藥倘或厭棄後進不好與少年接觸。則其人之年齡縱未甚大。體質必已就衰。斯賓塞之敎曰。「人宜常具孩童氣」可謂能道箇中消息者矣人苟能時與後進幼年相接觸則是等幼年男女自能與以種種刺戟使不得不想及幼年時事從而老年人之精神意氣亦必與少年同化元氣自然良好矣英人阿沙牟等所輯之通俗科學全書中嘗載一老婦終身以保育幼兒爲事。及年既八十。按英國定章。已可有養老費自贍矣。然驟見之。尙毫不覺其衰頹。且其受人之託。保育小兒。更爲勤奮。及稍一停輟。便覺關節疼痛。然苟一覩小兒之煩累。卽又霍然。故人苟與小兒接觸。雖爲其父母者義兼教養分屬尊嚴。亦必能引動自己幼年時之樂趣。甚有與子女嬉戲。相將騎竹馬。捉謎藏。乃至爲其他種種可笑之模倣游戲。漠然若無足怪者。凡此皆所謂長生不老之靈藥也古之治天下者。一食三吐哺。一沐三握髮。以待天下士。雖勤勞國政。然亦安知其非樂與青年人相晉接。自來享遐齡者。每喜與後輩交遊。此非紆尊下逮。蓋正借以力自振作其一己之精神也。是故老年人或有讌集。必招引伴侶。樂與年相若之人接近。屏絕少年。以爲意氣不投。卽爲大誤。誠如是。直無異自求速死。爲老人者。正宜亟除此等因仍之積習。果有歡會。正宜多邀少年與之共樂。在外貌觀之。雖若不倫。且似靡錢財於無用之地。然比諸秦皇漢武求神仙不死之藥於蓬瀛。所費爲尤廉矣(秦時徐福至今日本邊陲奧州秋田縣之男鹿兒島)準斯以談。則西洋跳舞會。誠足尙也。西洋跳舞會。不論男女老幼。均可攜手跳舞。絕無弊害。而其結果。能使高年人之心機精神皆一轉而爲少年良爲有百益無一害世有深識遠慮之君子其亦有意於斯會之提倡乎吾國夙以東方老大病夫國自疚社會之暮氣中人已深當此歐風美雨橫溢旁薄而至尙如殭石之不知所受無亦由乎心機之衰老而不化精神之遲鈍而不銳乎倘一旦驟轉心機銳其精神頓呈返老還童之觀則無競惟人萬法惟心區區西洋跳舞會之創始作始甚簡而將畢也鉅豈第於不識不知中使個人心機膨脹足爲個人長生不老之靈藥抑且進而爲國家長生不老之靈藥未可知也。

雖然。就老人一方面論。苟與幼年男女接觸。固可長生不老。第就幼年男女一方面論。則既爲老人吸取活潑之元氣。斯其精神與心機。自不能不陷於早衰。以爲老人長生不死之代價。其最顯著之適例。如老年人役使之童子恆易趨於老成而雛妓一與高年人處卽驟形衰老是也夫與使老人長生不死毋寧使青春妙齡之男女能久於壯健之爲愈是則幼年男女。專與老人交際。同務共遊。不得謂非社會之危道矣。特是有一弊。亦必有救之之法。於此而救濟之。當使幼年男女。自行決擇其合宜可接觸之老人。必求年齡雖高而元氣未衰精神及心意作用尙激昂猛進者。且此。幼年男女亦必多與同輩之男女相交際。更必與年齡較幼之小兒輩相嬉戲。要之。不論男女。自長生不老法觀之。苟多與年長者相接觸。則有害而無益。而與年齡幼於己者相接觸。則有益而無害。此非創論。事實如此也。

世或以與老年人處。可使知識周辨。理當不知世間悲觀。少年實因專與老人交接。遂致成爲憂鬱性人物耳。恆見世人偏見。以爲兒童專與年相若者處。智慧必不進步。道德必不高尙。又或以同輩交遊。易生惡習。因使避去同輩。專與年長者相往來。是則所謂弄巧成拙。直無異速其子之早衰而已。

世間流行之新歲嬉遊。亦與西洋跳舞會同其效益。集老幼男女。於一堂。恣意玩弄大足鼓動幼年之心機。是亦一長生不老之靈藥也。倘以泥於風教問題。廢止新年玩具。則大不可。蓋能使國民常如少年。永保其元氣。使共進於長生不老之途。則其爲益於社會國家誠非淺鮮豈可輕易而忽之乎。

三　宜時時活動心身

既至老年。其筋神經作用。決不能如幼年時之敏活。此事實也。然其精神作用則無論年齡如何演進決不痴鈍蓋人類之精神永久發達決無限制實際並無老之可言且人類之智力亦決不硬化雖至八九十歲可依然仍如幼年時之進行達爾文著進化論。其從弟曰加爾東者。爲英國著名之人類學家。年近九十歲矣。而其精神之矍鑠。猶與少年無異。其友人及門弟子等。咸稱加爾東爲教室中之最年輕人此乃第一著例也蓋其年齡雖高然其智識慾與其樂天的傾向實毫不異於小兒故其鋭敏之判斷力亦仍與年俱進縱使耳聾重聽目眩蒙花而精神力決不聾聵故得頤養至將近九十歲之長壽幾老死矣而猶不失爲學子之眞面目也

人欲蘄至如加爾東之高壽而精神仍不老自亦必如加爾東之勞動不息而後可夫働作者。非必定以得金錢爲祈禱也。乃令其精神肉體活動不已之意也。夫働作

不已之人。其肉體至高年而衰弱。固無可爲諱。然譬之金屬器械。其因働作而衰老者。則如以漸磨滅。其因不働作而衰老者。則如銹蝕。銹蝕者甚速。而磨滅者則歷時可甚久也。是以將肉體之働作與不働作者較。而働作者衰老爲甚遲矣。且也生物體之機關。有其內部之生命焉。初非如金屬器械之偏於磨滅一方也。當其一方面磨滅。而一方面又以生命之作用。必略有一部分能補充之。此卽所謂新陳代謝是也。夫新陳代謝者。所以強人之身體者也。所以使生物體組織中。含有生存競爭者也。適者生存。人類所以有今日之進化。職是故耳。是以能働作者。身體組織之新陳代謝既旺盛。當然能增進其健康。不働作者。身體組織之新陳代謝既遲鈍。當然易趨於衰老。世每有辭退職務後。不三五年間。而卽驟形衰老者。其趨於衰老之速度。實倍甚於從事職務之時。又有年屆高齡。而矍鑠不辭勞苦。夜以繼日。仍從事於職務者。且有既引退後。仍研究古董。或顧復兒童。務使精神肉體。仍働作不已。而能防止衰老者。則働作爲長生不老之靈藥。可斷言也。

雖然。働作非專限於作事也。即求富其智識涵養其性情亦爲働作之一。是可名之曰精神體操。古來大儒。享遐齡者。不遑枚舉。徵之近事。如我國王壬秋先生。年已九十左右而不甚衰頽。則以常從事於學問文學故也。又如伍秩庸。年已近八十。而精神炯炯。常如少年。無他。亦熱心於社會政治等學。不自暇逸故耳。其他如張謇康有爲林紓輩。或從事於學業。或從事於文學。類皆孜孜若不及。絕不自知老之將至。故能挾其軀體躋於大年康強而未有艾。然則不廢學一事。亦一長生不老之靈劑也。人之既老。即無特別目的。但爲長生不老之靈藥計。亦當以續學爲務。世苟有以八十老翁始咿唔學習ABC之外國語者。亦大好事也。

要之。已達老年。而猶依然以少年時事度日。常欣欣爲世間有趣可樂之事。不離青年時代之樂觀的傾向。而恆保持之。則雖老而不衰。彼偏趨於悲觀者。實速人衰老之毒藥也。瑞士之蘇烈希大學教授富萊爾。嘗示人以年老不衰之法。茲臚舉其三事如左。

（一）偏持樂觀主義。無或背離。

（二）勿就往事及已死者。加以考慮。

（三）勿因腦力緊張。停止其活動。

以上三事中。以犯第二條者。爲尤易使老人衰老。實爲阻礙長生不老之大毒物。蓋老人宜淡然忘懷。屏除舊事及生死觀念。而常注目於未來之事。雖就往事及已死者回想。亦非絕對不良。往往有因此得爲其後來作戒者。但決不可戀戀舊事。致引起悲觀耳。

四 重視精神問題

從來研究長生不老之術者。皆沾沾注意於肉體。不注意於精神。如法國黴菌研究所之梅幾尼穀甫氏。自稱已發見百四十五歲之長生不老法。立說雖新。要亦未能脫除此拘虛之見。不知人惟精神能統轄肉體。精神之在人身。實爲最要。既欲求肉體之長生。自不能不求精神之不老。若但據生理的研究。卽謂可使人長生。是不特主義不穩健抑且事有不可行十九世紀醫學之傾向。謂能以肉體主宰精神者也。而精神主宰肉體之事實卒無由否定之故今之醫師。稱男女已達四十歲爲中年。而謂過此以往。欲仍如四十歲以前之活動。至爲難事云云者。此等論列實大足沮喪人之元氣既有害於肉體之長生並以消殺精神之康健可謂毫無實益苟謬然信從醫師此等言說則自中年以後早懷一退讓不前之觀念其精神萎縮自無待言結果不但使其人早死并足令社會之心機亦日即於萎縮而不振則何若耽於空想突前猛進而不已者轉能得長生不老之益耶夫此區區四十年中。曾何足道必至七八十歲之高齡猶常懷年少之雄心振奮直前始足勝耄老之魔而得長生不死之靈劑耳夫所謂安逸暇豫云者。不過使人早衰而已。欲不早衰自必使腦與精神活潑働作而不已以便常受新鮮之刺激促其健在近世人所以較往昔爲壽長者其一種原因即由於生存競爭之激烈縱年壽已高仍不能如昔人之安逸暇豫必依然續行少年時之活動而不已夫如是則其腦與精神自然永永承受新鮮之刺戟而克亨還齡宜矣。蓋此種刺戟即所謂元氣之要素。能使人精神永遠健康。據英國醫博士凱司君之言。吾人既達四十歲後之中年期。其機械動作必要之關節及筋肉雖稍示頹弱。而腦之働作及精神作用則更爲圓轉活動。其抵抗力自制力自意力等正方進於發達之途。苟能決志乘此時以圓熟其腦與精神不失機會。則人縱不能不死。亦必能多延歲月。達於長生之一境。大抵世間男女。既越四十歲以後。往往誤於過度之姑息。或以注意飲食物之結果。而陷於營養過度。或以注意衣服之結果。致減其皮膚之抵抗力。或以防止過勞之結果。馴致成爲惰性。凡此皆適以召致早衰速死者也。

然人之老境。固勢所必至。其在肉體上。必有大變化一次。西洋古時。相傳此種大變動在六十三歲之際。日本稱此老境之至。曰還曆。時在六十一歲。中國亦有花甲之稱。總之。女子較男子。在統計上。雖較爲壽長。而此老境之侵尋。則較男子爲速。其入於老境之徵候。最初乃顯之生殖機能。日本所謂還曆者。取其失去生殖機能。還於嬰兒之意也。凡男女失其生殖機能。而入於老境。則任負何等少年氣象之人。其精神力必漸次薄弱。而神經系之機能。亦必漸異。其有遺傳病者。至是偶一不愼。卽立呈險象。又其體力亦決不能如還曆前之充分發揚。所以不論元氣如何旺盛。心機如何少壯。一至是時。萬不能更責體力以重負。夫人之下坂也。急走則易疲。緩行則不易疲。還曆後之生活。正與下坂相同。決不可率性直下。一事之至。吾前宜熟考其機。見機而行。悠悠坦坦。不躁不迫。從容中道。斯可矣。若妄求速成。浪費元氣。或久思一事。鍥而不舍。是無異用舊蒸氣鍋。暴熾石炭。充塡蒸汽。使不至破裂不已也。體力已減退而更速其衰。終於耗竭早死而已矣。是故還曆以後。務視體力以行事。愼勿使腦及精神爲逾分之動作。此男女既老後最宜注意者也。

五　週甲後之注意

人惟宜以少年氣象度四十歲後之時日。故四十歲後之用心。不宜過急。亦不可過深。蓋過急過深。卽精神上之朝氣易失。無由強效少年也。若既至六十歲時。則更不能不稍改向時之生活方法此與既至春機發動期不能不一變其幼時之生活同一理也強十五六歲之少年任四十前後壯年之事非特理之所不可抑亦勢之所不能其有害夫健康直無異於戕殺則以過甲後之人任四十左右壯年之事其爲有害自更無待贅言抑過甲後男子過勞爲害更烈於女子女子生殖機能早息留於體中之活力尚多男子則反是要之六十歲以後男女皆不可過於勞苦宜爲輕微簡易之事又是時消化器之工作漸弱不可過於使之用力故飲食物類宜取柔軟宜取滋養多而分量少者決不可如壯年時之多食也其飲食物中之有刺戟性者能引起體內各機關之激動性使過於疲勞故既過甲後務當攝取無刺戟性之飲食物如煙酒之類是時若不力戒必致身體早衰又肉質之含有淡氣成分者是時若不少食亦足使體內機關過於負重致受損傷其患骨節疼痛及瘋痺之遺傳病者是時更宜忌食鳥獸等肉大抵過甲後之老人不論男女皆宜食果物野蔬穀類及魚類是類食物皆足使體內之攝取營養各工作省易而不艱困雖機能孱弱

亦易承受而不竭蹶洵老年至當之食物也抑既週甲後精神能力亦不能不略與肉體同衰此與糊窗之紙舊而易破同一理由故是時理性亦漸生缺陷若更欲費心爲壯年時不能爲之事必致發生狂疾甚且有自殺之險是以稍有狂疾之遺傳者必當遷其居所領略異地之風光或爲適興之雅遊賞心行樂務以轉移其習性決不可更戚戚焉焦神勞思有所不釋然也

吾人一過週甲之年即宜自知體力不如少壯時之旺盛。不可爲急激之消費。祇可緩緩從事老來一切苟能行之以紓遲自無速死之禍且苟留意擇體力能勝者任之不獨決不早衰且可轉形健康歷久生存因是時血氣已定無復少壯時斲喪生機之險情慾既衰而克己心與判斷力能強制不返不復爲浮囂之情所蔽也

第二篇　肉體的不老法

要之求長生不老之第一事。在能使精神永久強健。假令不求精神之強健惟拘拘於肉體之生存固無論決不能長生即倖而長生亦決無生人之樂趣也

一　心靈肉體之密切關係

人苟祇求精神之完足。自餘卽無須注意。是長生不老法。固將人人得而能之。無待研究矣。顧不幸吾人於精神以外。尚有所謂肉體者在。夫精神者主也。肉體者從也。精神發號而肉體從令。固無可致疑。然肉體變動而精神亦受其影響者。爲象亦甚顯也。苟肉體早衰。卽精神亦不得不隨之而薄弱。是其關係。大可喻之政府與國家。宰制國家存亡強弱最有力之物。莫逾於政府。無政府國家固不能存在。然無國家則政府亦無所附麗也。是故苟有意於長生不老者。雖當偏重精神。同時更不可不兼求之身體。

長生不老之意義。在使人常常健在。而所以使人健在之最要物。厥惟空氣、日光、與水、三物。此世人皆所共知。無或反對者也。然舍此三物以外。當更必有要者。此其解答。各隨學者之意見而不同。實一大費研究之問題也。

或謂人類健康。不僅肉體。自偏重精神一方面者言之。則精神固確較空氣日光與水三者爲重。至於食物及運動。則學者意見。亦頗多端。有主張身體不能不運動。以發達筋肉者。亦有反駁是說。以爲轉足擾害腦之敏活機能者。更有持菜食論肉食論。各執一義。莫衷一是者。紛紜持議。殆皆莫可偏廢。

然古來維持健康之最要者。莫如克己。克己卽勉強主敬之謂。傳所稱莊敬日強者也。此其爲說。初非如今日大多數人誤解之禁慾遏情之意。其眞正要義。全在欲助精神活動。卽不能不使肉體活動。惟精神因肉體而活動。逐次進行。遂能躋於長生不老之域。自學術上觀之。苟欲健康。此說自不可易。且亦確有明證。蓋肉體決非精神之寇讎。精神亦決非肉體之寇讎。精神與肉體二者。必互相維繫。始可不敝。苟有一方衰弱。卽又一方亦必衰弱。無可疑也。

神經系每二十四時間。必睡眠八時。此在勞動精神者。必以爲耗去無益之時間。又求肉體健全。則講求清潔。如翦爪、修髮、剃鬚、沐浴等事。皆不可少。然在專意勞神者。亦必以此爲徒費時間。甚覺有此軀體。轉爲精神之累。凡此種種。皆爲大謬。夫肉體供養精神無殊精神之忠良婢僕於此而優遇之固人道也且也睡眠以回復疲勞翦爪修髮剃鬚沐浴諸事亦所以維持健康爽朗精神是故形體之修飭亦爲精神上遠於禽獸之一端使蓬首垢面起居無節精神上亦且大受其害奚足以獨強也哉

今世之人類皆只求肉體之健全以爲肉體無恙卽可長生於是或專意於藥物或研精夫食品不知此大謬也夫筋肉堅結矣節腱強固矣假其筋肉節腱皆無所用則亦何庸堅結而強固之乎夫所以堅結而強固之者必有其用必以能從心所欲爲貴也要之爲肉體求長生卽所以爲精神求長生爲肉體求強健卽所以爲精神求強健如患精神病者苟能使其筋肉肥大骨骼之脂肪增多消化之作用良好則卽能漸次恢復其精神是健全肉體卽所以健全精神之明證也是知心靈與肉體之健全常並行不悖成爲正比例初非可離而二之也

二　萬事愼毋過度

圖肉體之健全而獲長生。第一宜重節制。節制者。克己中之要事也。其義非如常人謬見。謂可屛除食慾及其他肉體之要求也。不過飲食等事。不使過度。能令適如其分而已。凡今之人。不問男女。俱以多食爲美。富者固無論矣。卽至貧者。飲食之物。宜不能充裕。然亦逾於其分。概較維持肉體健全之所必需者爲多。相師成風。至今莫革。多飲多食。幾人人以爲大益。不知飲食過多。卽肉體機能充塞。養料而不運化。前者未去。後者又來。於是機能以過度工作而衰敗。非特影響於肉體也。並使精神亦不健。全人體精神。過度爲肉體之營衞所困。不能自行舒展。如醉飽之夫。恆昏昏欲睡。卽其例也。是故膏粱酣豢之子。往往肉體未衰。而精神已退。馴致忽焉死亡。不可救藥。甚矣。多飲多食之爲害烈也。

精神作用之主要物。爲腦髓。欲健全精神。防精神之早老早死。藉以阻止肉體之衰老者。則必先健全其腦髓。於腦髓所以不老之故。痛下工夫。人達八十歲以上。不論男女。其腦髓縱極健全。固與四十歲左右之人。異其組織矣。然較中年腦髓之早衰者或尙爲強壯亦所恆有此其腦髓強壯之故實由不受飲食物之害及藥劑之毒而得之。縱令兩足已不自由。皮膚生皺。眼球之水晶體圍繞矇氣。內耳鎖骨之運動。不甚機敏。然苟有純潔之血液常循環於腦髓之血管中。而血管壁不硬化。則其人之精神固依然仍爲少年。不可謂老。故減少食物屏絕藥餌運動精神常以不老爲念。實爲老年攝生之第一要事也

世有沈溺於嗜好。一往不返。以送其大好之光陰者。或因健全腦髓。停止其肉體之運動。或以慮使肉體過勞。腦髓或恣口腹之欲。過勞其精神。或妄逞一時之肉慾。致過勞其脊髓之生殖中樞。是均足以促腦髓之速敗。決不能享長生之幸福也。抑精神作用之機不僅一腦髓而已。凡體內之種種部分遍有灌輸。是以凡腦髓以下之神經系均當注意不可毀傷。卽至體內任何一質點亦不可忽視。人往往有因極細微之創傷。致使精神不寧者。所謂一髮牽而全身動。不可不愼也

人類身軀之短長大小肥瘠。尙足影響於精神。況肉體之健全與否。尤屬密切。其關

保於精神。寧不甚大。而肉體之最有影響於精神者。厥惟腦髓。則其如何保衛以使强健。自爲講求長生者所亟宜注意也。

三　務令腦髓不衰

大概言之。人之消化力盛者。其腦髓必强。以精神作用。必賴體力養成之也。故體力强者。精神亦必强健。惟所宜辨者。飲食雖多。必非卽爲消化旺盛。因多食而吸收於血脈內之營養分少。卽消化力反爲衰弱。反是而少食食物。苟其中含有之營養分能悉被吸收於血脈內。卽其人之消化力仍爲旺盛。且腦髓健全與否。宜視血液性質之如何爲斷。苟所供給之血液不純潔。卽腦髓決不能强健。苟所供給之血液純潔。卽體內之分泌機關。必皆無缺陷。而腦髓自然日强。分泌機關者。卽主要之內臟。如胃、腸、肺、心臟、腎臟等是也。若此諸機關不健全。卽決無純潔之血液。可以供給腦髓。而腦髓之機能。亦自然日趨遲緩。早衰早老。勢所必至。故世間男女。苟欲腦髓常如少年。必當注意於飲食物及空氣等。講求內臟健全之法。至如何注意之法。則俟

第三篇以下詳述之。

既達成人之期。無論如何注意於飲食物及軀體之運動。苟欲因是而變更腦髓之組織。不但一細胞不能增加。卽各細胞間之組織關係。亦一毫不能變動。所謂增加腦髓細胞。及變更其組織之關係者。不過春機發動以前之未成丁男女可行之耳。及既成人以後。所能自主者。僅可維持細胞與其組織。外此更無功效。可見。惟輓近來。於腦髓細胞可稱發明者。卽腦髓細胞組織中雖成人亦必有發育未全之部分與在胎內無異者。且此類未發育之細胞爲數甚多。據一般學者所考求。此等未熟之細胞亦必有法以發達其機能。令與他種熟細胞相等。至其當用如何方法。雖迄今尚未明瞭。然既有此種理由。卽一細胞不能增加。祇將機能未發揮之細胞設法使之發達。卽其功效亦必與增加細胞無異。長生不老之道。必能緣是以得進步也。除腦髓以外。體內機關。卽更無發育不完之處。所有細胞。一至適宜時期。卽概皆發育至同一程度。惟腦髓細胞。組織複雜。無論任何年高。均有未發達者。含於其中。故苟能設法令此未熟細胞隨年齡之增加而發育卽無異增加新細胞於腦髓中與年俱盛使永永長生也且在實際上肉體雖衰而腦髓強健卽精神亦必強健彼年雖衰老而精神發達毫不停止依然與年俱進是其故實由腦髓中未熟細胞仍以漸完全發育故前云精神不老卽人可不老者其理實在於茲是故老年人之精神強健原因於未熟細胞之發育而此未熟腦細胞之發育實卽原因於有堅固之精神兩者循環互發自爲起伏然則老年而欲維持壽命不可不注意於精神之強健無疑也

四　避過度之勞作

人至老年。腦細胞旣一枚不能增加。而業已衰廢之細胞。亦決不能使之蘇醒。不獨腦髓然也。卽體內其他部分苟細胞一經衰廢卽代之以纖維組織而營心意作用之本能遂付闕如故欲使腦髓永遠健全長生不老必當留意使腦細胞無一衰廢者而後可且腦細胞更大異於他細胞若其中有一部分將衰廢卽全部分亦必牽引而同歸於衰廢此因健全部分無從與衰廢之部分分離別自講求自衛之法故也然則吾人欲求長壽安可不盡力以防其腦髓細胞之衰廢乎欲令腦細胞不衰廢則最關緊要者卽爲血液然血液之造作灌輸不僅在肉體之一部分實遍全體而與有力焉故欲使腦髓强健必先使全體强健人身無論何處皆自有禦害之本能者實全賴血液之作用也彼偶受酒精或他毒物之害致細胞失其機能者卽自然有後來之血液能從速設法驅除細胞中之毒使復其本能是故受酒精或藥物之毒者祇須不再攝取其毒物卽細胞之健全可依然如舊世之染有鴉片或煙酒等癮者於此宜知戒除之法矣

曾子曰士不可以不弘毅任重而道遠人生斯世亦猶任重而行遠道也不過此之遠道非坦途而實山坡棧道方其登也稍一彳亍卽受重負之壓力有顚踣退縮之虞人之健康亦如之少有疏失卽致忽焉衰老又登山者費時久而用力艱及其下也反是僅需登時日力之半卽可自極峯而達於山麓人體亦復如是人體之以漸

發育而達於完全之域必經極長歲月及其衰也則費時甚少不復如成長時之遲緩矣雖然登山下降者能緩步徐行領略中途風景或一望千里烟霞橫空或泉石迎人留連賞玩將見跬步溯回無異來時之路而歷時亦甚長也是以人於肉體機能苟能克己自制則雖衰老暗侵而緩緩變遷自亦能與發育之濡遲相等世有中年以後之人過望生存情殷壽耇於是服用藥劑攝取滋養以爲可益體強身不知是實愚之甚也縱或肉體因以暫強然一方不能守克己節制之德或過食或攝取刺戟性強烈之食物實毫不能加長其生命轉以促之衰也

世又有無識之人一聞諸種養生之法有益於身於是兼營並進盲意妄從悉力而實行之不知人體組織各有不同殆如其面其能有效於甲者未必即能有效於乙不特無效也或且轉以發生危險使陷於衰老促其死亡總之養生之法必當就各個人之體質參酌定之非可拘泥執一死守不變惟於飲食之不可過度消化器之不可過勞毋或使不潔之血液輸於腦髓則盡人宜勉可以通行講求肉體之長生

者要以斯爲最要事耳。

第三篇　食養的不老法

一　不可思議之生命質

欲維持肉體之強健。不能不攝取含有淡氣之食物。此說世人殆無異議。惟吾人一日間應攝取之分量若何。則學者多有歧論。或主分量宜多。或主分量宜少。當前世紀之中葉。持多量者。最占勢力。此派學說。多爲奧都維也納之生理家及醫師所主張。世稱爲維也納派者是也。洎乎輓近。則有美國學者鄒顛敦敎授。固守少量之說。以爲苟欲長生不老。必當少攝取含淡氣物。而英國有力學子。則又反對是說。以爲苟或少食。直無異自促其生。於是發生二問題。卽含淡氣食物。果以多攝取爲宜乎。抑以少攝取爲宜乎。二法究以何者爲可長生。此則至今猶莫知所從者矣。然自來專視淡氣含量之多寡。以決食物滋養之價值。則又大誤。今之學者。咸以此法爲未必眞確。如主張菜食論者。則以豌豆蠶豆等豆類爲主要食品。以其成分中多含淡氣物之蛋白質故也。不知食物之滋養價值。既不能專據淡氣含量之多寡而定。卽不能以豆類之多含蛋白質。遂斷然以菜食爲適於長生也。物類之中往往同含淡氣。而其生成之法則萬有不齊。有雖少食而實際之營養量已極多者。有雖多食而實際之營養量反少者。野菜之中。其含淡量或有較肉類爲更多者。顧肉類中之含淡物。其性質（卽生成狀態）恆較菜類爲更宜於人體之組織。則肉食之入體。必較菜類之同化作用爲速。而其滋養之供給。亦必較爲完全。是知依據分析試驗。查定食物之含淡分量。又準其分量之多寡。以定滋養之價值者。實至愚極拙者也。吾人縱食多量之營養分。若不吸收於血脈內。則亦毫無滋養價值。因人類之生活。決非僅恃嚥下之食物。實更賴有消化之能力。將營養分吸取於血內而運用之也。

人體吸收食物至血脈內。有特別機能豫備之。此種機能。謂之消化作用。而消化作用最要之物質。厥惟消化液。消化液之於食物。究有何等作用。此在化學試驗室之試驗管內。終不能得完全之試驗。卽據人類以外之他動物試驗之。亦決不能確知其詳。而最近數年間更發見維持健康支持生命必要之某物。惟據化學分析。尚未能十分明確。特食物中必含有是物。人體始得賴以健康焉。然則人之不能專賴化學的營養物以維持健康。章章明矣。至於長生不老。更不能專恃蛋白質。不待言也。彼航海水手。專食含有淡氣及含水炭素、脂肪、鹽水等物。以爲富於營養成分大可補益疲乏之身體。然苟久於航海。不雜食他物。則往往成壞血症。此因所食之物。實無不可思議之某物在也。然則吾人生命關係之最深者。惟此不可思議之某物矣。假使不含此物。雖多食之。亦終不能維持人命。且必致令人早衰早老而後已。但用消毒牛乳養育嬰兒。往往易罹壞血病。然既病之後。苟騐與以他種食餌混以新橘及檸檬之汁。則不知不覺間病狀亦自退去。夫未經消毒之生牛乳中。並無何等橘與檸檬汁之某成分。且消毒牛乳與生牛乳之差。自化學分析上批評之。所爭者亦不過水分之相殊耳。顧但以消毒牛乳飼育嬰兒。而卽易罹壞血病者。無他。殆正以消毒之故致生乳中含有支持生命不可思議之某物亦隨以消失故也及給與食餌加以橘汁檸檬汁卽恢復健康者亦實因此汁中正含有支持生命不可思議之某物故也

又脚氣病之源亦久成疑問雖據顯微鏡試驗亦不能求得其致病之物世界醫師學者亦彷徨不知所出訖夫最近始知病原實因久食去糠之精白米故由是觀之糠中或含有關係生命之某物乎然近今市間售賣之糠精果能亦如粗米於健康上生效與否仍爲一疑問檸檬汁可治壞血病一旦煉爲檸檬精卽無此効恐糠精亦與此類耳

然則吾人肉體營養之最要者並不盡在含淡氣物、脂肪質、含水炭素等實在各種食物中含有不可思議難於命名之某物苟能攝取此物卽爲食品滋養之不老法至某物之究爲何類或者其卽一種醱酵素歟

二　混食各物之適宜

因某種食物富於營養。遂專食某物。此見實爲大謬。方今理化學之進步。尙極幼稚。而有關生命不可思議之某物。亦至今尙未明其底蘊。故居今日而專食富於營養之一定食物。大爲危險。惟適宜混食。庶種種雜多之食物中。必含有生命所繫不可思議之某物。不致以偏徇而遺漏。彼一知半解之見。僅據今日淺薄之理化知識爲基礎。沾沾攝取一定食物。以爲遂可長生。不知在化學分析表上。縱或營養量多。然其間或不含生命所關之某物。亦必陷於早衰早老而不可救藥。惟兼食多種食物。時常轉換。則非此卽彼。其間必含有生命所關之某物無疑矣。是故食養的不老法。第一在兼食多種食物。與其專食化學的營養豐富之物。毋寧適宜混食多種食物之爲得。近世歐洲患肺結核者漸次衰減。考其故。實因海陸交通。今已甚便。而食品之種類亦遂大爲增加。混食旣多。補其所闕。遂收是效。此近今學者所大爲昌言者也。

自人體之構造及組織上考查之。亦有種種明徵。適於混食。如人之齒牙。適於咀嚼。

各種雜物又人體之各消化管分泌種種不同之醱酵素似爲消化種種異類食物之用又人之食慾亦喜食新異之物如兒童及獄中囚人苟逐日與以相同之食物久之必且厭棄一旦與以新異之物輒食慾大增故食慾健全者必希望混食此人人所自驗之者也由此觀之混食實最良之食養法欲求長生不老者首宜注力於此且與其根據化學分析表專食以取厭致傷食慾毋寧以食慾爲食養法之指南針擇心所欲食之物適宜食之俾食慾能常健也

夫然而嬰兒本有混食之天然物而乃專給以人工的食餌實違背自然之尤者矣嬰兒食慾機關不發達於是天然有貌似純一之母乳以哺之實則乳汁之中已將各雜質融化適宜故能與混食諸物同一効果苟蔑視此天然供給之食物轉而以人工食餌哺養嬰兒是直不智之甚矣

食慾者所以使人知選擇適宜之食物乃食事最可信賴之指南車也顧人類有矯揉之性非如禽獸蟲魚之專以順天爲事其自然發生之食慾每經種種變化而能

逆其性眞或養生最要者而嫌忌之或危害生命者而嗜好之惟彼下等動物之禽獸蟲魚無此後天的嗜好故能如其食慾之所求而飲之食之以自全其生命設人類亦一意如其食慾之所求以飲以食則或者因其後天有違反自然之惡習致所食之物轉以戕賊健康而招衰老未可知也是故苟以食慾定食物之方針必當審愼於後天之不自然者不可輕於縱肆彼酒類菸草乃至芥子辛辣之屬當始入口時卽生一種嫌惡之意是卽先天不宜強納之食物也其亟思食之而入口則覺甚適者是卽先天可納之食物也故吾人須知初入口而卽嫌惡之物後雖矯而嗜之必於健康有害尤宜斷然屏絕之不可妄食

同是食物。有幼時嗜之。及成人則厭棄之者。如砂糖等甘物。卽其一例。人當幼年。鮮有不嗜糖類食物者。及成人以後。往往嫌之。此其理由。或謂幼年體溫。必需糖類之物激起而成人則無須此故亦不甚嗜之。然成人或因後天的嗜好。已移於煙酒等物。致糖類不甚欲食者。亦自不少。故亦不能一概而論。是知入口時卽覺嫌惡者未必即爲體內不適宜之物其因食慾之指導即斷然決所食之物爲適當以爲意之所欲即體之所宜遂絕對信賴之要亦不得謂絕無危險矣要之就大體而言。無食慾即無飲食有食慾斯有飲食食慾不欲食之物即不宜攝取食慾所欲食之物即當適宜攝取之此食養不老法之準繩也

三　宜遵從食慾之指導

因天暑而患熱病。或罹感冒。則雖平素健啖之人。至是亦將毫無食慾。不進食物。夫因病不食。病爲之阻也。至因暑熱不食。則往往莫明其故。或誤以爲胃力衰減。欲強行激起。於是或戒中饋。或叱廚夫。令更改烹調之法。冀以勉強進食。不知夏天暑熱之際人體溫度足以保持自無須如天寒時多納食物以激起體溫既不須多納食物以激起體溫斯食慾自然減退此生理上自然相因而至並非有他故也然則食慾當夏季自然減退之際若不節減食物必強欲與天寒時同其食量是反使身體受過食之害而心臟血管變硬必速亦未必非早衰早老之一因矣今世中年男子

縱口腹之慾雖當夏日體中無須多進食物而貪食之心理依然未去遂致妄謀進食以害其身此則余之所恒見者矣

不但夏期人當患病而發熱時食慾亦必減退不思多食顧世人患病往往有以爲病而少食將致體力益衰病勢愈劇因而勉強多進食物冀求速愈不知此亦大爲謬誤當發熱之時食慾所以減退者實因體內血液正與發熱之病源搏戰方注其全力於征伐之一方面於是血液機能之大部分不暇他顧而消化機關一方面遂自然不能如平素之活動胃內之鹽酸亦自然不能照常分泌矣今設蔑視此發熱之病情依然強進食物與身體健康時無異則勢必不能消化而病情之增加有斷然矣

準以上二例可知食慾減退直明明警告其人以多進食物之有害是時宜順其自然務求少食不宜強進以不欲之飲食也欲免早衰早老者此事亦其一端不可不愼

世有偶覺疲勞。輒以爲未能多進稱意之食物故。於是妄加考慮。以爲日常所納之食物。或營養不充分。遂致體內無力支持。不知其實決不然也。假令果因營養不充分致促起乏力者則其時必覺食慾激進陡起飢餓如不飢餓卽非由於營養不足然則乏力之故或者由於過勞歟否則或正由於多食致體內機能不暢或更因其他事情致體內受毒歟要之因過勞而乏力祗須稍事休息元氣卽可恢復若不此之務而更誤進多食實爲大謬大抵過勞而覺乏力必因心身操作過久體中產生廢物不能排泄體外鬱積而覺不適遂致體力不舒故疲勞者卽與其人以一種之警告若曰此後不可更行操作宜稍事休息以排除體內鬱積之廢物也且當過勞之際消化機關亦大以更營工作增加疲勞爲慮故其時食慾亦自然減退若蔑視此微妙之作用不審食慾減退之原因卽出於疲勞猶以爲少食所致因而照常強進食物是直所謂以水濟水以火濟火者矣縱令食可得而下嚥然決不能消化夫既覺疲勞食慾不進正宜休息以徐待食慾之恢復不然消化機能方在緩慢而更

課之重大之責任適以促其早衰而已

又如感情失其和平或過於悲痛或過於恐怖又或歡喜達於極度當此之時皆不可多進飲食何則斯時之血液正專用於感情動搖方面消化液之分泌因以減少若多進食物卽不易消化既不消化卽無當於身體之營養且經受劇烈之恐怖後不問男女口中必覺乾燥此卽唾液停止分泌之證唾液爲消化液之一種準是以推則其他之消化液亦必停止故當感情動搖之際分泌力弱無難明曉使強進食物是亦無異於疲勞之後更責胃臟以工作致害上加害也然則用食養法以求長生不老者當大喜大悲大恐之際感情激烈動搖不可妄進飲食明矣

新婚之宴筵新嫁娘之款待世往往用山珍海錯侑之進食助其歡心而新人每不肯下箸見者或以爲由於羞怯之故不知是亦大誤女子當結婚之際感情動搖劇於男子是時血液之機能爲其所奪而消化液之分泌遂以停止因之食慾減殺幾等於絕無縱有何等美食亦不能下咽故當婚嫁宴會之際強勸新娘進食必致促

起嘔吐轉害其健康或且成其他之疾病也。

四 宜注意食慾之差異

食慾因人而異決不能懸一格而概強盡人以所同故依食慾指導而進不同之食物。正所以令人健全長生不老。必定一當進之食物。限制其分量。考定其性質。以爲舍是將不合於衞生。是直轉以害其生矣。夫食慾因各人之體質而不同更因化學的生成而大有差異要皆由於歷來遺傳之各別故嗜好各有所偏也身體之組織及化學的生成既皆有差異卽其體內所需之營養亦當然不同故有在甲爲滋養而在乙則爲毒物在丙爲損害而在丁則又爲補益者是以無論何等化學家無論何等生理家衞生家苟欲本其所見及定爲一定之食物限其性質種類分量而強盡人皆據之以爲食不特無益且至爲危險矣。

人之食慾。雖由體質上先天遺傳之不同。遂致嗜好各別。然後天馴致之習癖亦足令食慾以漸改變此其爲事。雖在不知不識之間。然亦萬不可忽視。人之少時。飲食一切。多爲親屬所干涉。積漸矯揉。遂令天賦食慾。爲之改變。而食慾乃成人爲的習癖。如交通僻阻之鄉。常食不新鮮之魚類。一旦進以極新鮮之魚。轉或厭惡其生腥。對之作嘔。故欲食慾不成後天的惡習。而令所食物之性質、種類、分量。依正當之指導而行。則小兒自有小兒之食慾。宜依其所欲食者食之。不可過於干涉。夫小兒所欲。飲食之物。亦只如其所欲得之分量性質而止。萬無害及健康之慮。惟一旦既染食慾不自然之惡習。則其排除之也。不但極爲困難。且往往害其健康。譬諸畜豚。日飼以多含蛋白質之物。則其消化器分泌之消化液。必專適於蛋白質之消化。若日飼以多含澱粉質之物。則其分泌之消化液。亦必專適於澱粉質之消化。是以豚之久食蛋白質物者。如驟飼以澱粉質物。或久食澱粉質物者。驟飼以蛋白質物。則其體內分泌之消化液。不適於消化所食之物。必致害其健康。故人之食慾。既成固定之習癖。而急於改變。則其爲害於身體。亦必不淺。故人之食慾。須自幼卽令自然發達。所親不宜過於干涉。蓋食慾自足爲其指導。所有飲食物之性質、種類、分量等。誠一準其慾以決定實亦爲長生不老之一因設本成人之見強小兒進所不欲食之物是直促其成後天之惡習愛之適以害之矣英國科學的哲學家斯賓塞氏在半世紀前著教育論內有詳論及此之處其說頗具卓見其言曰凡飼養下等動物所給之食餌均以能合其天賦之食慾爲宜又與食物於病人亦概當視其食慾以爲標準然則養育小兒亦如其食慾之所需飲之食之寧非最正當而極自然者乎由此言之世間爲親長者或誤以小兒任意飲食必致過食受害致成疾病於是對於小兒飲食遂爲種種干涉或更有一種迷信先入爲主以爲限制飲食能增進健康於是限制小兒飲食使不能適如其分不知夫小兒食甘物而甘之食果物而美之其所以好之而多食之者必其體內營養之需乎此也故當小兒時親長不干涉其食物如其所欲而食之不強定食物之種類性質分量與其食之之時間等則其食慾可始終正當不致漸成惡習迨生成長大以後仍一如其所欲以爲食則必極適於自然之法自能永久強健而不老矣

五　飲食宜緩慢

食養不老法必要之問題。於飲食物之何宜。固當注重。而於如何以行飲食之法。亦萬不可忽。人之進食也。當在食慾奮起之時。思食某物。卽取某物進之。否則轉受其害。此理既如前所述矣。顧尤有要者。卽當飲食時宜熱心愉快以迎之。是也。無熱心愉快之情以治事。則事必不成。無熱心愉快之情以飲食。則飲食必無效。兩者理實一致。蓋飲食而熱心愉快。則被其心理上之影響。而體內消化腺。必能增加消化液之分泌。由是所食之物。自無不能消化之憂。而營養力亦增大矣。是故飲食之時。苟多人羣聚。談笑滿座。則食量必增。進食自易。此無他。亦以談笑之間。呈一種愉快不可言喻之心情。不覺飲之食之。消化液之分泌。自然旺盛。食慾遂自然亢進也。反是而孤孑獨炊。塊然處蕭條四壁之中。無他人與共飲食。則食事必不進。雖強爲飲食亦毫不愉快。快快進食。所食不多。且甚匆迫。此因消化腺之消化液。受心情之結果分泌甚少故也。夫營獨居生活之孤苦人。既不能不食。而食時心情不暢。又爲有害則不能不參用鼓舞之法此鼓舞之法雖爲似是而非之衛生家所反對然在獨居者甚爲有益其法維何卽當食時或讀書或閱報紙徐徐以進食是也能如是則雖獨食亦可稍慰岑寂畧增快感飲食自不覺其苦且因而促進消化液之分泌而飲食之効果自然以舉矣惟是塊然獨處斗室之中飲食無論如何鼓舞必畧有幾分機械之嫌卽飲食所需之時亦必甚爲短促不能徐緩須知食物必當多費時間充分咀嚼而後方可下嚥否則有傷胃力也

食物充分咀嚼固爲至要然或有意爲之若曰是得無咀嚼不足歟如此執著爲之則雖咀嚼極多而飲食之間心分於念慮卽毫不覺其愉快旣不愉快卽終不能有增進健康之益更或呆作計算每一食物入口必使遍觸各齒以爲齒牙三十二枚嚼嚙亦須三十二次方爲適當之數然如此一面計算一面食物亦決不能愉快從而消化液之分泌亦不能促進而極意咀嚼之食物亦遂終於不能消化故必自少年時卽徐緩食物養成習癖及長而無意識中自然能充分咀嚼縱不計其嚼嚙之

次數亦自然能於談笑之間緩緩適如其數而後嚥下夫如是則齒牙之衞生又不可不講求之矣

胃腸無齒其壁爲筋肉所構成本自然之運動以消化食物其構造不甚強故乏劘碎食物之能力若不充分咀嚼則嚥下之食物胃腸不能不營劘碎之作用於是工作過於劇烈而胃腸之衰廢速矣胃腸之衰廢既速斯軀體不能不陷於早老早死矣但年老之人於此有當警戒者卽義齒之問題是也

世人既至老年齒牙脫落則以義齒代之用義齒嚼物使與天然齒爲同一之作用而食物仍一如壯年時代此當今風行之習尙也然是法於長生不老之術實爲有害蓋人既達高年齒牙竟至脫落實已顯見其體質之弱不能不食柔軟不費咀嚼之物以減少其胃力之工作此出於自然之妙用正所以屛除老年體質不適宜之食物也乃在自然之妙用上齒牙則既脫落矣而更以人工之義齒補之強使營充分之咀嚼作用進壯年時之食量則必有不合體質之物阻滯其間而消化器工作

過勞必致大受其害寧非適以促其衰歟世有既達高年而齒牙尚極完全者此必其體質尚強雖畧遜於壯年尚無妨食多咀嚼之物若業已自然脫落而復代以義齒勉強多進堅硬之食物則其有害於老人之健康明矣

又口腔有唾液之分泌此唾液亦有消化力其生成中實含有消化澱粉之醱酵素故混和食物之際必混入唾液以便消化然食物中水分過多者即有害於唾液之混和故噉飯之前不可多飲液汁須待飯畢後畧飲之而過於傷溼之爛飯亦大害唾液之飽和故煮飯寧當稍偏乾硬庶於衛生上有益也

第四篇　少食不老法

一　過食與醫藥之害

速食物既進喉腔而下嚥即不當更有疑忌之念存於胸中蓋業已嚥下而復憂其能否完全消化勢必令血液分於念慮阻礙其消化器之機能而營養之功效失矣此事雖屬細微然講求食養長生法者不可不留意也

野生之禽獸蟲魚。各就己體營養之所宜。擇種種必要之食物。適量食之。不過多。亦不過少。而因以克全其天壽焉。人類智識既高。視己之生命過重。偏於謹慎主義。文明愈進步。拘執亦愈甚。於食養上。恆費無數之注意。而轉致短縮生命。往往不能終全其天壽。此今世之通弊也。夫藉人爲之設計。以補天工之不足。固未可一概厚非。而人爲過甚。亦往往瀆冒天工。今世食養惡習之尤彰彰者。則飲食之過度是也。世鮮有因食養不充足致損其天壽者。考天壽不克終全之原因。大抵十中之九。皆由於飲食之過度耳。

過於保重。致飲食失之太多。足以使人短命。故近世歐洲社會。有大聲疾呼。急急以簡食養生爲務者。其人爲誰。卽歿於數年前。一年壽極高。略近百歲之醫師是也。醫師由博士出身。名凱司。英國倫敦人。其所主張。有「勸行簡易生活法」一書。是書自西紀一千八百九十五年以來。卽已流傳甚廣。蓋該博士自西紀一千八百六十年後。依據種種實驗。及日常目擊之事。始知病人苟多換藥餌。實反以增加其病勢與其使服效力不甚明瞭之藥劑毋寧使由體內各機關之自然能力攻治病患而恢復之此法只須休息使患者吸取水及新鮮之空氣並不必與以其他之一切食餌久之而消耗之神經力自然得以補足而體內之各機關亦自然能恢復其活動之力為本此意以驗之健康之人亦以妄行進食恣意口腹最於天年有害夫醫藥之於疾病不能盡舉世人一一皆如其豫期之功而程效此近人所漸明而信以爲實然者也則各種食物之於人體亦何莫不然故今世醫師深明生理之各有不同遂亦不如從前之妄行投藥而凱司博士之同志中則更不論罹何疾病一概不用醫藥遇有不適卽廢止一切飲食如仍不復原卽安寢休息徐待精神之回復以爲常如是無不效者且該博士自己力行此法四十年不但有病可以治療且無病時減少食物亦能久於健康不易致疾焉

凱司博士本其平日之試驗。得種種多進食物。有害於健康之明證甚多。凡至博士處診病者雖一見似頗健康然其自述病情皆謂心中覺氣悶不快博士因卽令其留意減少食物切勿照平常之量進食且囑以食物宜多費時間細細咀嚼其能按照此法實力遵行而食物之量比照平時能減至半數者所患之病無不立時復原且較素來無病時或更爲快適焉又據博士所言食物過多之惡習頗足損傷民族之元氣蓋食物過多之後其害之最著者如壯丁舉槍發礮心神不寧靜因之射擊不能正確致國家干城隱隱墮落而皆變爲弱兵是也博士又謂古來偉人傑士每當成就一事之時必致發憤廢食若奈端若拿破侖若惠靈吞當其解決學術或戰術上難題之際凝思構想非至解決以後精神力之緊張得以復原決不進食也宗教家之修道者類多斷食或習爲粗食蓋非此不能久於暝想支持其精神力也

然凱司博士及斯賓塞雖皆言人體不能不賫食物以爲養至食物之分量究宜若何取準食物之種類究宜若何鑑定則俱未加說明此因人之體質不論男女皆彼此各有不同而食物不論何等粗糲亦皆能有益於健康故食物之分量種類不能一定不如純任自然轉得安全而無害也凱司博士歿後主張少食主義之最力者

有美國福斯泰弗律奇氏。氏謂少食之後。足以增進健康。防止衰老。令人長生而終其天年。以其持守之堅。提倡之力。卒能感動岡比黎日大學教授梅該福斯泰氏。梅氏遂於該大學。試行少食健康法之研究。逮至最近。乃有研究長生。主張少食。傾注全力以從事者。其人卽米國耶魯大學教授郗顚敦博士是也。郗博士名此少食長生法曰經濟食養法。雖近今英國赫琴孫博士。克律奇敦、白拉温諸氏。頗多反對其說。然就一般大勢觀之。此郗博士之學說。實已有令人傾聽。不可忽視之價值。而人亦羣以爲必須研究。不肯忽視之矣。

二　佳看美食能減少人口

德意志至今猶以爲粗食少食。足使國民虛弱。故其政府所定國民食物標準表。卽明示人以必當多食牛肉。而德意志人民之食品。亦大多數皆偏重於蛋白質豐富之物。此與貧人暴富。遂爾過求珍食。快意一時。實同一例。蓋德國自維廉多里希大帝以來。累世貧乏。至今乃暴成富國。遂蒙此惡影響也。德意志國內。尤以伯林市民爲陋。幾如暴富者之忽得奢侈。不勝揚揚得意之色。其奢侈之惡習。如多進食物。怠於運動。多飲皮酒。不甚呼吸新鮮空氣。皆是。而其肉體所受之惡結果亦至爲可驚今德意志青春妙齡之男女。概皆受此多食之害。當春機發動期。卽猛行進食。因其營養多剩餘。故其容貌遂顯一種惡劣之相。類皆衰朽早老。陰鬱不華。罕有能健康不老者焉。

據英國醫師查瑪司、華特孫博士之言。謂食肉類過多。足令其人之生殖力銳減。近年德意志農村產兒率。已有逐年遞減之勢。又其都會婦女之哺乳期。亦有以漸縮短之象。此皆德意志國民近來過求珍美之肉食。遂有此弊病也。爲母者。旣以過食肉類。致縮短哺乳期間。而嬰兒受其影響。遂亦多有夭折。夫國民之出產率旣減少而嬰兒之死亡率又增加。眞國家莫大之憂矣。誠欲增進國民之生產率。減少嬰兒之死亡率。謀一國民族之繁興。則侈食肉類之風。不可不革。蓋肉食過多。雖可癡肥其形。實足縮短國民之壽命。沮喪國家之元氣也。富豪之家生子不多。貧乏之人育兒纍纍其理正與德意志人口減少之故相同蓋富家易有過食美食之弊而貧者則自然少食營養能如分也世之切望長生不老與希冀民族之繁興者倘其馴致少食之習慣愼毋羨恣食美味之快意歟

食物旣下嚥。則此食物之生成分。將如其原狀而保留於體內。抑或排泄於體外。二者必居其一矣。其因支持肉體攝取必要之營養分不但保留而已並當消化之使吸收於血脈內一一分配消費於各部故多食而後除支持肉體必要者外更有多餘無用之營養分留於體中此多餘無用之營養分或蓄積於體內之某局部或排泄之於體外均足使體內各機關不得已而爲過勞之工作其爲害之甚者尤以過勞之排泄作用最易使排泄機關忽焉受損排泄不暢卽攝取不多因之早衰早老遂爲必然之數矣如所稱白萊德氏之慢性腎臟炎者。實緣腎臟之重要排泄機關。過於勞作。不勝其任遂致發炎而成病也。然則攝取多餘之營養分不但於健康毫無裨益且轉足爲健康之害學者稱此多餘營養分之害及健康者特標其名曰食物中毒世有希望長生不老者愼毋中此食物之毒倘其以少食爲無上之良策歟。

三　必需粗食之故

準前述過食使人早老少食爲長生最妙法之說於是有相因而起之問題二。（第一）卽食物以支持肉體之健全其最少之極限當若何。（第二）卽食物至如何程度。始可謂之過食是也。解決此兩問題時有不能不考慮者。卽求得少食之極限後茍祇食到限之食物於健康上雖無損傷之憂然恐因是而使體內各機關減少抵制疾病之能力何則人體攝取之營養分中大部分消費於肉體活力之支持不能不略留一小部分備豫不虞爲間接支持健康之用備豫維何卽豫先養成抵抗疾病之能力以備一旦之用是也倘食物粗糲而少於維持日常之活力雖不覺其不足然茍少食之極限過於低下致無餘力以養成抵抗疾病之能力是亦至爲危險未免爲衰老早死之一因矣然此所謂留有餘力蓄積於體內以備一旦緩急受病之來襲賴爲抵抗之用者初非如世人誤信之含淡氣物如蛋白質之類是也此緩急備用蓄積於體內之營養分爲數極少決不能略有增減使不明此理務求多食富於蛋白質之美味肉類則因須排泄於體外不能不使血管及腎臟等爲過勞之工作於是受害與年俱深而早老早死勢不免矣

大凡生物體之機關組織。大部分皆含淡氣物。即人類之身體。亦以蛋白質爲主。此固可實際驗之。無待言說。然體內各機關所以營工作而生活者全恃有燃燒作用故活動人體之諸機關必需燃料而所以爲燃料者並非攝取之蛋白質乃爲炭化物之脂肪及含水炭氣之澱粉與糖等是也苟此諸炭化物入體而不燃燒則無論其體內之機關若何完備亦決不能活動機關不活動即生命危矣

無機物之機關。雖若干年不加修繕。尚能運轉。惟人體之諸機關分解不已。即歸於老廢。故不能不時加修繕。不絕施以改造。夫體內之諸機關。既需修繕改造。片刻不休。則必有修改之材料。此即所稱成肉質之含淡氣物。即以蛋白質爲主者是也。故含淡氣物之蛋白質。爲人所不能不食。然所以活動此機關者決非即爲蛋白質實

爲一種炭化物猶機器不能自動而必別加以運轉之力也炭化物者吸入於體中以供組織燃燒之用成爲活動之愛耐盧尼猶機器之用煤火或電力也苟不食炭化物如脂肪、澱粉、糖等。則縱納多量之蛋白質其人亦終少活力所幸食物之生成中含有炭化物之脂肪澱粉糖類者皆爲價值極廉之粗物故不但食量減少有益健康卽食物粗糲亦能強體而所以使人登長生不老之域者實在於玆苟不此之察特別鄙棄不食以爲粗糲不足表示尊嚴於是不惜費過昂之價購無關活力之物如所謂含淡氣之蛋白質物者縱意食之於是強令肉體成一欠缺活動之物招致短命卒以早老早死是猶造工廠者但富購機件不求所以動機之能力誠所謂大惑不解者也

蛋白質類之含淡氣物。在體之組織中。亦非絕不燃燒。如少食澱粉脂肪等質者。有時此含淡氣物之蛋白質。亦能代炭化物爲燃料之用。惟如此情形者。極爲僅見。幾幾千中得一。而所以發生活力之燃料。大多數皆僅取食物中之炭化物當之。故體

中所有含淡氣物。不必借作燃料。縱體內諸機關。不絕流動。老廢分解。需蛋白質物塡補修繕。以爲後繼之用。然其多餘而無所用之者。卽不能不設法以排泄之於體外。於是不能不加用炭化物以燃燒之。設此含淡氣物之多餘於體中者能原狀由皮膚或腎臟等處排泄於體外。則固可不勞體內諸機關之工作也。無如由皮膚腎臟排泄體外。無論如何。苟不經一次燃燒。卽決不能排出。而燃燒之後必有殘質。此殘質儼同燃餘之灰。留於體內。遂生阻礙各機關。因之不能活潑運轉。則適以供其早老早死而已。

用炭化物之脂肪澱粉糖類等。爲人體組織中之燃料。其特別利益。在能絕無殘質遺。灰僅於燃燒時發生炭酸氣及水分二物而已。而炭酸氣僅賴肺臟作用。卽能完全排泄於體外。極爲容易。水分雖存留於體中。亦別無他害。且更能溶解害體之毒物。連同輸運以之排泄於體外。抑炭化物縱或食之過多。溢於本量。令於體中留有餘剩。而此餘剩之一部分畜積於體內。一旦遭遇緩急。如見襲於疾病之際。卽能應

時變作活力與疾病對抗故適宜存留多餘之炭化物於體中實爲人體長生不老之不可少者初非如含淡物之多餘足爲害也

四　列舉過食之害

除極瘦瘠之人。不多積脂肪外。其餘通常之人。體中各局部。大概皆一一分布多餘之脂肪而蓄積之。脂肪之由來。即因所進食物中之炭化物。多納於體之組織間。無庸燃之以化活力。於是此多餘之物。遂變成脂肪形性。蓄積於體內。此蓄積之脂肪第一。能使肉體之外形豐艷。爲女子者苟欲令容貌增妍。使面目之外形常有豐艷姿態。則必將此多餘炭化物之變爲脂肪者。蓄積於皮膚之下。不使消失。欲蓄積之必多納之。否則不能有餘。故物類如甘薯南瓜等。其生成中含有許多含水炭氣之澱粉質者。婦女往往酷嗜食之。此亦殆出於性情之自然迎合歟。且積蓄於皮膚下。之脂肪。更爲人體之一種保護組織。能彈撥體外所加之危險。並能調節體溫之放散節約體溫。無益之消費而爲益尤大者。則更莫如豫貯以備抗疾之用。疾病之中有不能進食者如扁桃腺炎之類約有五十種人苟患此或更因其他妨礙不能進食則是時體組織間所賴以爲塡補之燃料自然能進而營燃燒作用以發生活力者厥惟此脂肪質卽平素蓄積於體內各局部之多餘炭化物是也醫師縱有妙術然欲使不能進食之人自己維持其體力更以其餘力與疾病搏戰則舍此運用自己豫貯之脂肪亦更別無他法使既患不能進食之疾而又無炭化物多餘所成之脂肪蓄積於體內則必立陷於營養之不良而斃命故同是過食也與其過食多含淡氣物之蛋白質肉類毋寧過食澱粉糖分等多含炭化物之野菜類以其爲害較輕也由斯言之粗食較有防老之效。碻可信矣。

雖然。人之蓄積脂肪於體內。以備一旦緩急之用者。究當攝取炭化物若干。始能奏效乎。其攝取之分量。究能有一定之標準。人人可遵循乎。則可一言以斷之曰。是隨天賦之體質各有不同不能一概而論有納炭化物極多而因體質特異之關係終不能令略有多餘化爲脂肪以蓄積於體內者亦有納炭化物並不甚多而因體質之不同已能生有餘分化爲脂肪或且因蓄積之分量已多並惹起心臟之脂肪滲入症者要之攝取炭化物過多而仍不蓄積者必其在體組織中一概燃燒盡淨而此逾分之燃燒爲害極輕僅消化器過勞而已此外更無他患若多納蛋白質物如富含淡氣之肉類等則體內多餘含淡氣物縱使偶於體中燃燒而燃燒亦必不能盡淨設此含淡氣之多餘物燃燒而能遊離則人之血液中必含有遊離淡氣亦尙別無他害顧在體組織中由含淡氣物燃燒而發生者並非遊離淡氣實完全成爲一種毒物故含淡氣物除維持體內之器關組織別爲一事不甚明瞭外其能與血液以一種消毒的保護機能則亦有相當之分量過此以往再行多食卽有害無益速其老死而已是以佛勒卡博士之「經濟食養法」以少食與粗食爲長生法之一其理甚明今且不論其他卽如肉食動物之犬屬若其所食之物缺少蛋白質卽反能強健且能增加體量焉反是而多食蛋白質物卽易於衰老人類旣達高年如多食蛋白質物衰老亦速反是而少食之則老衰亦遲如以力技爲業之人少食蛋

白質物則更能強健敏捷。學生少食蛋白質物。亦更能力學。德國人素反對此說。此次歐戰以前。騐論猶盛。此蓋學者守舊之通病。猶亞里斯多德之書中。未載木星衛星。後人加里利論及之。遂多反對之議。囿於舊說。不能變通。盡神大抵然矣。此類學術。惟美國研究甚力。有餘勇可賈。而於消化食物多餘之利害。研究尤爲精細。其因多食含淡氣物。致早老早死者。事實如此。不可誣也。且少食與粗食。不但各個人可因以長生不老。卽在國家財力上。亦能節儉省費。有大利益。足國富民之道。此亦其大端矣。

凡中食物之毒。類皆由多食美味之肉類。其生成中含有許多蛋白質之故。蛋白質之多餘無用者。停留體中。由細菌作用。發生毒物。此毒物被吸於血內。卽其人罹疾以死。且此多餘無用之含淡氣物。消化而入血脈中。塡充於體之各組織間。則體組織內酸化作用之燃燒。卽不能完全行事。而生機熄矣。據耶魯大學教授郗顚教博士之意。則體中所需之蛋白質。亦因人之體質體格而各有不同。在普通身長體量之人。大概每日需二盎斯。過此以上。卽爲造毒之原。講求長生不老者。不可不知。

第五篇　食養不老法之二大派

一　咀嚼主義之美國學派

人之自致早老早死。皆原於現行食養法之過多。此說固已盡人信之矣。然則如何始可防其衰老。以馴致於長生乎。如何改良現行之食養法。庶令人得保天年。不致自促其生乎。此問題在最近歐美學者間。立說約有二大派。其一。卽美國人、佛勒卡、及、郗顚敦博士、所提倡名之、曰美國派學說。又其一。則法國巴黎之、微生物研究所、梅幾尼穀甫氏、所提倡。其說頗爲奇突。然兩派之論早老原因。皆歸仇於食物自毒。則一也。

美國派之食養不老法。主張粗食而減少食量。食時須緩緩咀嚼而後嚥下。此爲其最要祕訣。而梅幾尼穀甫之食養不老法。則流行於巴爾幹半島之布加里亞（國名）農民間。其法係飲一種含乳酸菌之凝固牛乳。卽近時日本所謂玉固兒脫者是也。

美國派之論食養不老法者。主張緩食多咀嚼。其利害則已盡力研究之矣。然食物咀嚼之多寡。實因動物之種屬而各有不同。例如動物中之犬。食物極速。一遇食料進口。卽直行嚥下。殆毫不咀嚼也。反是而馬之進食。卽綿密咀嚼。必嚼至極多次而後嚥下。因馬之軟口蓋與舌。甚爲接近。口内幾滿充以長大之舌。不能由口腔呼吸。故當食物入口時。苟不多加咀嚼。和以唾液。卽難下嚥。若人類口腔之構造。則不甚似馬而極似犬。故遇食物入口。其處置之順序。亦不似馬而似犬焉。然美國派之論食養法者。獨主張人類進食。不當效犬而當如馬。須緩食多嚼。然後方可下嚥也。

美國派之論食養法者。以佛勒卡氏爲泰斗。氏謂一切食物。當咀嚼至其中滋味全失。方爲畢事。依生理的反射機能。食物必如此咀嚼。方能自然下嚥。人之進食。必當謀此反射機能之發達焉。然此種進食法。實過於持重。故有梅幾尼穀甫等之反對。惟以人人忽於咀嚼者至是。能於食時留意咀嚼。不可謂非佛郗二氏及其餘美國派論食養法者之功也蓋咀嚼充分而後嚥下則食物中營養分之吸收於血脈內者自多雖減少食量仍可得充足之營養分且使胃腸及體內其他之各機關不致過勞工作而易於濟事焉。

數年前美國耶魯大學有學生九人。實驗食物咀嚼之利害。其法並不豫定食物之種類及分量惟各就所好者食之擇自以爲美好之食品進自以爲恰好之分量充分咀嚼而嚥下之結果乃使食物之總量較平時爲減少而含淡氣食物中如肉類等則尤爲減少又其體內之排泄工作亦爲之輕減而糞便之排出量亦隨同減少且糞便內之黴菌亦因以減少焉此皆良現象也所不甚覺其良者惟體量及腕力略形減退而身體之持久力則頗形增加心意力亦稍形敏活蓋身體之持久力非軀體稍瘦者不能有所發揮云

美國派之此種主張雖可減少蛋白質之食物。使人體之消化器排泄器等。不致過勞工作。然食物時。苟咀嚼之數過多既須留意爲之且奪其自然之趣味致不能於

無意中暢快進食是食事轉爲人所厭苦矣稍近神經質之人恐其必不能耐勉強爲之或致罹一種鬱結之症未免欲求長生而反以害其生矣彼梅幾尼穀甫所以反對之者。殆亦不外此說。是知充分咀嚼。雖爲長生不老法所萬不可缺。然有意爲之。或反以致禍也。

炭化食物中。有含水炭氣所成之澱粉及糖類等。咀嚼愈多愈耐尋味其間發生一種撒加棱質能隨咀嚼而增美味焉若爲富於蛋白質之肉類食物則僅以一種香味之力刺戟食慾助其多進而已然咀嚼之間香味亦易漸失故含有多量炭化物之野菜穀類果物等人每久留於口中堪爲充分之咀嚼惟多含蛋白質之肉類苟咀嚼時間一多即易憎厭是知美國派之食養法既以少食多嚼爲主義當然宜主張菜食謂以野菜穀類果物等爲主食甚有益於長生也否則食品既不宜於體組織又不適於咀嚼肉類之多含蛋白質者如前所論則既有妨生理矣而更以咀嚼多發其質量不且加之害乎。

二　人體需要之不消化食物

美國派之論食養法者。尤以佛勒卡氏之理想爲烈。其意在欲將所進之食物。一概吸收。不使更有剩餘之不消化物。可以排泄。然準其法行之。從而檢查其腸內排泄之糞便。則其中除不消化物。及剩餘之營養物外。且更有他種異物存焉。第一、卽腸內有自肝臟分泌之膽汁。其次則爲近年來方始發見極關緊要之物。卽自腸壁分泌之害腸血液是也。此二物之主要者。皆爲液狀。若旣分泌後。再被吸收於體之組織中則必爲害故是等有毒液體旣分泌後腸內卽有海綿物吸入之且凡有食物中之不消化者及營養分之已吸於血脈內多餘而無所用者及其一至腸內亦與腸內之海綿物營同一作用吸此膽汁及害腸之血液俾作爲糞便以排泄於體外抑腸肉所以能爲吸收營養物之蠕動者彼不消化物及多餘之營養分亦與有刺激之功然則食物而僅僅按照其能消化能吸收之種類及分量決不能完全維持人之健康也明矣日本有創爲抵抗養生法者。其人名高野太吉。專從遡人食不消化之纖維食物。其理由卽在於此。

近今常見之病症中。有原因雖不甚明曉。然決不可忽視之者。如盲腸下。往往患蟲狀下垂之蟲樣垂炎是也。俗稱曰盲腸炎。或以此疾爲新有之疾。不知此疾在數千年前。卽已流行人間。觀古埃及之木乃伊。其中卽有患蟲樣垂炎症之遺骸。西洋未有蟲樣垂炎一術語時。卽以急性腹膜炎一病概之。東洋有所謂疝氣者。一廣漠之病名也。其中亦概括此蟲樣垂炎症。考西洋所以不別名蟲樣垂炎。而以急性腹膜炎概之者。在學術上亦自有故。蓋覆腸膜之腹膜炎。類多由蟲樣垂炎發端。今此蟲樣垂炎一症。苟依李司斗爾式之外科手術。大都皆能治癒。故近今因此斃命者不多見。惟統全世界計之。恐尙不少耳。

然則蟲樣垂炎症之豫防法。今尙不可不講。惟其病原至今尙不能明。雖欲講豫防之法。亦苦無道。若據病狀之推斷。則其病原或由於細菌侵入。殊亦可信。不過此類細菌。至今尙未能發見。其以稀有之膽石爲病源。則發見不過萬中之一。亦云僅矣。

或者人類腸中本有稱爲結腸菌者。棲息其中。而蟲樣垂炎之因。卽由於是。據醫家之說。凡患蟲樣垂炎者。必先起便祕。而患是疾者。以活動旺盛之壯年爲多。老人則較少。故壯年人宜以通便不祕結爲要。由便祕之故。以推斷則所以使腸內有結腸菌成蟲樣垂炎之患者。其源必更在於食物。不難察知矣。然則蟲樣垂炎症。似可依食養法豫防之。近佛勒卡氏曾親患此疾。因屏除含淡氣食物。凡富於蛋白質之肉類。一概不食。專取炭化物之野菜穀類果實等爲食物。因是竟得療治之。又除佛勒卡氏外。凡遵美國派之食養法。以少食粗食爲務者。檢其腸內。幾不能覓得結腸菌之痕跡。是則行食養豫防法後。雖不可謂絕無結腸菌。然至少亦必能使遲鈍不甚活動。可斷言也。

美國派食養法。自佛勒卡、郗顚敦博士以下。雖非絕無可議。然其主張。謂人之衰老及體組織頹廢之原因。並非與年俱進。實爲過於多食之故。苟能少食粗食。則如故救世大將蒲司氏。年逾八十。猶精神矍鑠。不老如故。此可知梅幾尼穀甫所定百四十五歲之長壽說。絕非虛誣。而美國派食養法。其功為不可沒矣。是故粗食少食主義。縱不能謂為完善之長生法。要可為長生法之一部分。世之希望長生不老者。慎毋多食肉類等美味。宜食多含澱粉糖及脂肪之野菜等物。且當仔細咀嚼。減少食量而後可。

三 梅幾尼穀甫之玉固兒脫說

法國巴里。有曰派司唐研究所者。卽微生物研究所。亦名黴菌研究所。以其專究醱酵作用及發見細菌故也。法國始攻斯學者。名路易派司唐。是所卽以為其紀念而設。故卽以其名名之。今其中有研究免疫法。並考求長生法之一人。其人卽歐利那司、梅幾尼穀甫是也。梅氏為俄國猶太人。曾任哇笛撒大學細菌學教授。西紀千八百八十八年。應派司唐研究所之聘。始至其地。近已究明百二十歲及百四十五歲之長壽法。聲譽嗓然。為全世界所稱道。我民國五年。正其七十八歲。猶意氣甚盛。活潑過於少年。其素來之體質。本極虛弱。祇以飲用乳酸已十八年。遂得健全無病如此。於是悉力主張。以飲酸乳爲唯一卻病之方。並爲長生不老之靈藥焉。

據梅氏之意。謂人之所以與年俱衰。自促其生者。全因腸中無撲滅害菌之能力。故胃中有胃酸。卽含有多量之鹽酸。是也。遇有白痢菌赤痢菌之害物侵入。能立卽撲滅之。惟腸中則毫無酸液。僅有亞爾加里性液。故一旦有爲害之細菌侵入。或者竟發生於其間。卽無從撲滅之。於是祇得任其分泌毒汁。以爲人害。而衰老早死之因起矣。今欲求長生。祇須設法輸酸液於腸內。則雖有爲害之細菌侵入。或發生其間。亦自能立卽撲滅之。而人體衰老疾病早死之憂除矣。此其素所主張也。但藉人工輸酸於腸內。爲事至難。任何試驗。均不能奏效。於是梅氏思得一法。卽吞生牛乳菌以送入腸中。或者能奏撲滅害菌之效歟。

蓋世界有素稱不老國者。卽長壽人最多之布加里亞是也。其國內人民。常飲一種含有乳酸菌(卽布加里亞菌)之酸乳。梅氏遂深信此種酸乳。卽布加里亞人所以無病長壽之原因。苟日日飲此酸乳。則其中之乳酸菌輸入腸內。發生乳酸。變腸內原有之亞爾加里性爲酸性斯腸中之有害細菌皆被撲滅縱年壽達於極高亦不致受腸內細菌分泌毒素之害且腸內分泌之亞爾加里性有毒廢物亦中和於乳酸菌而不能爲害故欲長生不老者決須飲用乳酸久飲之後雖壽達百二十歲而無難而其明證卽梅氏自己飲此酸乳得挽回孱弱之軀爲健全無病之體是也昔秦皇遣徐福求不死之藥於蓬瀛。終不可得。不圖梅氏以研究之功竟深信自以爲得之。然則有志竟成。於此益可見矣。

今市間有售賣乾牛乳。名玉固兒脫 Yoghoort 者。卽土其耳語凝固牛乳之意。因此種酸乳有凝固狀態。故布加利亞人賦以此名。但此乳酸菌。（卽布加里亞菌）遠自西洋輸入東亞各地再經人工造爲凝固牛乳使成酸乳當其中途經過熱帶之際菌之生命大多數必已死滅故東亞之人工凝固牛乳果與布加里亞所製者有同一効能與否實爲一疑問也

且縱能得純粹之玉固兒脫。其中棲息之乳酸菌。皆活潑健全。然當服用之際不能

不由上而下自胃入腸則方其從胃間經過藉胃間之蠕動機能送入腸部恐是時乳酸菌之生命亦必大半早已死滅故服用之後果能如梅氏所期得奏長生不老之効與否亦甚屬可疑惟布加里亞人長年飲用此牛乳其乳酸菌之自胃下降亦必有幸免死滅遺漏而入腸間以卒成梅幾尼榖甫所期之効者然則久服之後能使人略近長生不老之域可無疑也。

要之。梅幾尼榖甫以此種酸乳爲長生不老之靈劑。其信之太過易啟人譏議。亦未必不與美國派之長生食養法相同特不可全恃之中亦必略有幾分可恃故飲用此種酸乳（卽玉固兒脫）者要可視爲食養不老法中之一分子也。

第六篇　呼吸的不老法

一　空氣問題

上所論長生不老法。專注意於食物問題。卽欲藉食養法以久持人命。乃長生不老法之一部分也。然人之所以支持生命。有較食物爲更要者。其物維何。卽空氣是已。

空氣以無色透明之故。不甚惹人注意。致生活其間者。轉忽視以爲無物。時至今日。人類思考漸密。始頗有注意及之者。其在我國。古時本有導引術。後以神祕而中衰。近有因是子靜坐法。思欲崛起振之。其在日本。則有二木式呼吸法、岡田式靜坐法、藤田式調息法等。類皆藉空氣呼吸。以謀長生不老者也。蓋空氣之在今日。羣視爲與人生有重要關係。而長生法上。則尤爲緊要。非如食物問題有可議之餘地也

空氣之可議者。僅爲日沒後之夜間空氣。與日中空氣略有異耳。常人之見。恆以爲夜間空氣。有害衞生。故尋常習慣。一至夜間。即緊閉窗戶。然據科學分析之結果言之。則夜間空氣中之炭氣。雖較日中爲稍多。而其反對之養氣。則亦較日中爲略富夫夜間炭氣之所以較多者。因生物體中各自燃燒。較日中爲盛故也。然其間不潔之塵埃及細菌。則皆較日中爲少。故從來積習。夜間關閉窗戶。隔絕空氣。使不流通。以爲可避危害。實則轉所以爲害。直無異自阻其長生也。惟當瘧疾流行之地。常有蚊蟲爲之媒介。蚊於日沒後。尤爲活動。斯夜間必緊閉窗戶以避之耳。意者今人所

以疑夜間空氣。有害健康。或卽由未開化時。瘧疾流行。誤致疑忌。遂成一種迷信。因沿承襲而來歟。

細菌以空氣爲媒介。而能傳染疾病。此說傳述已久。殆盡人之所信也。然至今日。苟稍知細菌學者。卽不復信此說矣。何則。細菌所寄生之物。體必其物可供細菌之生活者也。故其媒介而傳播。亦必憑其所寄生之物。但細菌極忌養氣。與日光。苟養氣充足。日光射到之處。細菌卽決不能生活。必擇養氣不足。日光不到之暗溼處。然後麕集而滋生之。故夜間黑暗之中。若緊閉窗戶。使室內養氣毫不動搖。卽轉與細菌以活動生殖之便。至爲危險矣。

患肺結核者。常時呼吸新鮮空氣。雖不能盡行撲滅肺臟內之結核菌。然極少亦可防止其繁殖。略奏延年之效。此由空氣中有養氣動搖。能殺肺結核菌生殖之力也。對於一種細菌有此効力。卽對於其他細菌亦應得同一之効果。英國沙雷德博士。創用注射法豫防傷寒症者也。據其所論。則海上航海所以於肺結核病有利者並非海洋空氣有特殊之効力不過因航行海上時向前突進激急呼吸新鮮空氣能使其中動搖之養氣接觸病源菌遂以削滅其活力故耳準斯以推苟夜中空氣新鮮而多動搖之養氣者卽決不害及健康徵諸瘧病流行之地祇須撲滅傳播瘧病之蚊則任何居民夜間皆可開窗而寢瘧病決不流行可見空氣並不爲微生物傳播之媒而適有殺滅之效於事實甚明也講求衛生者苟晝夜常開窗戶使源源而來之養氣動搖觸人則由細菌發生之疾病不難豫防其五分之四此近今學者所主張也然則夜間就眠雖爲世人不注意之事而有變換室中空氣之益只須不緊閉窗戶卽於豫防衰老早死之道不爲無益矣

二　呼吸法之形式

二木式、岡田式、藤田式等之呼吸法。皆欲使人長生不老。而其式則各有主張。玆不一一論列其是非第就呼吸上最要之事言之則凡營呼吸者必當以鼻而不可用口因空氣通過鼻腔有溼潤溫暖及濾淨各機能口則無此機能也倘自口腔營呼吸則空氣既不溼潤復不溫暖塵埃細菌皆一如原狀而被吸收其在口腔後部之扁桃腺對於氣管肺臟並無防護塵埃及細菌之機能至爲危險但鼻腔如不潔淨或損傷而不癒則正如濾水器一時破壞不潔轉將從前濾得之塵埃及細菌等混入於新濾之水斯較諸未濾過之水更爲不潔有毒矣故鼻有妨礙而更營呼吸轉使吸入之空氣增毒更爲有害於生命今歐美保壽險公司遇鼻有疾病者不論男女皆不爲保險職是故也

感冒實爲萬病之端而感冒之病源卽在細菌祇須鼻腔健全卽不憂感冒細菌之侵入亦猶胃臟健全決無細菌入犯也胃有分泌消毒性鹽酸之機能鼻亦有分泌消毒性粘液之力且健全之鼻決不使汙物停滯故無細菌可以寄生之地是以鼻腔苟健全決無感冒之憂不感冒卽決不易生他病欲長生不老者必當愼防感冒欲防感冒必首先使鼻腔健全然後留意用鼻腔呼吸方於空氣養生之道庶乎有濟也

感冒爲萬病之源。雖自古傳說如此。而徵諸科學的實驗。亦可得而證明之焉。如禽類之鷄。對於炭疽病。本有免疫性。然據微生物研究所之試驗。先令鷄立冷水中。俾罹感冒。從而注射以炭疽病菌。則鷄亦立患炭疽病。由此觀之。感冒實爲引病之媒。人苟罹感冒之疾。則其體質卽頗易觸引病菌。固確可信也。使能維持鼻之健全。俾不罹感冒。則間接防禦諸病。而長生不老之道。亦未必不於是基之矣。

呼吸用鼻。不可用口。此其最緊要者。在馴致閉口之習慣。閉口習慣。當自幼養成之。能閉口。則鼻自不易致疾矣。

因是子呼吸法。參用岡田式。而折衷以吾國之古法。其引古語曰。胎兒在母體中。本不以鼻呼吸。其體中潛氣內轉。本循脊骨上升於項。下降於臍。是名胎息。一墮地後。此脈不通。始用鼻息。惟靜坐既久。調節呼吸。能仍返胎息之舊。斯爲眞正之長生不老法云。(可參觀因是子靜坐法原書)

二木謙三博士之腹式呼吸法。因腹部神經。與體內生命諸機關。有重要關係。能行。

腹式呼吸盡力膨脹腹部吸受空氣俾刺戟腹壁卽能藉以促進體內各處之機能心臟因以受血液補充之益卽無俗語所謂惡血停滯之病肺臟因以大爲伸展呼吸機能自益完全體組織中之新陳代謝亦因以益靈活於長生不老之道至有效也。

岡田式靜坐法。在定正當姿勢。調和鼻息。使人得營完全之呼吸。其呼吸法。在落下心窩注力於下腹以呼氣膨脹胸部以吸氣健身之效。亦與二木氏之腹式呼吸略同

藤田式調息法。亦以營完全呼吸爲主。其法由鼻腔作深呼吸始則注力於全身繼則僅注力於下腹最終則於無意識之中營此呼吸

空氣於人之生命有重大關係。然但恃空氣不能生存亦猶但恃食物果腹絕無空氣不能得生同一理也故對於呼吸法費種種工夫卽欲專恃之以長生萬無此理不過注意呼吸法後能於長生不老法上得一部分之效益耳。

第七篇　運動的不老法

一　奬勵運動之弊

西洋人以熱心於筋肉運動。遂得頑強逾恆。今我國亦奬勵種種之競技運動及武術。一若祇須運動。使筋骨強勁。卽能長生不老也者。顧按之事實。則絕不爾也。歐美各種學校。今已知運動過度之弊。痛論其害。而中國方視爲珍物不惜妄加奬勵承襲其弊害。誠所謂大愚不靈者也。十二年前。德國有好學者。診斷一勞働團體之健康。其人皆以乘自轉車爲業。診斷後。驗知其心臟。直無一人能完全無病者。又據最近美國海軍醫務局發表之報告。則在嚴正規則之下。亘長時間繼續競技運動者。皆明明發生險象。蓋自西紀一千八百九十一年至一千九百十一年之二十年間。美國海軍學校之學生中。熱心於競技運動者。共有六百二十五人。至一千九百十二年。則死亡者已有二十一人之多。死亡者之中。罹肺結核者六人。罹精神病及神經系病者八人。中酒精毒者二人。罹激烈之心臟擴張病者一人。患心臟瓣症者一人。而尤爲心臟成病致死之原者。更莫如徒步競走及足球云。此外猶有前數三分之一。凡一百九十八人。任爲士官之後。以其健康狀態不能稱職。令退職焉。其中有心臟及血管障礙者四十八人。羅腎臟症者十人。結核病者十七人。神經衰弱症者十六人。盲腸炎者二十五人。陷於海爾尼亞症狀者十五人。而經美國海軍醫務局之考察。乃知長距離徒步競走。尤於衞生有害云。

據是等報告觀之。可知運動過度之害身體。灼然無疑。而首先受其害者。則爲心臟。至精神上之受其毒。亦有令人不寒而栗者。

在昔草昧初開。文明未啓之時。徒手搏擊。故筋肉內之隨意筋。最爲緊要。有祇求此類筋之發達。以爲必不可少者。及今日文明既進。隨意筋無甚緊要。不必定如未開化時之求其發達。然不隨意筋之活動。則無論今昔。皆所必需。且近世文明。以保身爲要。故更須求其發達。而不隨意筋內之尤要者。莫如心臟筋。必心臟筋活動。然後長生不老之理想。始眞確可達。然如近今之運動法。以爲祇須胸廓擴張。卽可除病息災長生無害於是盡力用人工法擴張胸廓設爲種種運動方式以求普及於人人不知如此強爲運動其結果適使心臟因人工的緊張釀成種種心臟病而已胸廓之良否非可據其容積之絕對的大小而定實當據其大極限小極限之差而定卽據呼吸時一收一放相差之活量以決胸廓之良否是也易言之卽惟胸廓之可動性乃能發揮胸廓之眞價値也人體一任自然逐年推遷不加以人力筋尙漸次失其彈力不思伸縮至是時胸廓亦自然擴大而肺臟內之空氣及血液亦因而有停滯之患乃近時急切奬勵之運動法更不待胸廓之與年俱進自然擴張直欲於二十歲前後之四五年間卽藉運動法以人工擴大之終致年尙少壯胸廓卽已與老人無異心臟以被壓而緊張遂不免早老早死之患矣今之女學校中尤崇尙此種運動逐日強學生以必爲致斷送其自然生活及卒業後心身上受大害而早老早死者爲數蓋不少也

常人之見。以爲筋肉運動。毫不煩費腦力。使學生於讀書思考等用腦之後。行種種競技運動。必可恢復腦之疲勞。所謂更變其事。即與休息等效也。不知筋肉働作之時。腦亦隨而働作。易用腦之事。以用筋肉。藉代休息之用。實萬萬不能。議論不如證據。不見夫競技運動之後。更使讀書。即任何省易。終不能入腦者乎。而在嚴正規則之下。爲強制之體育運動。則尤足疲學生之腦。是故讀書而目倦。習字而手疲。是時苟欲休息。當出戶。悠悠逍遙。庭院。不勞手與目。方爲眞正之休息。若仍用之。即不得云眞休息。人體運動時。筋肉與腦髓。機能有不可離之關係。筋肉疲勞時。腦髓亦必從而疲勞。此事實則然。不可強爲諱也。

二　疲勞毒素之發見

據意大利秋林大學敎授安息爾穆氏最近之研究。則謂疲勞者。由筋肉微妙作用。分泌疲勞毒液。蓄積既多。而起此毒液。既多由血液及淋巴液之循環。運至體內各處。終至侵入腦髓。使感覺疲勞焉。專動下肢。而覺疲勞者。其上肢亦自然同覺疲勞。此即因疲勞毒液。藉循環系分布各處故也。試就行走極疲之犬。取其足部血液注

射於安逸之犬身則此犬亦忽作疲勞狀可知疲勞明係一種毒液所致是以屠宰疲勞之獸而食之卽其人亦覺疲勞且亦爲早老早死之一因焉

疲勞之原因由於體內分泌疲勞毒液而起此決非臆斷已由種種實驗證明爲確切之事實故求長生不老者當設法防止此疲勞毒液之分泌如不得已而爲筋肉運動必使身體自能分泌免疫性之防毒液防此疲勞之毒舍此不能更有他法最近歐美之體育運動有鑒於此已漸改良運動之方式以便適於防毒液之分泌如酒精一物據梅幾尼穀甫之研究知其能妨害防毒液之分泌故最近體育法卽首以嚴禁飲酒爲要

爲激烈之筋肉運動時消化器雖不隨之運動然激烈運動後必當節減飲食使消化器亦得休息此無他正以疲勞毒液由循環系分布侵入消化器妨害其機能惹起不消化之恐慌故也

腦髓之運動不同於四肢無論精神如何專注或耽於研究或耽於讀書而其分泌

之疲勞毒液常爲甚少故當研究學問之後立卽從事運動亦並不覺其勞苦惟四肢筋肉運動既倦以後欲更用腦力則因已有多量之疲勞毒液由循環系分布於腦遂覺不勝其苦故學校之於學生如須一日內並施以體育智育者則當先智育而後體育若清晨第一時間卽課體操嗣是而後再課以多費腦力之數學則至爲不宜體操遊戲各運動當課於一日最後之時間否則重加疲勞無異促學生早衰也抑運動之妨害身體最爲危險者莫如心臟通常所云心悸不過心臟搏動之數加多毫不足畏祇須略一寧靜卽可回復如常惟小學學生競走至一英里之四分之一或成人久爲激烈之筋肉運動則心臟多時擴大不易收縮於健康上最爲危險。

行激烈之筋肉運動時體中最負重任者厥惟心臟之右心室因筋肉運動時體組織中之養氣消費極多右心室不得已須行喞筒作用迅速輸血液於肺臟以便消化然不幸右心室之壁頗薄稍營過激之工作則擴大以後卽常緊張而不易復舊

屢屢如此斯壁之筋肉成變性質之發達蓄積多量脂肪而其機能遂遲鈍焉故多爲激烈運動卽早衰之原非長生不老之道也

三　筋肉發達之利害

欲藉運動以亟圖筋肉（卽隨意筋）之發達。實於人類進化之大勢。最爲違逆。古人有言曰逆天者亡。然則不察人類進化之大勢不求心力及神經系之發達以期應因時變惟專務發達隨意筋妨害人類之身體使不甚能與周圍同化則其害及健康以至死亡固其宜也今日人類進化之程度遠超往昔故神經系作用最爲重要但使神經系末梢機關之隨意筋發達至不爲神經機能之障害卽爲已足若必極意發達隨意筋使過乎適宜之程度以上則神經系將轉負重累而不能不爲所阨矣

且就一家之財用而言苟當此社會力圖振作之時不務崇儉絀奢以供正用惟是恣爲飲啖發達不甚緊要之隨意筋則不智孰甚焉夫組織筋肉之原質旣須極多

之生物料則其生活法自必須極多之營養品故隨意筋發達以後自不能不多進食物如力士非斗米石肉不飽其一例也抑此種主義非獨於財用上不能節省而已並於精神上亦不甚儉約何則凡欲發達隨意筋卽不能不運動多爲運動卽不能不分泌極多之疲勞毒液此疲勞毒液輸入腦髓後卽害腦髓之機能又以消化許多食物之故使腦髓內之血液不得不下注於消化器由是腦髓受重疊之害必甚覺疲勞而不堪應付矣斯賓塞於五十年前卽已深察乎此謂多進濃厚之食物消化綦難心身均易致疲勞故飽飫甘芳肥脆之物多進肉食每不移時而昏昏酣睡又謂過於運動者思索力恆減退農夫常日勞其筋骨遂少智力其明證也

然而歐美人必尙競技等激烈運動多有明知其弊而故犯之者無他以歐美人習慣於多食肉類欲藉此以消化之也我東亞人並未犯此惡習慣乃亦效顰西人馳騖於激烈之競技運動誠可謂愚之甚矣夫馳騖於競技運動者乃早老早死之因決非可以增長壽命者也與其馳騖於運動毋寧少食粗食轉足延年而益壽耳

雖然。人欲防止早老早死。以期長生。亦非可絕不運動也。然則運動之法。當別有在矣。以理言之。強健身體之最有効者。雖在恆人。必目爲奢靡。而於壽命則至爲得益其事。卽乘坐馬車遨遊逍遙是也。

夫乘坐馬車一事。驟焉思之。似不成爲運動。然自郎梯司泰氏。舉種種事實。爲之證明以後。其運動之合宜。竟有出於吾人意料之外者。縱乘車之人。並不稍覺費力。然以有流動之空氣。接觸皮膚。由其反應之力。使筋肉腺與體溫機能分泌機能。皆爲反射作用。是不但可以促進體內之生活機能。並因馬車之進行。發生空氣動搖。吸入其流動之養氣焉。故常乘馬車之人。並可受前章所述之健康利益。且乘坐馬車。實際確爲運動。如流行性感冒及盲腸炎。將癒之人。乘坐稍久。後身體卽顯覺疲勞。乃其明證。惟乘坐自動車。則以其速力較劇於馬車。雖於健康上同爲有益。而害亦隨之至矣。

四　須受空氣之刺激

理想上之長生運動法。以不爲筋肉之激烈運動。祇乘坐馬車。使皮膚受流動空氣之刺戟。最爲有效。譬如覺醒熟睡之人。必以針尖刺其皮膚。爲最易驚起。欲使神經系常常活動。必須常常與以輕微之刺戟。此一定之理。流動空氣。乃刺戟神經系之最適者。皮膚受此種刺戟之法。可置身於流動之空氣中。亦可流動身體。使觸空氣。一經此種刺戟以後。既可使神經系之機能特別機敏。並可增進皮膚之抵抗力。効益殊非細也。

然空氣動搖程度之高低。與使皮膚接觸空氣之久暫。皆因其人之體質體格。及其時影響之狀態。而不能無異。要之。在戶外行走之人。所以觸受新鮮空氣而獲益者。並非戶外空氣之成分有異。不過因其流動之効能較有益於衛生耳。

游泳於水中。亦與接觸流動之空氣同。因水之動搖。足以刺戟皮膚。活動其神經系。並可呼吸新鮮之空氣。故亦於長生法有益。運動之法。大約總須裸其皮膚。使觸空氣或水。以後並無感冒之虞。方爲有効。彼打彈競技及徒步競技。所以於不老法有益者以其並非運動筋肉實有接觸空氣之効故也凡競技中至少必露出皮膚之一部分使得接觸新鮮流動之空氣是爲最要彼在室內用愛克沙士查之室內運動器爲筋肉運動者直可謂毫無効益而就寢之際易冷寢衣與輕微之刺戟於皮膚略使神經興奮亦最有効今東亞人民醉心歐化往往有以裸身爲野蠻之遺習雖夏時亦不露身者是亦知其一不知其二者也

世人多謂一切運動不問室內室外但使能營深呼吸卽爲獲益不知此非深呼吸運動之益實因深呼吸時吸入流動之養氣有潔淨體內血液之效故能獲益然則與其運動於室內毋寧安臥於室外不運動而營呼吸轉爲長生不老之良策也由此而言如孫唐式之鐵啞鈴體操徒使筋肉發達而無益於身亦何所利之哉

散步亦能使人接觸新鮮流動之空氣故除乘坐馬車及游泳外其次卽爲散步在不老法中此亦極有効果尤以在暢快無意中行之爲宜以其於肉體精神兩有利益也惟在濁空氣中行之則爲有害

不論何種運動苟爲心所不好者卽行之皆爲有害其在精神上所受之影響固自不良卽僅就肉體言亦於呼吸頗爲有害如孫唐體操法舉極重之器爲運動是卽有害於呼吸並害及心臟機能者故欲藉是以求堅強筋骨得長生不老之道眞莫大之謬見也

乘坐自轉車爲運動自長生不老法之一方面言決不可稱爲盡善然患便祕疾者行之可藉以伸縮腹壁刺激腸胃促進其蠕動機能較之服藥及按摩腹部爲効殊捷也

第八篇　不老法的日常生活

一　人死有二種

人之生活於斯世必常與四周之攻擊我者相搏戰搏戰卽所以圖一己之生活也卽所謂生存競爭者也人於生存競爭之中或不勝而被殺傷或致餓死或受毒而死固常所聞見者然方其爭時亦必將他物殺傷或使中毒饑餓以死此世界所以

爲哀怨之廣場也。

準上所言。則人之死。爲類不一。然區而別之。大約不越二端。其一、因外物之作用。或受傷中毒以死。或缺少活命之物而死。是其死雖名爲死。實則被殺而已。乃不自然之死也。又其一則爲自然之死。卽生物天命所萬不能免者是也。研究長生法者。如梅幾尼殼甫。則將幷此自然死而亦免之。而尋常人所希冀。則只在終其天然之年壽。免蹈不自然之死而已。

世之苦心考慮研究長生不老法。以冀免不自然之死者。其意以爲今日人類遭遇之死。多爲不自然之死。並其老衰亦非盡出於自然。以有不自然之老衰。遂有不自然之死。質言之。卽早老早死而已。然則求此種長生不老法。其所謂長生者。並非絕對之長生。不過較普通之生爲長。其所謂不老者。亦並非絕對之不老。不過較普通之老爲不易耳。準此目的以求之。本自然之法。舉自然之壽命。自決無不能求得之理。於是有就精神食養呼吸運動各方面。暢論種種不老法者。使果能循此諸法。則人之死得多延若干歲月亦未可知然要不能使之絕對永延竟無死期也蓋人之生長悉本乎自然而人之老且死者亦出乎自然既皆出乎自然卽死亦未嘗不與生等是則臥龍躍馬終黃土雖無可奈何要亦無足悲矣

適者生存此生物間神聖不可犯之天則也且所以使生物永永發達不終澌滅者也若死而有害於生物之發達則必先停止萬物之生使今以前物類之將生未生者悉數絕其生之機能不復存留而已生存者當其進化極至之時卽應早已長生不老恐不逮吾輩之出現矣然至今一切物類猶自生生不已而終不能脫離死之運命者因死亦爲適宜而死實所以爲發達生物必不可少之大原也死既適宜卽自有永不可免之價値人而有此必須一死之自然運命則其所貢獻於人類之發達者實多卽生物各死其一已就劣之體質使較優之子孫代生以發達其種屬是也此說係祖述達爾文之德人威斯曼氏所發明至今猶爲不可變更之眞理

生物未至如今日之進化以前似乎決非應受必然之一死此亦威斯曼之所論列

者也。何則。進化最遲緩之劣等生物。如單細胞動物之類。僅藉分裂而繁殖。卽其生活可以永久。偶有死者。決非自然而死者也。是故阿米巴細胞。可以長生。雖至消失其本形。而並非如高等生物之自然死。是足徵威氏之論爲不誤矣。蓋單細胞生物概能絕對長生不老者也。然至進化較速之優等生物。如高等動物之類。卽皆不能不死。因欲令生物發達。不出乎本體與其遺體之二途。今若使各個本體不老不死。則組織各個本體之細胞。無論如何發達。必當有其極限。一至極限。卽不復能更進。故自然之大法。與其使各個本體永久生存。毋寧維持其遺體。使之永永流傳。得以發達。人類亦爲此自然法所制馭。自然法將使人類發達。至於無限。故個體旣死。更使較有進步之子孫代之。如此遞衍。實爲最適當之法。是使人不得不死。正所以使人類長存者也。且人之死。非但不亡人類。實所以發達人類。使有進步也。繁華開謝後。佳果自生。成可謂能道箇中消息者矣。

然則人之生世。決非爲死而生。實因欲產較優於己之子孫而生。而人之死。卽所以

使較優於己之子孫代己更爲進化故也故生殖問題爲人生之大事而生殖上之道德（卽男女間之道德）實占道德中最重要之位置者凡以此也

然則死之物理何在歟欲知死之理先當知生之理一切生體皆賴運動及細胞組織之變換與夫活力之發育及消費並行新陳代謝之作用始得以維持生命其輸進一方面營積極的變化較多者卽爲生長其洩退一方面營消極的變化較多者卽爲衰老而此兩種變化皆斷絕者卽爲死死復有自然不自然之別如前所述者是也。

承派司唐之後。研究細菌所營之醱酵作用者。有法國學者迦普婁、倍爾脫朗氏。及德國學者愛姆梅林氏二氏皆謂生物體中之積極消極兩變化全由體中各處之細菌以一種不可思議之醱酵作用經營之其營此作用之細菌更有二種第一種、營成肉的綜合醱酵作用卽與積極的變化於體之組織中者也第二種、營破壞的分解醱酵作用卽與消極的變化於體之組織中者也據兩氏之說則死也者以營破壞的分解作用之醱酵細菌在體組織中爲極猛烈之活動遂使營成肉的綜合作用之醱酵菌停止其動作是卽死之原理也本此原理則梅幾尼穀甫謂祗須撲殺破壞的分解作用之細菌人自可長生不老者立說未謂無本是以梅氏竭力求能撲滅此菌之注射劑以冀發明長生不老之靈藥焉此事當於第九篇詳述之。據倍爾脫題之說。則肺細胞所以能由吸入之空氣中攝取養氣以輸之血脈中者並非因肺臟內外之空氣壓力不同自然行所謂物理的滲透作用實由有一種亞幾司他倕之細菌在肺細胞中行醱酵作用而成倍氏又謂腦之機能亦因其中有細菌營醱酵作用故能活動約計一人腦細胞中之細菌數較之地球上之人口總數爲更多也

二　不老強健者之狀態

人體全身之死。一生祗一次而已。而人體中常行積極及消極之兩種變化故新陳代謝無時或已是以局部之死無一瞬不行於體組織中然體組織之消極的變化

常將危害生命之毒物分泌於體組織中或更特別發生其間此等毒物如不排泄於體外則其人必致死於不自然或早老也

人之強壯而不老者非必能多行動多作事毫不疲勞也不過其精神之力毫不懈慢遲緩耳眞正之強壯不老者殆如斯賓塞氏所言內部生活能與外部生活相一致而精神堪應四周之變態與之同化毫無阻隔卽易所謂變而通之以盡利鼓之舞之以盡神是也雖然人之精神作用不同如其面或能勝過度之勞苦或能忍耐不眠或能忍饑餓或能不畏寒暑其相異之優點固多劣點亦不少惟是無論何人皆不能勝極端之困苦故亦決不能免於自然之死所僅可力致而得之者惟免於不自然之死耳人縱不能求臻於絕對的不老必當設法以免夫相對的早老然則世之有意於此者愼毋過度勞苦自速其死亡可也

夫所以招致不自然之死者其原因在於中毒而所以中人之毒或在於飲食物之生成中或自體組織中分泌廢物而成要皆足以致人死命而毒害人體最烈之物

莫如自外部侵入寄生體內之微生物即細菌是也世人類多因此種細菌速其夭札統計全世界人如此死於非命者爲數蓋不在少故人當常常留意不使是等有害細菌得以乘間襲擊則莫大之幸福矣

防禦寄生細菌之能力亦因人之體質而異有雖居處於有害細菌極多之處終不爲害即或偶被侵入亦能立即撲滅之反是而又有偶被細菌侵入即繁殖非常之速以致害其生命者是故人之身體務保持極限之健康遇有害細菌能如消化食物然立即撲滅斯爲強壯反是而不能撲滅即決不能稱爲強壯強壯之人其體內恆發生一種奇妙之細菌具有撲滅害菌之醱酵作用梅幾尼穀甫謂白血球一物即專營撲滅害菌作用者此類醱酵細菌集而成團故抵制力甚大試取強壯人之血液在顯微鏡下檢視之設其人血液中有癘細菌則見其白血球即急激運動攻擊該菌不已卒致呑食而盡殺之云

據此諸事以觀則強壯不老云者並非如世俗所謂筋肉強健孔武有力之人實當

就內部之精神與肉體機能言之彼女子者西洋常目爲弱物而其筋肉強健之度亦概遜於男子然通計世界女子之死亡率反較男子爲低減且壽至百歲者男子百人中不過一人而女子則有二三人且女子之筋肉雖不如男子之發達然不幸而或饑餓或中毒或疲勞或血液減少其忍耐之之能力皆一一遠過於男子故筋肉強健者未必卽爲其體組織內新陳代謝之機活動毫無停滯之據世人皮相之見卽以其人爲不致早衰其實則大誤也

三　不老法的睡眠法

睡眠之關係人生較食物爲尤甚決不可以爲無關重要而忽之顧世之講求長生不老法者尙未聞有就睡眠注力之人是可怪也不觀之病人乎食物醫藥尙可從緩而睡眠則萬不可缺凡患食物積滯不能消化而成病者祇須得有熟睡卽不甚覺其疲乏蓋睡眠者能制勝體組織內敢逞兇威之病菌並能節省消費料蓄積營養於體內備一旦緩急之用故睡眠雖爲身體之休息毋寧謂爲精神之休息也

夫睡眠時腦之狀態若何。雖在今日科學之程度。尙未足以盡行闡明。然謂其變化必居物理及化學之一。則確可信也。主張物理的變化者謂平時腦細胞概皆以放線狀突起惟入於睡眠狀態之際此放線狀突起之一部或全部已被收縮因而隔絕各細胞間之聯絡遂成無所感覺之狀態

主張化學的變化者謂人之覺醒時體中有一種酸酵素可名之曰催眠素此素漸次蓄積於體組織中及其蓄積之度達於若干限度以上則其人立卽催起睡眠逮此催眠素漸次減少並前此覺醒時腦中所費之營養料再行充實於是其人遂成覺醒狀態云

然法國中郞大學敎授穆索氏之意見以爲睡眠之原因應歸諸血液之分量此說似最爲妥當其說謂腦中血液之分量降至某定限其人卽催起睡眠故欲熟睡者必用被褥溫煖身體所以使血液專注於皮膚方面使腦中空虛也

年齡旣高卽血管壁易於硬化是以老人每至夜分雖臥於溫煖之被褥中似可令

血液流注於皮膚易成熟睡矣然以血管壁不弛緩終致不能熟睡者往往而有以不能熟睡之故使腦於二十四時中工作不已卽爲早老早死之因故志欲長生不老者苟知年齡既高血管壁成硬化易致失眠卽當於夜分飲溫湯藉以軟化已硬之腦血管壁庶就寢後腦血液易流注於皮膚自能熟睡也

然最能使人熟睡者莫如勞作勞作不必專限於筋肉之勞働卽精神上之勞作亦可蓋勞作既久斯催眠素之積於體組織間者自然充足既充足後自然易催起睡眠惟專勞腦髓之人其血液之自腦他輸者分量較少不若勞筋肉者之腦血易散故亦有不易催起睡眠之慮是則筋肉運動爲不可少矣是以志在長生不老者既達老年不必卽廢勞作而在晝間常勞腦力之人入夜則勿復働腦必須設法將腦血液輸於身體之他部分以便熟睡又無論如何臥床必備溫煖之寢具然後就寢庶腦血液易於輸出蓋能熟睡後腦自休息腦不過勞卽萬無早衰早死之慮也

四　一日間生活之常度

苟得熟睡之準備而能熟睡。卽於長生不老之道。亦必有益。而睡眠時間之多少。亦因各人之習慣及體質而各有不同。有一晝夜睡四時間而已足者。有六時間而足者。有需八時間乃至九時間方足者。然睡眠之要並不繫乎時間之長短實以能否熟睡。爲斷。無論睡眠如何。經久。苟不酣足卽決無功效。無論睡眠如何短促。祇須酣足卽必有功效。俗諺曰。早寢早起眼耳鼻口歡喜西洋古諺亦曰。早臥早起或又曰。夜半前酣睡一時足抵夜半後之二時此皆言早寢之有益於健康也相傳早寢爲不老之一法。似不爲無理。蓋睡眠而有效者。必屬睡後前半期至後半期則其效爲已薄矣此可依許多實驗以證明之初非臆說嘗見有就寢二三時後卽不得已而起床其人並不疲倦者則因其睡眠雖少已能舉相當之効果故並無妨害也平素默察強壯不老之人。頗多因夜間得熟睡之故。及晨則疲勞業已充分恢復。遂自然能早起者。起床後。有未幾卽進朝食者。有持二食主義。再經四五時後方食者。各從其人之習

慣均可無妨此於長生不老似無甚關係也

職業之於長生亦頗有關係要以適性爲宜有或以一時暫局心中一面厭忌一面無聊從事勉強振起其活力而以不愉快之故運用身體諸機關皆逆而不順因之而衰老易侵死亡遂速焉故希望強壯不老者必從事於一己喜好之職業引起興趣使有樂此不疲之概於是職業與身體交受其益矣

又無論何事愼勿戚戚焉考想其過去與未來要以當前實力進行爲主彼鰓鰓過慮於事無濟徒以壓迫其精神使體內諸機關運轉不能圓潤而衰老死亡以速焉又於身體之諸機關當時存一強壯無病之心若常常憂慮惟恐某處或有不適是亦與鰓鰓慮事者同爲有害且或竟致成病者亦有之矣

煙酒之害不但使人對於正當食物之食慾爲之減殺且有積極的毒物害體內諸機關故留意於長生不老者不可飲酒亦不可喫煙而酒之爲物尤與糖反對糖爲人體活力原料之一最爲緊要惟飲酒而後卽生壓忌之心故酒當力戒勿飲

世有過於謹慎。特請醫師爲顧問。就決飲食起居之所宜。自以爲長生不老之祕在是者。不知此實最爲愚瞀。起居飲食。當隨己意。一涉勉強。卽爲有害。求強壯不老者。但於己所欲得之飲食物。飲食己所欲得之分量。於己所適宜之起居動作。行己所能勝任之時刻。不必過於拘泥也。

將就寢以前。宜一轉其心機。將日間所作所爲。一概釋去。放寬其胸懷。坦坦蕩蕩。有一塵不染之概。倘有多餘之活力。與意興。可發爲遊戲以滿足其本能。或與小兒輩相和嬉戲。或爲雜談。或奏音樂。是亦有志長生不老者。一日中萬不可少之事。其効能使多餘之活力。不爲己害。而轉以益己焉。

第九篇　不老不死法之新發見

一　病菌與白血球之決戰

卷首第一篇。已詳論今日人類之老且死者。多由於疾病而不自然。然其由生理之漸變自然衰老而死者。世固甚稀。而人亦未知其狀之果如何也。爲今之計。祇須除

去老死之病的原因卽自有長生不老之人可見故最近學者及醫師咸竭力注意於此焉

防外侵之病。第一在注意公衆衞生。如古巴（西印度羣島之一）之首府哈瓦那。因欲撲滅蚊類。掃除瘧疾之故。於是推獎一般公衆衞生遂不得不使個人各注意於衞生焉第二、則人苟一旦爲釀病之物所襲當立卽擊退之故平時須準備征制病源之武器不可偶有疏忽武器維何。試論述如右。

百餘年前。英國醫師勤那、得種痘法。由是令人得常帶退治天然痘之武器。然此種痘法之發見實出於偶然。悉由經歷之實驗而得。絕不根據於理論。而輓近學者醫師乃依傍以作方針向前研究遂得別闢一新途逮勤那死後五十年。乃有法國化學家派司唐氏與其副手。協力研究種痘免痘之故。終乃知天然痘者實因一種微菌營一種作用儼如麵麭酵母之醱酵苟接種痘苗於某動物又由此動物採取其細菌毒素更接種於他動物便可漸次減弱其毒素之威力如以此弱毒素之痘苗接種於人體則其人卽與患弱性之天然痘同一狀態旣接種以後對於天然痘之來襲卽成爲免疫性不復染及焉派司唐氏得此結果遂仿照此法移用之於他種疫病因得一種醫治狂水病之法繼又用以討究豫防及治疾之術意欲令於各種疾病皆得普遍應用之焉

派司唐氏旣得接種式之防治法以後未幾有其門弟子二人發見一術自接種細菌毒素之動物血液中除去其赤血球成無色液（卽血漿）此液亦含有防毒素如用以注射於他動物則與接種細菌毒素之動物同有免疫性其後本此方法並發見各種血清療法於長生不老亦可賴以進益焉

白喉痧之細菌到處皆畧有存在惟其侵襲強健人之軀體卽被立時擊斃或從速退出無能爲害必遇孱弱之人然後寄生於其喉頭而繁殖世人所見喉症之白膜卽此種細菌分泌如牛乳狀之毒素也此毒素滲透血管壁輸遍全體各機關因以障害各機關之機能遂致斃命若幸得乘毒素未遍全體之時注射以血漿製造之

防毒血清則其人卽能恢復元氣擊退此白喉痧之細菌而不死矣雖然當未注射防毒血清以前儘有罹白喉痧或其他細菌後能忽焉痊癒者此果何故歟乃一大費研究之事也

十二三年前。梅幾尼穀甫研究發炎腫脹之故。知人體因受傷或罹疾致局部起有紅腫者卽因血液及淋巴液中浮游許多之白血球此白血球之細胞內存有無數特殊之害細菌卽爲所以紅腫之因者白血球一一呑食而消化之如嚙殺生物之狀其或害細菌甚多白血球不能盡食轉而爲害細菌所殺則紅腫處必漸次蔓延而其人遂爲所毒鬱悶而死亡焉

梅幾尼穀甫在顯微鏡下。發見此種情形。遂謂人之所以因疾病而死或由疾病而得痊癒一視細菌與白血球間之戰況如何爲斷細菌敗白血球勝則其人恢復原狀而痊癒若白血球敗細菌勝則其人卽陷於死而因白血球細胞。有嚙殺害細菌之機能。遂名之曰發格西德。意卽縱嚙之細胞也。

二百四十五歲之靈藥

白血球既有撲滅害細菌之機能。然血清療法之防毒血清既無白血球又無赤血球。而一經注射以後被注射之動物何以遂有免疫性是可怪也無已其必淋巴液中亦含有防毒之化學的物質矣不知防毒血清之在患者體內非必定營撲滅細菌之作用不過病體細菌受防毒血清注射之後有以障害其破壞作用縱病細菌毫不減其繁殖之力依然繼續繁殖而一受血清卽能中和其分泌之毒素故不爲害也。

此外更有一現象。極可注意。卽防毒血清。一經加熱。必失其免疫効力是也。然縱令失其効力若加以未經接種該類細菌之潔淨血清或加以毫不受該類細菌侵害之潔淨血清卽能立時恢復其原有之免疫効力然則無免疫性之潔淨血清雖一時失其機能。亦可設法恢復其既失之効。必然而無疑矣。

取免疫性動物之血漿。製造防毒血清。縱令其中並無縱嚙細胞之白血球具嚙殺病菌之力然注射患病之人以後卽能救治或豫先注射之亦可使其人不罹此病是因血漿所製之防毒血清中含有白血球分泌之化學的醱酵素以醱酵作用能中和病菌分泌之毒素故也

又取無免疫性動物之潔淨血漿。製爲潔淨血清。以混和於因熱失効之防毒血清中。卽有使此防毒血清恢復其已失効能之力。故以潔淨動物之血漿製爲潔淨血清注射於健康體必能刺戟其白血球之縱嚙細胞使多分泌醱酵素具中和病菌毒之力此梅幾尼穀甫最近研究所得之結論也。

人至老年。則顏色枯槁頭髮變白。此因其體內各機關之機能已衰。而縱嚙細胞分泌之醱酵素已形減少所有營破壞作用之細菌分泌毒素轉多無與對等中和之力遂使該細菌逞其破壞能力人體遂以衰弱故苟能調治動物之血漿取動物白血球中所含縱嚙細胞分泌之化學的醱酵素製造血清常時注射於高年人之體內使其體內營破壞分解作用之細菌永不得逞其兇威卽其人可以長生不老此亦梅幾尼穀甫近今之持論也。

梅幾尼穀甫製造此類之長生血清。目下雖在試驗中。然使此靈藥。漸進。而。果。能。成。功。則。至。少。亦。得。活。至。百。四。十。五。歲。無。論。男。女。皆。可。保。持。其。玄。髮。花。容。決。無。老。死。之。可。憂。矣。此梅幾尼穀甫之主張也。

然梅幾尼穀甫著手製造此種靈藥以前。僅希冀能保人長生至百二十歲。其初、梅氏以爲人之衰老而死者。或原因於白血球中之縱嚙細胞。嚙殺病因細菌。同時並於組織人體之細胞中。擇勢力稍衰者。亦嚙殺之。遂漸漸營幷嚙行動。緣是紅顏變而爲皺皮老人。且毛髮中之色素細胞。亦爲嚙殺盡淨。遂致成爲白髮。故祗須以縱嚙細胞分泌之毒素爲基礎。調製一種注射劑而注射之。卽能盡滅縱嚙細胞。無慮乎衰老。是以其初製之注射劑。稱爲長生至百二十歲之靈藥焉。然而注。射。縱。嚙。細。胞。之。毒。素。不。但。盡。滅。縱。嚙。細。胞。幷。體。內。其。餘。必。須。之。細。胞。亦。將。同。時。殲。滅。之。於。生。命。至。爲。危。險。於是此百二十歲靈藥之根據不得已而概爲顚覆梅氏遂另行根據前述之新理論製造一種百四十五歲之靈藥此梅幾尼穀甫創意之經歷也使此種靈藥果克告成則昔時秦始皇求之蓬萊而不得者今竟得之其幸爲何如但恐去能有實效之期爲時尚甚遠耳。至如近世免疫新法之理論及方法當另述之本書不爲多贅惟近今醫學界以人體長生不老爲理想百計思得其法研究考察未嘗少懈則徵諸梅幾尼穀甫研究之經歷可曉然也。

三　人之生存年齡

梅幾尼穀甫考求百四十五歲之靈藥其實效如何今尙未能盡明惟人生七十古來稀普通卽生存至五十歲者亦不多見觀歐美諸國男女平均生存年齡之調查實例如左。

國名	調查年次	平均生存年齡
法蘭西	西紀一八五一年	三一・〇六歲

比利士	一八四六年	二八・六三歲
丹抹	一八四五年	二七・八五歲
和蘭	一八四九年	二七・七六歲
瑞典	一八五〇年	二七・六六歲
那威	一八五二年	二七・五三歲
英吉利	一八五一年	二六・五六歲
美利堅	一八五〇年	二三・一〇歲

據以上統計表觀之。則平均生存至三十歲之人且不甚多。直可改杜詩爲人生三十古來稀矣。北美合衆國人。非平均不滿二十五歲。卽死亡者乎。然就情勢言。則無論何國。生存至三十歲以上者。當必甚多。何以各國平均年齡概在三十歲以下。則以生而未滿一歲。卽死亡者頗多。故也。其在日本。每年內滿五歲而死亡者。竟占全國死亡數之三分之一以上。而滿一歲死亡者。占四分之一。故研究長生。不老之法。

求得其靈藥爲老年人謀幸福固爲重要而爲國民謀健全之發達設法不使嬰兒夭折尤爲最要。此在英美諸國孳孳研究。保全嬰兒所以有本書第十篇所述之法也。最近有某西人在日本東京設慈母商榷會。意在防範五歲以內嬰兒之夭折據日本明治四十三年之統計。則自零歲至五歲中之死者。一〇〇〇人中占三八八・五人。其中二五九人皆死於一歲內者也。自此而至男子十一歲。女子十歲死亡率漸減。其男子自十一歲至十二歲之一年間。一〇〇〇人中僅見死亡者三・一六人。女子自九歲至十歲之一年間。一〇〇〇人中。死亡者不過三・七五人而已。此際死亡率降至最低位。及進而至春機發動期。死亡率又漸增加。至十八九歲時。漸次緩慢。自二十二三歲至二十八九歲。死亡率却又減少。至四十歲。又漸呈增加之勢。綜合以上事實而判斷之。日本全國人口二分之一。以未滿十六歲而死。其保六十五歲之壽命者。每人口一〇〇中。僅占一成。故其明治三十五年。男子生存年齡平均四三・九五歲。女子生存年齡。平均四四・八五歲。男女平均之生存年齡爲四四・五歲也。

據此。則日本人之平均生存年齡。尋常以爲較歐美人短少者。自其統計上言之。反較歐美人爲長矣。我國雖無年齡統計。然大致情勢約總在近四十左右。較諸歐美人爲長。蓋東亞人肉食不如歐美人之甚。普通用以爲主食者。皆炭化物之野菜類穀菓類。顧世多不察。舉凡肉食運動游戲之類。將皆一一醉心於西洋。竭力模倣之。不知於生理既不甚合宜。且因以多耗生活費。困於度日。亦非計之得也。

第十篇　保全嬰兒之法

一　晳種人生殖力之衰頽

三十年前。有一種恐怖心。風靡於法蘭西。先在其統計家及學子間。首致紛議。繼乃傳播於經濟家、社會學家。終且鼓動政治家及一般國民。是卽法蘭西人種死滅之問題是也

其後未幾。英吉利亦起相同之恐慌。咨嗟之聲。反響迄於德意志。而美利堅又起而

和之。蓋美國今日人口之增加。並非其國內出產力所致。實全由外來移民增多之故。雖方今並不覺其有所影響。然高架索人種生殖力之衰頽。實通歐美不可諱言之事實也。

且此事自漸露端倪之後。識者已忍無可忍。故各地羣起而爲眞摯之研究焉。聞有巴黎一醫師。首先專心從事於此。其餘各地方。大率由市長先行著手調查。英吉利有一工業地。由醫生爲市長。遂自當研究之任。紐約、榮加斯羅、識斯德、格里符蘭、芝加哥等處。皆陸續有醫師及熱心於公共事業者。傾注全力於此。此歐美現今對於生殖之實狀也。然研究者最初著手之數年間。各以一己之周圍爲問題。不遑他顧。所有事實及數量。僅爲地方的調查而已。不能一槪而言。及後多方綜合。乃知時勢者任至何時。不與他地方之狀態懸隔者也。是以錯雜之統計。與專門家之所說。槪歸一致。而大要之原因。則不在成人而在嬰兒。蓋數量上實發見幼兒三分之一。皆不達五歲而卽死亡者。其中未滿一歲之嬰兒。占幼兒死亡全數五分之一。乃至四分之一幼兒之生命直與八十歲以上之老人同一危險惟八十歲以上之死乃順應於自然而幼兒之死則大半出於強死是則小孩直無異爲死而生也至其原因何在則尚暗中摸索不能明曉然有歷史的二事實足以明確說明之焉蓋歐美近代歷史上顯見嬰兒死亡率減少者僅有二次。

第一爲美國南北戰爭之時。英吉利之綿。不能輸入美國。美國郎加西亞縣之工場作業。悉行休止。數千職工。一時失業。死於飢寒者。陸續不絕。然當此之時。惟嬰兒死亡率爲工業旺盛時所不經見。直低減至從來未有之少數焉。

第二則距美國南北戰爭數年以後。當普法戰爭之際。普魯士軍隊包圍巴黎。是時市民之窮乏者。貧病交脅。死亡因以大盛。然可怪者。成人多死亡。嬰兒則轉以發育健全。死亡率爲之大減焉。尤以偏僻鄉地爲最。直自百分之三十五。減至百分之十七。蓋此等地方之婦人。平時多受僱於巴黎之富人。爲其乳母。至此乃逃回家中。與巴黎斷絕交通也。

此其理由並無他故。蓋在產業界順調之時。少年婦之爲母者。各得職業。隨意外出。不暇多哺其子。及世況不佳。無業可得。因常日家居。多乳其兒。遂有此結果也。是知救育嬰兒法。縱其母任何營養不良。身體瘦瘠。亦當親自注意。其兒自爲哺乳。使得自然配布之食物。否則縱能集合許多豐富之滋養品。畢竟出於人工所爲。加以此等食物。如不設法誘引飼之。往往非所樂受。此所以嬰兒多死亡也。然此種理解。苟爲母者質性笨拙。卽不易明瞭。往往以爲未必盡然。忽焉不顧。不圖於巴黎被圍時。受實事之逼迫。始一償其天然之養育。而嬰兒死亡率。在歐羅巴大都會中。乃爲僅見之最少數焉。雖然。是亦一篤志研究之人。與諸人協力考察。苦心而得之賞賜也。

二　特克禿爾皮唐之遺功

巴黎已故醫師特克禿爾皮唐者。某日。在特克禿爾之產科院。見一下流社會婦人。猛憶前年曾爲之守產。當其分娩時。得一肥滿恰巧之子。而該婦又係初產。益心喜欲狂。卽特克禿爾亦爲之愉快不已。迄今日再見此婦。因憶及前事。仍爲愉快。因訊該婦人。前此所生可愛之兒何如。不意該婦乃慘然答曰。死矣。特克禿爾遽爲之顰眉失望。然小兒爲死而生。驟然現形於世。使其母作暫時之歡喜。不過欲以最後之悲哀。銘刊其肺腑耳。此類事卽在常人。固已幾於司空見慣。而在特克禿爾。尤無異於通常之茶飯也。雖然。此不僅醫師問題。實爲國家問題。蓋遭遇此種惡境之婦人。實已不知凡幾。所有曾經育兒之婦。就診於特克禿爾處者。每寒暄之下。問其前所生兒安否。大概皆答曰。噫、死矣。問其爲喉痧歟。抑肺炎歟。則又不然。不過夏時炎暑彼弱小之軀體。未受其母適當之處置故耳。

於是特克禿爾、一日。於無意間。偶以藥物給與未滿一月之小兒。並請其母。次週攜兒再來。時常監督該兒之養育。不意竟得極良之成績。特克禿爾因設立育兒商議所。藉以將嬰兒養育法之模範。指示世人。後其成績亦極佳。所有設備。只須體重計量器。及篤實服務之醫生耳。其法。則每週計量生兒而診察之。使其母聽講乳哺及處置法。惟不診治病兒。因恐傳染於無病之兒故也。

特克秃爾皮唐。自創立此育兒商議所後。數年卽歿。爲之作傳者。言彼以盡戰場之義務。故死於邁爾賽。由當未死之前。猶應嬰兒會集之招。途中爲肺炎所襲而死。左之一文。卽其贈於副手及門生之遺言也。其文曰。

親愛之友人乎。余將以法國嬰兒之運命。奉託於諸君。切望繼今以後。自諸君以至諸君之門下。必盡力勸導年輕之母。助之養育赤孩。以宏播此必要之方法也。

皮唐

某日。受此遺言之諸同志。商議爲特克秃爾皮唐作紀念。因求紀念最適宜之法。先是、有一婦人。曾受皮唐之診治。後復爲其門生。至此乃建議不用無益之造像。特建一紀念院。以宏播其育兒之精神。衆同志咸贊成之。既而捐助金亦迅集。遂設立皮唐財團。經營管理一切。由是而酷暑之際。巴黎嬰兒死亡者。每年三萬五千人中。乃減少萬七千焉。

巴黎、發爾其愛爾街九十一號之小白堊房屋。卽特克禿爾皮唐之紀念院也。其間有醫師、學生、產婆、婦女等。終日出入。絡繹不絕。有聽講義者。有詢問方法者。殆爲庶民女流抱有嬰兒者之極樂園也。

今其下流社會有兒之母。凡有志於育兒者。每週必攜其嬰兒至該紀念院集會一次。先自其應接所排成四列。行至體重計量室。將嬰兒脫衣。各自取籠。納諸其中。以計嬰兒之體量。如欲求詳細之診察。則再著衣服。行至次室。卽有醫生手持診斷書。聽其述一週間育兒經過之現象。因就必須之處置及食物等。爲之開導指示。如嬰兒必需化學的調合食物。則給以相當之殺菌牛乳若干。

凡至皮唐紀念院之婦女悉成巧於育兒之人且足爲其近隣之指導如人工食料不甚切要卽決意舍之不用若勞働社會之女流來欲乞取牛乳卽給以極多之殺菌好牛乳並不向之索價惟必先令停止母乳然後用之亦不見育兒之煩累也

今通法蘭西全國計之凡設此種商議所之地其夭折嬰兒之禍殃已漸銷聲匿跡

即夏期中死亡本多者今亦絕不之見矣

三　嬰兒不死之市

往時法蘭西有一小市曰維利愛爾逗克者。選舉一紳士莫休莫萊爾君爲市長。該紳士一意爲市中未來之小兒謀幸福。盡己力之所能爲研究兒科醫學。與特克秃兒皮唐同。而以自然法之實行。必先本身作則。從己身始。遂發布左之條例。其言曰。不論已婚未婚之女子。凡住居此地而有小兒者。苟缺少一己及育兒之生活費。皆得聲報市吏有請求助力之權利。後又發布處理嬰兒之詳細命令。其患病者。不問有無傳染性。一概強制使呈告病狀。凡醫者之施治看護出借市有之消毒器及給乳瓶。與夫每二週間測嬰兒體重之計量器皆不收費。其當注意之事。亦一概應付咸宜。最後發獎勵育兒之命令如左。

凡自己生育之兒。及受人託育之兒。不問用己乳或牛乳。如生後一年間。能撫育健全者。自其撫育之日起算。每月給以二佛耶半之獎勵金。

市長既爲嬰兒如此盡力。結果乃於市內小兒之保育上。得舉從來未有之好成績。

蓋自以上諸條件迫行以來。迄今十年間。該市幾無一夭折之嬰兒。亦無因生產致死之女子。爲此稀有之好成績。至使爲母者有育兒之興味。並於未產之二月以前。已爲諸般之注意。蓋育兒健全。皆盡力準備之賜也。

莫萊爾嘗爲饒有趣味之言曰。母之乳。乃兒童專有之財產也。奪嬰兒此種之權利者。實身兼盜賊之兇漢也。

數年後。又有一醫師。被舉爲一地方之市長。感於維利愛爾逗克市之成績。亦爲育兒事業。惟以英國人治英國地。與法蘭西人大異。加以法市爲農民地。而英市爲工業薈萃之地。常有雜多之煩難問題發生。然終得拔除之而收好成績焉。

四　嬰兒之市長

英國黑達司費爾特之勃魯特朋脫君。號稱嬰兒之市長。爲英吉利人所稔知。當其就市長之職時。先從生活極艱難之貧人窟（卽著名之倫格烏特）著手。首發一奇突之命令。其令曰凡余在職時所有倫格烏特產生之嬰兒如最初最危險之十二個月。得以安然經過而成育者。賞以現金一磅。爲其誕生日賀喜之用賞金以適於條件爲限。不論牧師之兒及富豪之兒。亦同樣處理。所有嬰兒家之無智慮。不能營相當之生活者。該市皆派婦女衞生員至其家監察。又將倫格烏特之貧民窟。分爲數小區。各區置一婦人監督之。其下各有多數婦人。爲之副手。各自擔任十五嬰兒至二十嬰兒之監察。遇必須巡視之日。復派遣醫師偕行焉。

當該市未施行此項事業以前。倫格烏特嬰兒之死亡率。常年一千人中。占百三十九人。自施行後。第一年之試驗期中產生百十二嬰兒。尙死亡四人。其中一人以遷徙。故生死不明。餘之百零七人。悉得領取賞金焉。此因事在初歲。行動不明者。卽亦視爲死亡。然綜計一千嬰兒中生亡率。尙減退至四十四人焉。若將行動不明者。亦

視爲成育則僅占三十六人實可驚之良好成績也

其他更有因誕生日得領賞金之故舉凡嬰兒產於何時何處市公所能直接知之蓋英吉利定章凡嬰兒生後六週間以內須呈報登簿於是多有將生產及死亡日期同時呈報者及既知嬰兒之產生望其健全成育往往其兒已死爲時過遲不及施行保育之法焉

市長勃魯特朋脫之言曰成育嬰兒首當警戒之時期爲產生後之一週內次則第一個月又次則初三個月是爲一定順序故一兒既產後擔當員卽當飛奔至其家注意保護勿令致死或到時生兒已死則首先詳查其果爲已死而産者歟或本可成育因怠忽不注意而被殺者歟均爲最要之事

市長勃魯特朋脫君以在黑達司費爾特第一年試驗之成功爲論據且誕生日之賀喜金係其自己解囊支給不能無限制一至罄盡卽難乎爲繼爰於翌年建議凡産兒後三日內不卽呈報者所有任事之醫師或產婆槪應負罰款之責並以此議

提出於英國議會焉。是時、黑達司費爾特市。既有如前述之實驗。而流譽已遍於英國。亦不可掩。故此種可歡迎之議案。雖協議久之。而結局竟得通過。卒定爲酌量各地方之狀況。可以隨意實行之法律焉。

五　美國嬰兒之死亡率

據勃魯特朋脫之經驗。凡工業地嬰兒之死亡數。得以千人中占有七十人爲定率。由此而言。則北美合衆國新英州地方之各機業都市。實不能免於虐兒之惡現象也。當西紀千九百九年福爾路利巴市。產兒千人中。死亡者占百九十人。路倫司市亦略相匹敵。得百七十二人。（死亡率專據生後未滿一年者定算）美國有鑒於此。故至今其各處都市。尚爲保全嬰兒故。紛紛爲救濟之設備焉。就中自路周司他市爲始。共三十四都市。皆熱心組織講所。講究嬰兒之健康保全法。紐約雖未著手於此。然於諸般煩難。甚費手續之中。亦發見育兒上之種種缺點。另行講求救濟之法。

其法亦漸收成功之効焉。

西紀千八百八十年。紐約生兒之死亡率。一千中二八八·九千九百十一年。減退百二十人。而與市之膨脹。人口之稠密。絕無相關。總之。以一人之力而欲挽回大勢。固至爲困難。然於不知不識之間。一人倡之。能有百數十同志和之。或且繼之以數百名。或多數團體接踵而起。咸著手於其事。則縱或失敗。或挫折。或捲土重來。無論如何。終能達其最初之目的。紐約市救育嬰兒法之奮鬬史。實經多數錯雜之經歷而成立者也。

紐約之市民。名爲市民。實爲諸種外國移民集合而成。有在故國爲鄉民。及移居紐約。乃爲新開市之市民。其窮窘之生活狀態。實爲夢想所不到者。自意大利移居紐約之民。恆因仍其本國風俗。用布縛初生兒之身體而負之。手中另曳小車。喚賣果物及野菜。生兒之衛生食餌。卽以賣得之錢買而與之。而其母預備忙迫之時。生兒以舌舐取。卽得吸食。因食物之過多。故往往罹腺質病。致扁桃腺膨脹。而猶不以爲意。爲母者。則隨一己之便利。貿然斷絕生兒之乳哺。取雜貨店中陳積之牛乳與之。而店中又多數不置冰箱。將牛乳雜置於塵埃與蠅堆中。暑不拂拭。竟裝入瓶中。値兒哭泣時。卽取以飲之。祇須能療其饑餓。該兒卽以爲滿足。父母之情愛可知矣。與以飲水。則既不煮沸。亦不濾過。且迷信不必衞生之習慣。凡此悍然毫無智識之產母。皆帶歐羅巴育兒之惡法。遷轉移徙而至紐約。故爲禍愈烈。一年中無智不潔跋扈鴟張之結果。及一交七八兩月大暑流行。紐約市生兒遂紛紛斃矣。大都會貧民生活之困迫。至此頓現於產兒之死亡表上。而驟昇至成曲線焉。初一年之大暑日。死亡線直昇騰至爲一直線。而其反動。則在秋冷之候。又復急轉直下。故因其高低之顯著。通常稱此線爲兒疫線云。

於是有衒其慈善之美名。到處創爲救急病院及棄兒收容所者。然棄兒收容所等處。名爲處置周到。實則仍用育兒之舊法。大概皆死亡而後已。質言之。卽小兒收容所之死亡率。有一死一。直占百分之百是也。

今日專門育兒家有常用之金言。卽宜留意於嬰兒順適其意決非可以發行所處置商品之手段擲置不問遂能育養是也此論喧傳於紐約實由特克禿爾卡売皮君大聲疾呼之效果。特克禿爾曾注意於一著名之棄兒收容所指摘其莫大之死亡率。當時世人輕忽此事。以爲不足深責而特克禿爾轉以不謹愼之細故爲該收容所之理事會除名焉。但該市當局者。並不全然不注意於育兒問題也。該市之吏員自千八百七十年以來每年夏季。與衛生局之醫員同整隊伍。巡視貧民窟之各住屋中專探尋病兒而治療之。然此法無異於以一瓢挹大海之水。不得奏何等効果。固其宜也。是以忠實行此方法。繼續至千九百八年。乃設立小兒衛生局。關於育兒之取締法。遂以成立焉。遇有病兒。則使其親特別注意。於是居住於紐約市之爲兒父者。心機爲之一變。邇來則個人及合設之亂雜設備。已銷影無存可爲嬰兒大深慶幸焉

六 消毒牛乳供給之利害

二十五年前。有深知紐約貧民窟情形之兩少婦。初意欲創最新式之牛乳消毒器。製爲牛乳。備自己生兒之飲食焉。不意其又一人。卽揚言曰。

今夏試爲全體貧乏小兒。籌設牛乳消毒之法。何如。

於是二人彼此商議。與一行醫於紐約東部之猶太醫師。共同探討。雖爲自己病兒。起見。亦且願儘所有財力。藉以救濟貧乏小兒。爲此種善事。漸次著聞於世。蓋二婦人。一醫師。實始集捐款及必要之器具也。二婦曰阿伊雜克及費力克司阿特拉。一醫爲特克秃兒穀撥律克。三人之在合衆國。乃最初創設純良之牛乳供給所者也。當該市曷色克司街勃魯姆街之交角間。有薩馬利坦施療所。至今猶附設此牛乳供給所。其所在最通氣之佳室中。周圍排列銅製消毒竈。中央設應用暖爐及洗濯鍋。自著手之第一年夏間。卽有服勤之女事務長。着白青兩色之事務服。蹀躞其中。儼然若慈愛之神聖。至今不變焉。

其後逐漸設備新式之純良牛乳供給所。於是消毒牛乳、殺菌牛乳、生牛乳三者之利害比較。遂紛如聚訟。顧薩馬利坦之給乳所。依然爲衆望所歸。散居該市遠近之醫師。無論如何偏僻。必特至此所購乳焉。抑幼兒欲得人工食物。必當給以最安全最善良之牛乳。而此乳亦惟此處有之。實足爲創立之三人。留一最好紀念也。如以人工食餌飼育幼兒。則其必要之設備。亦惟美利堅最爲完全整齊。此器蓋因救濟貧民爲嚆矢。苟欲供給貧民以善良之牛乳。必具備此器。救濟乃能實行。然如皮唐博士之說。苟代世間之爲母者。豫備人工育兒之法。愈便利。卽愈有弊害。美國紐約已首先陷入此危險中。論其事業。非不確爲善良。論其方法。亦非不可告成功。惟此種牛乳供給所。僅不過給以純良之牛乳。而適勵其母以育兒之漠不關心焉。於是當巴黎被圍之時。遂得最良之研究問題。如前所述是也。夫以七十磅重之犢具有四胃袋。天然由母牛爲之生乳。其乳皆以水草二物之成分。爲根本縱經如何嚴正之消毒。或調合。行見彼七磅許之生兒。具一箇小胃袋。只能消種種雜多物料之母乳者。不能全然適合也。抑赤孩嬰兒非無情物。方其就飲母乳。自現一種滿足之意使對於漠然之牛乳瓶則亦漠然而已感情不足精神自受影響徵諸英吉利之實驗所由母乳育兒者死亡率僅一人而由牛乳育兒者死亡率乃至十五人是牛乳並非爲生兒適良之食餌彰彰明甚

薩馬利坦給乳所設立以來。訖今二十六年間。美國一般牛乳之供給法經營法及組織。業經種種之變遷。其尤形顯著之變化者。則千九百十一年是也。

自薩馬利坦給乳所開設以後。最初四年內。由那湯斯脫拉烏司之手。設一通市公立之給乳所於紐約。又食物及烹飪法之研究協會。自西紀千八百七十三年爲始。在本業外。亦分送牛乳。後從千八百九十年起。乃全從事於牛乳一項。更數年後。紐約市之慈善局。亦在勃爾克林區之遠僻方面。開設幾處給乳所。尋乃讓諸小兒救護會焉。其餘各處之給乳所。亦陸續興行於美國各地。

凡一事之闡明必經歷若干歲月育兒之法自紐育市首先著手其餘各市循例行之至後乃知與其設立純正牛乳之給乳所毋寧直接救助嬰兒從事於其他必要

之法徵諸各外國之成例亦見初生兒不育以母乳決不能有良好之結果自此義普遍揭明以後千九百十一年夏紐約之給乳員及衛生局乃在市內設給乳所三十六處皆本皮唐氏之遺訓行之並組織一種巡視看護班附屬其中且聲言每週以牛乳給與育兒之母爲餌並於附設之育兒商議所召集諸育兒之母示以育兒標準所有牛乳實際並不給與嬰兒乃使飲其母天然之乳僅令其母就所中常聘之醫師受牛乳之調合法及準備法以便日後飼兒之用而已其巡視看護班則各派至貧民窟之公共廚房將其育兒所用之器具並所買之物品詳細說明使知幼兒食餌之調理法焉當初巡視看護時無論何等家族咸懷一種疑忌以爲無端越俎或有別情及巡視人一意懇切說明始漸見親信更將醃菜胡瓜火酒卷著衣等有害初生兒之理由及新鮮空氣之重要給乳與睡眠時間之宜有一定每日必須清潔浴身之故與夫應行求醫診治時不可因循遲緩之理皆爲懇切丁寧一一娓娓言之使易領會而衛生局更用四國語言詳書初生兒衛生注意之端印就傳單

廣爲發給。是以雖貧民窟之育兒婦。亦終得領悟而遵守之焉。

七　貧民窟嬰兒之實狀

紐約市救護貧民窟初生兒之運動。因克奏意外効果故。某日有一新聞記者實地視察。與薩馬利坦給乳所之看護婦同行。查視及貧民古特尼夫之廚房。則見一初生兒。方寢於大椅上。以室中多蠅。其作爲寢床之大椅上。已掛有花色之蚊帳。兒正在晨起浴身甫畢。著粗潔之衣服也。桌上尚置有盛肥皂之器。及看護婦入室。乃伸手就其旁之衣箱中。從底取出一毯形之極粗線編物。因向同行之記者言曰。此卷著衣也。有害初生兒。今已捺入箱底。成爲一團。君試覽之。

蓋古特尼夫人早已服膺給乳所之敎訓。能實行不怠也。記者與看護婦。自該家走出後。乃同走至其隣家。其主婦勿老魯尼夫人。慌忙拭嬰兒之唇。作驚遽色出迎。看護婦略不寒暄。即突然抱起嬰兒。說破其隱情曰。君已食以水瓜矣。該夫人吏然返答曰。彼……嗜舐物。故……。一面並出示手內未熟之果物。看護婦毅然作色。對記者曰。明日覿面時。倘再遇此。除以看護之力使之悛改。無他法矣。云云。然紐約貧民窟中之初生兒救濟運動。卒能告厥成功。將貧民育兒法逐漸改良。如前述之二家。蓋已爲少數矣。

記者與看護婦。旣出貧民窟。至一繁華之某街。則正見有多乘馬車經過。在其前者。乃一純白之葬儀車。繼見其停於街端之一小會堂前。羣衆咸集。爭相眺望。其中三車。皆滿載美麗之花圈。蓋正爲一嬰兒營葬儀也。先是美利堅救育初生兒之泰斗特克秃爾卡壳皮君有言。如有五十萬初生兒甫產而死。則個人與國家之經濟上至少必受二億萬圓之損害。此議久爲記者所憶念。至是乃向同行之看護婦詢曰。貴給乳所因救育初生兒所需之費用。每一兒平均須若干歟。看護婦答每兒每年須五十圓。則以特克秃爾卡壳皮君之言與此看護婦所言。比較攷之。可知死一嬰兒。則國家及其家族必耗損四百圓。而生而育之。則一年所需費用亦僅四百圓而已。

八　育兒法普及之効果

紐約之私立慈善同業。於西紀千九百八年。派遣看護婦一團。就十九處之貧民窟。試行育兒法之通俗巡迴講演。事後奏効殊出意外。嬰兒死亡率。竟爲之減少焉。翌年。該市衛生局設立小兒衛生局。其後逐年發達。至千九百十一年。市中到處由該衛生局推展。暑天一至。則與公學校有關係之看護婦等所在分派。與給乳所之看護婦。一同教誡普通之衛生法。其費皆由市公所出之。苟看護婦視察。以爲必須另行設法者。如窮乏者之嬰兒則紹介之於慈善團。病兒則送至鄉間及水上病院等處。必立即執行。凡以盡力於保護小兒之健康也。又將此等社會間育兒之母分爲各組。令在公園遊園等處集成一團。使直接受醫師之訓誡焉。

千九百十年。紐約小兒一千人內死亡者百三十四人。翌年千九百十一年。其死亡數。減少百二十人。共救助千二百人。且初生兒在一歲內死亡之率。顯然減少。凡在市公所派遣巡迴看護婦之下。初生兒共一萬六千九百八十七人。內中死亡者。僅二百三十八人。大率千人中占十四人之比例而已。又給乳所處理之下初生兒共一萬一千六百四十四人。內中死亡者亦僅二百九十四人。千人中占二十五人之比例而已。是皆以對於初生兒施特別監護之結果也。此初生兒救育運動既奏効後。所有從前夏季之死亡率表。與暑時昇騰之直線表。竟爲之顚覆焉。

然紐約市救育初生兒事業之最有効者。曾經該市小兒衞生局之主任特克禿爾倍加君及瓊司巴爾古君說明之。二氏謂小兒死亡率增高之最大原因。全在保護小兒之幼女。卽僅十歲至十二歲之女兒是也。此等幼女受母之託保護嬰兒。實全不知其法。因此卽組織一幼女看護嬰兒會。想出種種善法。敎是等女兒以撫育嬰兒之道。爾後此等女兒有實能代母之力。卽亦自然實際有效。且在貧民社會敎兒童。比教成人爲宜。故幼女育兒會之效亦易舉焉。

其實行之法。在紐約東部各小學校之地下敎室內。乘夏期休業中。集上級女生。不問其家有無小兒。一律由醫師演講。所有育兒應備之浴盆、乳瓶、手巾、酒精燈等。卽借聽講者懷中之小兒。切實說明。並於屋內衛生、入浴、着衣、新鮮之空氣、牛乳之處理、輕便冷藏法、乳瓶及吸口之清潔法。麥湯之製法等。一一交互說之。自是而紐約二萬貧民之女兒。每週咸來集合。各自表其極願入會之誠。有手持小簿。記錄其一己與隣近各人得意之談說者。今附記一二如左。

(一)某日、散步街頭。見一女負赤嬰。與以其兒已經舐食之糖糕。余卽行至彼女之傍。語以將此食品給與嬰兒。直與給毒物無異。彼女還詰余何由知之。余言曾學於幼女育嬰會。故知之。彼女暫時考想。卽棄其糖糕。不與兒食。

(二)一日余偕弱弟遊於埠頭。見一男子方以珈琲飲小兒。且看守之。余言瓶不潔。宜注意小兒發病。彼言此乃無益之照料。余答余爲幼女育嬰會之會員。深知處置小兒之法。故奉告也。旋又見一女兒。口含糕餅而臥。有蠅若干。飛集其上。余弟因覆以布。余則以扇爲之驅除。及次週間復見該兒。則該兒病矣。因速引其父抱兒至醫師處。聞醫師言。其兒實以不耐夏熱而病。遂以三週間治癒之。余曾兩次告其父。以後勿再爲此種待遇也。

(三)一日余在街。見乳母車中。有就眠小兒。口咬橡皮吸嘴。余因至其傍。告其母以如此甚爲有毒。小兒寢時。必當以硼酸水淨此吸口。其母則大喜。禮而謝余。

此十一二歲之幼女育嬰會會員。又曾有各自釀金二角。集成八圓。治療一病兒之事。而該市意大利人有賣嬰兒食品者。以此會若盛。其業必不繁盛。未免遷怒其會員。顧其家亦有深悉此會內容。相率入會之女幼。每會必聽完講義一通。於通常嬰兒之處置。能一一明其難處。對於種種發問。並能懇切回答。終乃以救治一病兒之事。引動世人之興趣。因該會即通常持橡皮孩兒泥孩兒戲嬉之幼女。今於代母育兒之責任。乃竟能熱心努力爲之。故見者莫不感動也。此外又人人盡力驅除育兒之惡習。脫除其怠慢懷疑迷信諸端。而此代母育兒之幼女輩。更能善悟該會之教訓而實行之。故能卒告成功。抑其將來眞爲嬰母之後。亦必能盡職。可知是不啻受託次代民族之命運。早有充分之豫備也。是此等幼女。一舉而得兩善也。

西紀千九百十一年秋。紐約小兒衛生局支出特別經費。以與牛乳協會。該會大概專恃捐款經營。至是特克禿爾倍加乃發左之通知。其言曰。

諸君本牛乳協會自給乳所設立以來。因欲維持重大之嬰兒生命保護紐約全市之嬰兒。已證實普通一時之捐款。實不足恃。自得市經費後。所有牛乳販賣所並育兒看護班。當可有便利及於諸君矣。

次年夏。該牛乳協會復專從產前處置養成熟於育兒法之看護班。其前三十年間危害紐約小兒生命之敵。被征伐至何等程度。今舉表示如左。

(一)傳染病死亡。　減百分之七十。

(二)呼吸機病死亡。　減百分之三十八。

(三)下痢病死亡。　減百分之三十七。

(四)衰亡病死亡。　減百分之四。

夫救育嬰兒爲事似至細也然充紐約市之實驗及研究亦經無數波折然後此文

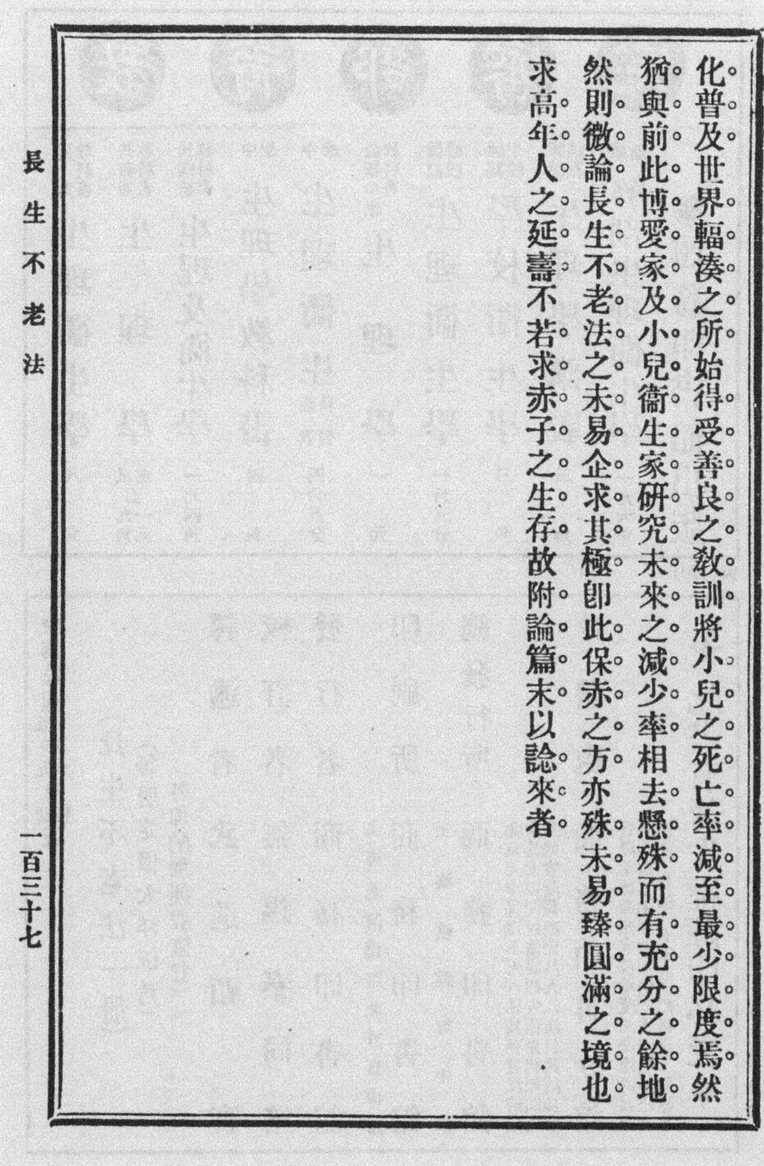

化。普。及。世。界。輻。湊。之。所。始。得。受。善。良。之。教。訓。將。小。兒。之。死。亡。率。減。至。最。少。限。度。焉。然。猶。與。前。此。博。愛。家。及。小。兒。衛。生。家。研。究。未。來。之。減。少。率。相。去。懸。殊。而。有。充。分。之。餘。地。然。則。微。論。長。生。不。老。法。之。未。易。企。求。其。極。卽。此。保。赤。之。方。亦。殊。未。易。臻。圓。滿。之。境。也。求。高。年。人。之。延。壽。不。若。求。赤。子。之。生。存。故。附。論。篇。末。以。諗。來。者。

中華民國五年九月初版
中華民國六年六月再版

(長生不老法一册)
(每册定價大洋伍角)
(外埠酌加運費匯費)

譯述者　武進顧實

校訂者　無錫秦同培

發行者　商務印書館

印刷所　商務印書館　上海北河南路北首寶山路

總發行所　商務印書館　上海棋盤街中市

分售處　商務印書分館　北京天津保定奉天吉林長春龍江濟南東昌太原開封洛陽西安南京杭州蘭谿吳興安慶蕪湖南昌九江漢口武昌長沙寶慶常德衡州成都重慶瀘縣逸縣福州厦門廣州潮州韶州汕頭香港桂林梧州雲南貴陽石家莊哈爾濱新嘉坡

二八五〇

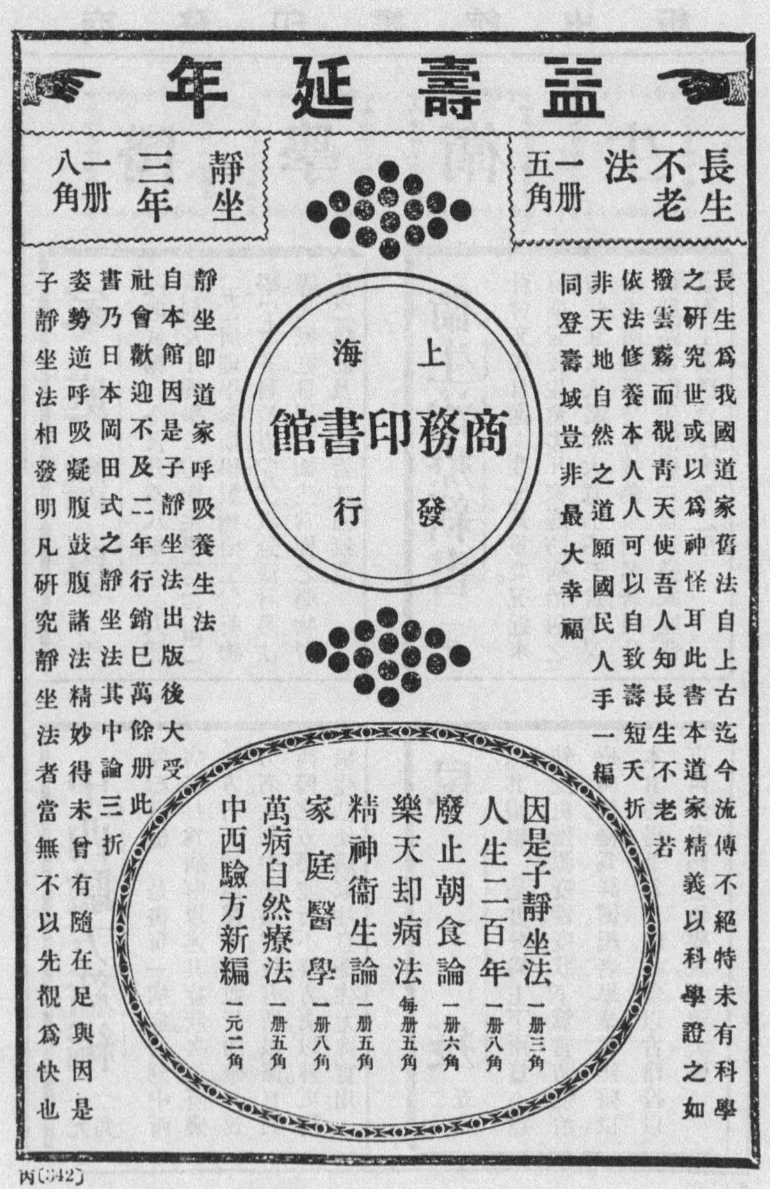
益壽延年
長生不老法 一册五角
靜坐三年 一册八角
長生爲我國道家舊法自上古迄今流傳不絕特未有科學之研究世或以爲神怪耳此書本道家精義以科學證之如撥雲霧而覩青天使吾人知長生不老若依法修養本人人可以自致壽短夭折非天地自然之道願國民人手一編同登壽域豈非最大幸福
上海
商務印書館
發行
靜坐即道家呼吸養生法自本館因是子靜坐法出版後大受社會歡迎不及二年行銷已萬餘册此書乃日本岡田式之靜坐法其中論三折姿勢逆呼吸凝腹鼓腹諸法精妙得未曾有隨在足與因是子靜坐法相發明凡研究靜坐法者當無不以先覩爲快也
因是子靜坐法 一册三角
人生二百年 一册八角
廢止朝食論 一册六角
樂天却病法 每册五角
精神衛生論 一册五角
家庭醫學 一册八角
萬病自然療法 一册五角
中西驗方新編 一元二角
丙〔342〕

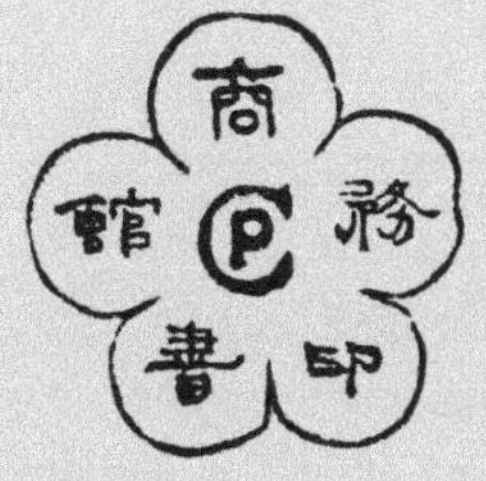
商
務
印
書
館

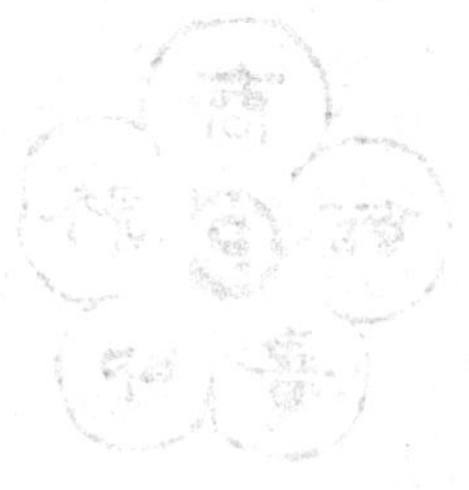

黄庭經講義

陳攖寧　譯述　商務印書館　民國九年刻本

黄宾虹卷

黃庭經講義王序

丹經之古者，参同契而外，其黃庭乎。人人讀黃庭，視黃庭與参同契不相符者，此不足以讀黃庭也。道無不一貫也，視黃庭與参同契即一事者，亦不足以讀黃庭也。立言有專屬也，是說也。余向者微窺之，今讀攖學子講義，而信乃堅矣。又黃庭有內外篇，余幼習吾家右軍黃庭帖，玩其辭而愛之，久之乃知有內景篇焉。顧疑其文之不類，或出於僞託。今讀攖學子講義，而疑乃釋矣。攖學子於丹經無不讀也，無不解也。

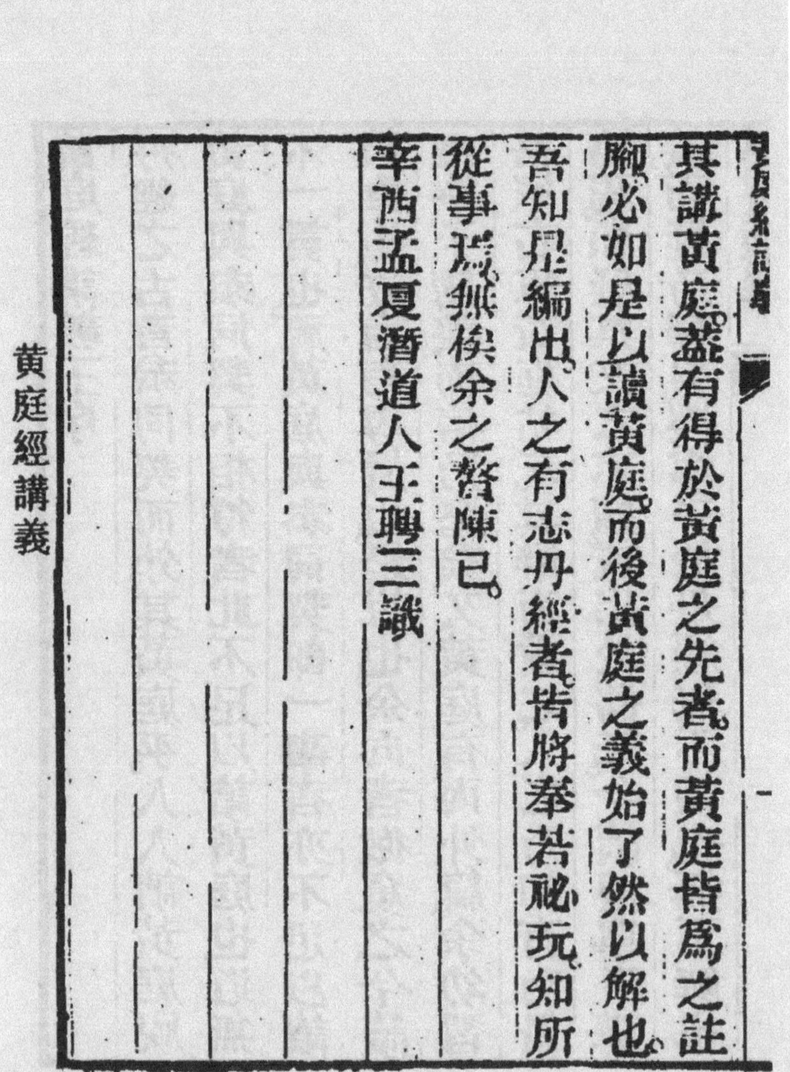

其講黃庭。蓋有得於黃庭之先者。而黃庭皆爲之註腳。必如是以讀黃庭。而後黃庭之義始了然以解也。吾知是編出。人之有志丹經者。皆將奉若祕玩。知所從事焉。無俟余之贅陳已。

辛酉孟夏潛道人王聘三識

黃庭經講義 仙道叢書之一 單行本

弁言

中華民國九年作於滬上　陳攖寧

黃庭經不著撰人名氏及時代。惟陶隱居眞誥云。上清眞經晉哀帝興寧二年。南嶽魏夫人授其弟子。使作隸字寫出。數傳而後為某某竊之。因濟浙江。遇風淪漂。惟黃庭一篇得存。然考魏夫人為晉之任城人司徒魏舒之女。名華存。字賢安。幼而好道。攝心夷靜。年二十四。適太保掾劉文。字幼彥。生二子。長曰璞。次曰瑕。其後幼彥物故。夫人攜二子渡江。璞為溫太眞司馬。至安成太守。瑕爲陶太尉從事。至中郎將。夫人在世八十三年。晉成帝咸和九年化去。以時代推之。興寧二年。較此尙後三十年。則魏夫人辭世久矣。眞誥所謂授其弟子者。或是夫人生時。諸弟子得其口授後始筆錄。否則早有隸字寫本秘藏。至興寧二年方傳於世耳。黃庭舊有內景外景二篇。眞誥所指。殆內景篇也。晉王右軍有黃庭經楷書。歷代傳刻。以爲珍寶。卽外景篇也。當右軍時代。內景尙未行世。自無所謂外景之名。故右軍所寫。祇稱黃庭。後人據眞誥之言。遂滋疑義。蓋未知此經原有先後之分。內外之別也。兩篇文字。不必出於一手。而精理貫通。體用相備。真知箇中消息者。當不復存歧視。故呂純陽真人題宿州天慶觀詩云。肘傳丹篆千年術。口誦黃庭兩卷經。鶴觀古壇槐影裏。悄無人跡戶常扃。又陸放翁道室雜興詩云。身是秋風一斷蓬。何曾住處限西東。棋枰窗下時聞雹。丹竈崖間夜吐虹。采藥不辭千里去。釣魚曾破十年功。白頭始悟頤生妙。盡在黃庭兩卷中。又書懷詩云。早佩黃庭兩卷經。不煩靈府雜羶腥。涵君爲買金鴉觜歸去秋山劚茯苓。所稱兩卷經者。非即內景與外景乎。東坡居士嘗書黃庭內景。復仿其文體而爲之贊。備極推崇。世傳並於晉帖。漫謂內景非真。其識解詎出蘇陸二公上耶。又從來著丹經者。多言男子之事。女丹訣自有別傳。而黃庭經則歷代女真以之得道者。如魯妙典崔少玄薛玄同之流。其見載籍。頗不乏人。是尤爲丹家之要旨。爲玄門之總持矣。第是經文義奧衍。多立名詞。設譬託喻。雖無與賾隱密之談。然學者讀之。罕能知味。余承同志之

易說兩篇義蘊沉潛探索擇其精要分類詮釋務使讀皆能解理蘊可通庶幾玄關丹竅資為先路云爾

第一章　黃庭

欲讀黃庭經必先知黃庭二字作何解說黃乃土色土位中央庭乃階前空地名為黃庭即表中空之義吾人一身自臍以上為上半段如植物之幹生機向上自臍以下為下半段如植物之根生機向下其生理之總機關具足上下之原動力者植物則在根幹分界處人身則在臍嬰兒處胎鼻無呼吸以臍帶代

行呼吸之功用。及出胎後臍之功用立止而鼻竅開矣神仙口訣重在胎息。胎息者何。息息歸根之謂。根者何。臍內空處是也。臍內空處卽黃庭也。

引證黃庭經本文

上有魂靈下關元。左為少陽右太陰。後有密戶前生門。出日入月呼吸存。內景經第二章○上有黃庭下關元。前有幽闕後命門。外景經第一章○黃庭真人衣朱衣。關門牡籥闔兩扉。幽闕俠之高巍巍。丹田之中精氣微。外景經第二章

解釋　魂靈即心神。關元在臍下三寸。左陽右陰。言其理耳。若必求藏府經絡部位以實之。恐近於穿鑿。密戶在身後腰部。生門即臍。涵虛子云。谷上下前後左右。暗藏一箇中字。此中乃虛無竅也。外日月一往一來。內日月一顛一倒。綿綿呼吸。均在此虛無竅中。今按呼為出。吸為入。出為闢。入為闔。闢為陽。闔為陰。陽為日。陰為月。故曰出日入月。呼吸存。黃庭之下。即是關元。關元之上。即是黃庭。故曰上有黃庭下關元。內景經云。上有魂靈下關元。則謂黃庭之上有心神。黃庭之下有關元耳。辭雖異而義同。幽闕即生門。生門即臍。針灸家名爲神闕。又名氣舍。命門即密戶。在背脊骨第十四椎下。即第二腰椎骨之部。修鍊家以心神注守黃庭。名曰黃庭眞人。心色本赤。故曰衣朱衣。神入氣中。氣包神外。如牝牡之相銜。故曰牡籥。闔兩扉者。喻陰陽相經。高巍巍者。即參同契所云。先天地生。巍巍尊高之意。丹田者。乃結丹之所。如播種子於田中。

自然生苗結實。成熟可期。故名曰田。精氣微之微字。最宜領會。必如易教之潔淨精微。老氏之微妙玄通。方盡其用。蓋丹道雖不外乎積精累氣而成。然徒知執著精氣之鍊。將何以臻神化哉。附註 後世丹書所言黃庭之部位。與本經微有不同。然大體無妨。可不具論。

第二章 泥丸

泥丸卽上丹田。在頭頂中。針灸家名百會穴。乃腦也。爲修鍊家最重要之關鍵。當行功時。運周天火候。必後升前降。升到泥丸終。降自泥丸始。所謂還精補腦是也。夫腦髓之體極精。腦髓之用至靈。其成也。乃間接由元氣化生。其虧也。非物質直接所能補足。人當中年以後。每患腦力薄弱。常欲求助於藥。然藥無補腦之效。惟有仙家妙術。借陰陽升降之機。化生靈質。日積月累。方可使腦髓漸充。間復原狀。或更覺超勝。於是性有所寄。命有所歸。雖不仙。不遠矣。

引證黃庭經本文

至道不煩訣存眞。泥丸百節皆有神。○一部之神宗泥丸。泥丸九眞皆有房。方圓一寸處此中。

二六一一四七

○但思一部壽無窮，非各別住居腦中。內景經第七章○瓊室之中八素集，泥丸夫人當中立。內景經第二一章○保我泥丸三奇靈，恬淡閑觀內自明。內景經第二十一章○問誰家子在我身，此人何去入泥丸。內景經第十九章

解釋　道法以簡要爲貴，口訣雖多，重在存真。存即存想，真即真人。言存想吾身真人之所在也。真人即神，雖周身百節皆有神，惟泥丸之神爲諸神之宗。泥丸一部有四方四隅，並中央

共九位。皆神之所寄。而當中央方圓一寸處。乃百神總會。修煉家不必他求。但存思一部之神已可享無窮之壽。因此一部之神。非散居別處而總居腦中。腦為人身主宰。得其主宰。則易為功也。瑤室即腦室。八素即四方四隅之神。泥丸夫人即腦室中央之神。名為夫人者。謂腦屬陰性宜靜不宜動。靜則安。動則傷。本於老子守雌之義也。三府即三元。三元即元精元氣元神。恬淡謂節嗜欲。少謀慮。閉觀謂閉目返觀。此言保養腦中精氣神之法，惟在返觀內照也。諸家字乃內丹之喻名。內丹既結於下田，是不可不遷，遷將何處，即上入泥丸，蓋返觀內照，乃靜以養性之功，丹成上遷，乃動以凝命之術，作用雖異，道理則同。

第三章　魂魄

自來言魂魄者，理論至夥，不可畢陳，挈其大綱，約有十說。

一　以陰陽論魂魄者　陳氏禮記註曰，魂者陽之靈而氣之英。魄者陰之靈而體之精。高誘淮南子註曰。魂者陽之神。魄者陰之神。

二 以五行論魂魄者 朱子全書曰。魂屬木。魄屬金。所以說三魂七魄。是金木之數也。

三 以五藏論魂魄者 內經云。心藏神。肝藏魂。腎藏精。肺藏魄。又曰。隨神往來者謂之魂。並精出入者謂之魄。此言魂與神爲一家。魄與精爲一家。正合丹道東三南二。木火爲侶。西四北一。金水同宮之說。

四 以鬼神論魂魄者 禮祭義曰。氣也者。神之盛

也魄也者鬼之盛也氣即魂意魂與氣古人常合爲一談如延陵季子骨肉歸於土魂氣無不之之語可見

五　以動靜論魂魄者　性理大全引宋儒說云動者魂也靜者魄也動靜二字括盡魂魄凡能運用作爲皆魂使之爾魄則不能也

六　以升降論魂魄者　朱子全書曰人將死時熱氣上出所謂魂升也下體漸冷所謂魄降也

七　以志氣論魂魄者　朱子全書引蘇氏易解曰

衆人氣勝志而爲魄。志勝氣而爲魂。

八　以思量與記憶論魂魄者　宋儒黄勉齋曰。人只有箇魂與魄。人記事自然記得底是魄。如會恁地搜索思量底便是魂。魂主經營。魄主受納。

九　以知覺與形體論魂魄者　禮祭義陳氏註曰。人之知覺屬魂。形體屬魄。如口鼻呼吸是氣。那靈處便屬魂。視聽是體。那聰明處便屬魄。

十　以生成之先後論魂魄者　春秋左氏傳云。人生始化曰魄。既生魄。陽曰魂。後儒爲之解曰。始化是胎中略成形時。人初間纔受得氣。便結成個胚胎模樣。是魄。既成魄。便漸漸會動。屬陽。曰魂。

以上諸說。各有不同。合而觀之。或可於中取得一較爲明確之印象。至其相互之關係。則猶有說焉。內經曰魂魄畢具。乃成爲人。蘇生白註曰。氣形盛則魂魄盛。氣形衰則魂魄衰。魂是魄之光燄。魄是魂之根柢。魄陰主藏受。故魄能記憶在內。魂陽主運用。故魂能動作發揮。二物本不相離。精聚則魄聚。氣聚則魂聚。是爲人物之體。至於精竭魄降。則氣散魂遊。而無所知矣。又朱子曰。無魂則魄不能以自存。今人多思慮役役。魂都與魄相離。老氏便只要守得相合。老子云載營魄。是以魂守魄。蓋魂熱而魄冷。魂動而魄靜。能以魂守魄。則魂以所守而益靜。魄以魂而有生意。魂之熱而生凉。魄之冷而生煖。惟二者不相離。故其陽不燥。其陰不滯。而得其和矣。不然則魂愈動而魄愈靜。魂愈熱而魄愈冷。二者相離則不得其和而死矣。水一也。火二也。以魄載魂。以二守一。則水火固濟而不相離。所以永年也。愚按朱說頗有合於丹家魂魄

二六|一 四九

相拘之耳徒知鍊魂不知鍊魄。死爲鬼仙。徒知鍊魄。不知鍊魂。則尸居餘氣耳。

引證黃庭經本文

百穀之實土地精。五味外美邪魔腥。臭亂神明胎氣零。那從返老得還嬰。三魂勿勿魄糜傾。何不食氣太和精。故能不死入黃寧。內景經第三十章○玄元上一魂魄鍊。一之爲物叵卒見。須得至眞乃顧盼。至忌死氣諸穢賤。內景經第二十七章○魂欲上天魄入淵。還魂返魄道自然。外景經第十五章○璇璣

念神死復生。攝魂還魄永無傾。內景經第十一章○和制魂魄津液平。內景經第十一章○高拱無為魂魄安內景經第二十三章

解釋　人賴百穀以養身。調五味以悅口。而大患即由此而生。葷腥與氣。足以穢亂吾人之神明。致使胎中所受之先天元氣。彫零殆盡。如何能得返老還童之效。魂飄魄喪。後悔何追。若能漸絕俗食。專心食氣。保養太和。則可長生。然修煉之道。至為玄妙。陰陽不可偏勝。魂魄必宜

合煉魂魄合煉者。卽是由後天之陰陽復歸於先天之一氣。但此一氣最不易得。有眞有僞。眞者純是淸靈生氣可用。僞者中含穢質死氣。乃大忌也。道家所以貴乎魂魄相拘者。因魂之性。每戀魄。魄之性每戀魂。不忍分離。不幸以人事之逼迫。使魂不能不升。魄不能不降。魂魄分離。則人死矣。返還之道。亦是順其魂魄自然相戀之性而已。夫人當生命垂絕之時。苟一念至誠。存想吾人身中元魄。尚可多延殘喘。況知魂魄相拘之道者。豈有傾危之患乎。夫攝魂還魄。雖有作用。惟貴在和平。而不可偏激。偏則不和。激則不平。苟魂魄能和。則氣可化津。津亦化氣。周身津氣。潤澤流通。自無不平之患矣。修煉之術。先有爲而後無爲。和平之極。歸於靜定。魂魄自然安寧。

第四章　呼吸

前三章雖略具理論。尙未言明學者致功之方。丹訣數十家。深淺各別。而其下手之訣。皆不外呼吸作用氣存則人生、氣竭則人死、呼吸所關、顧不重歟、普通之人、徒知以口食穀。不知以鼻食氣、雖終日呼吸不斷、然此等呼吸、大都出多入少。粗而短、不能細而長、急而淺、不能緩而深、乃修鍊家之大忌也。仙道貴在以神馭氣、使神入氣中、氣包神外、打成一片、結成一團、紐成一條、凝成一點、則呼吸歸根、不至於散漫亂動、而漸有軌轍可循、如是者久之、即可成胎息、何謂胎息、即呼吸之息、氤氳布滿於身中、一開一闔。徧身毛竅、與之相應、而鼻中反不覺氣之出入、直到呼吸

全止閉閤俱停則入定出神之期不遠矣今黃庭經所論之呼吸乃胎息以前之初步學者習之既久可以却病延年若仙道全部工夫尚未論及

引證黃庭經本文

仙人道士非有神積精累氣以成眞人皆食穀與五味獨食太和陰陽氣（外景經第十八章）○呼吸廬間以自償保守完堅身受慶方寸之中謹蓋藏精神還歸老復壯（外景經第四章）○肺部之宮似華蓋下有童子坐玉闕七元之子主調氣外應中嶽

昇齊位素錦衣裳黃雲帶常息呼吸體不快意存白元和六氣神仙久視無災害用之不已形不壞內景經第九章○呼吸虛無入丹田玉池清水灌靈根外景經第一章

解釋　修仙學道之人非有別種神奇手段不過積精累氣而已常人皆食五穀與五味道人獨食陰陽之氣黃帝內經云食穀者智慧而夭食氣者神明而壽亦此意也夫人在世俗無論如何安閒總不免有勞心勞力之事一有所

發其精神，即不免損失。是必用方法，以補償其損失。其法如何，即呼吸也。但呼吸往來，必有定所。其樞要乃在膈間，膈間亦名規中，即黃庭也。如能常用調呼吸之功，而又能保守身內精神，不使外漏，則身有餘慶矣。日積月累，迴環於方寸之中，以立命根，借身內之元氣，以招攝虛空之精神，則自有生以來，歷年損失之精神，皆可還歸於我身，何患老乎。人身臟腑，肺部最高，形如華蓋，肺屬金，其色白，故曰玉闕。肺之下有心

二六一 一·五一

心屬火。其數七，故曰七元之子。肺藏氣，心藏神，道家貴在以神馭氣，故曰七元之子主調氣。肺開竅於鼻。人面分五嶽，鼻爲中嶽，故曰外應中嶽。鼻齊位。素者純潔之義，黃者中和之義。心要純潔，氣要中和，故曰素錦衣裳黃雲帶。身體偶有小恙，則呼吸不能調勻，而喘息。此時急宜存神以調和病氣。六氣者，風寒暑濕燥火之氣，偶有偏勝，則足以致病。苟能和之，則病愈矣。道書凡一身頭面臟腑骨節，皆有神名。白元者，肺神也存自元者即是凝神以合於氣也道家工夫視不用目聽不用耳久視者非謂眼向外看乃神向內視內視又名返觀人能常用返觀內照之功自然災害不侵用此工夫永久不已則形可常存矣但調呼吸之最要口訣即不可滯於有象又不可浮泛無根能令虛無則不著相能入丹田則非無根不色不空勿忘勿助是真口訣學者當呼吸調和之候口中必有甘涼之津液發生順而吞之以意直送下降復以神火煉

之使津化為氣。潤澤周身。而後歸納於下田。以培植命蒂。故曰玉池清水上生靈根。

第五章　漱津

人口中之津液。猶如山中之泉水。水性本就下。而泉水能至山頂者何也。地下水氣循土脈透石隙而上蒸也。水氣何以上蒸。則以地中含蓄之熱力使然。吾人靜坐工夫已久。口中自然發出一種甘津。清涼爽淡。異乎常時。此亦因身中團聚之熱力。蒸動下焦之水氣。循經絡之路而上升。至口中遂化為津。此津由鍊氣而生，與常津不同。吞入腹中。大有補益，果能勤加修鍊，勿稍間斷。則第一次吞入腹中之津，又爲熱力蒸動，化氣上升。仍至口中。復還爲津。此爲第二次所化。此第一次更覺甘美，其補力亦更大。如是循環不休，直至百千萬次，功同乳轉醍醐。而古人所謂玉液還丹。不外是矣。

引證黃庭經本文

口爲玉池太和官。漱咽靈液災不干。體生光華氣香蘭，却滅百邪玉煉顏。（内景經第三章）○舌下玄膺生死岸，出清入玄二氣煥（內景經第六章）○存嗽五芽不飢渴（內景經第二十二章）○閉口屈舌食胎津（內景經第二十七章）○取津玄膺入明堂，下灌喉嚨神明通（內景經第三十三章）○三十六咽玉池裏（內景經第三十四章）○玉池清水上生肥，靈根堅固老不衰（外景經第二章）

解釋　常人口中儲滿濁氣，皆由不知升降吐納之法，以致上下失其輕重之機，故下焦之清氣不能升，而上焦之濁氣不能降。茲謂曰爲玉池，言其清潔，皆爲太和，言其調適，果能時刻用功吐濁納清降濁升清往復循環釀造津液則百病不侵而肌膚光澤氣如蘭香顏如玉潤矣舌下有生津之竅名曰玄膺所關於人者至要試觀病人若舌卷齒槁津液乾者必死可知其故也且津液從氣化氣有出入其上出於口鼻無不清其下入於丹田無不深玄即深意存者存神漱者漱津五芽者東西南北中五方之生氣雖曰存漱實兼吐納工夫道藏另有食五芽氣之法煩瑣無當今不具論又凡呵濁時

必開口吞津時必閉口屈舌者舌抵上腭胎津者言自身丹田中胎息薰蒸所化生之津液上溢於口取而咽之下喉嚨過明堂復化爲氣氣足則神靈故曰神明通也三十六咽之數乃舊習今可不拘靈根乃人身臍下之命根也常人此根不固易爲情欲疾病所搖動日衰一日而人死矣修鍊家運用升降吐納之功使口中津液源源而來汩汩而吞如草木得肥料之培養則根自固矣

第六章　存神

神者乃最不可思議之物。變幻無方。出入無時。誰得而拘之。所謂存神者。豈非徒託空言乎。然苟知其法亦不難爲。存神之義。即神自存耳。非依他力而後存也。存神與存想不同。存想者。如大洞經存想百神之衣裳冠帶形容動作。又如龍虎九仙經存想黃雲擁頂中黃經存想五方五色之氣出於身中。等法皆是。若夫存神。則無所想。不過將神光凝聚於一點。不使散漏之謂也。存神不限於身中一處。亦不限在身內

有時亦存神於身外丹道步步皆以存神爲用黄庭經所云尚未盡其量惟示學者以梗概而已

引證黄庭經本文

六府五藏神體精皆在心内運天經晝夜存之可長生内景經第八章○心部之宫蓮含花調血理命身不枯外應口舌吐五華臨絶呼之亦登蘇久久行之飛太霞内景經第十章○腎部之宫玄闕圓主諸六府九液源百病千災當急存兩部水王對生門使人長生昇九天内景經第一章○窮研恬淡道

之闕。內觀密眄盡覩眞，眞人在己莫問隣，何處遠索求因緣。（內景經第二十三章）○三光煥照入子室，能存玄冥萬事畢。一身精神不可失。（內景經第二十五章）

解釋　人身藏府所以能有功用者，皆神爲之宰也。心與神共爲一物，其動謂之心，其靜謂之神。五藏六府，自具天然運動之能力，而無絲毫差忒，故曰心內運天經。常人藏府之運動，晝夜不休，終有疲勞之日，虧損之時。修道者，先守靜以制動，復存神以安心，再虛心以鍊神。互相爲用。則藏府氣血之循環可以緩和而得徑免致外强中乾。急促失調。浮躁不寧之弊。自可長生。吾人腔內。肺藏之下有心藏其形如未開之蓮花。其功用主調血。血調則命理。而身體光潤。無枯槁之容。口中有舌。爲心之苗。心動則氣洩於舌。若人老病垂危。魂欲離體。一意存神於心不驚不恐。不亂不搖。則必能延命於俄頃。況當少壯之時。習此定心存神之法。久久行之。有不飛騰霞路者乎。腎屬水。故爲六府九竅津液之源。腎氣衰則百病叢生。修煉家常以心火下交腎水。使火不上炎。水不下漏。水火既濟而結丹。腎有二枚。故曰兩部。腎為水之主。故曰水王。對生門者。前對臍也。人能常以不動之神。藏於臍腎二者之間。以立命基。則長生不難致矣。玄門功法雖云奇妙。若盡力研究。仍歸於恬淡無為之域。大道本如是也。內觀瞑晦。自見其眞。方知與人近在身中。何必他求遠索哉。三光在天為日月星。在人乃耳目口。參同契云。耳目口三寶。

閉塞勿發通。又云三光陸沉溫養子珠、蓋謂耳不外聽、目不外視、口不開言、則此五竅之神光閉而不用。潛入混沌之淵、返照黃庭之宮。玄冥屬水象坎、神光屬火象離、存神於玄冥、則坎離交合。水火既濟、自然一身之精神凝結不散。

第七章　致虛

前言呼吸漱津存神諸作用、法良意美。效驗計日可期。然恐學者不察。執著太過、非徒無益、且有損害、故繼之以致虛。致虛者、非枯坐頑空也。乃動中之靜也。

非一切不依也。乃心依於息。息依於心。渾然而定。寂然而照也。醫家用參芪補氣。而懼其滯。必佐陳皮以疏之。用地黃補血。而嫌其膩。必佐當歸以行之。修鍊家以風火之力。煅出飲食之精華。以培補吾身之虧損。必順乎自然之理。合乎虛無之妙。以調和其太過。而制限其有餘。方可歸於純和之域。是猶醫家陳皮當歸之作用也。否則執著成法。不知變通。刻意猛進。返使陰陽有偏勝之疾。乃悍然謂世無神仙。壽皆誣罔。何其傎耶。

引證黃庭經本文

物有自然事不煩，垂拱無爲體自安。體虛無物身自閑，寂寞曠然口不言。外景經第十一章 ○眉號華蓋覆明珠，九幽日月洞虛無。內景經第六章 ○呼吸虛無入丹田。外景經第一章 ○虛中恬淡自致神。內景經第二十九章 ○正室之中神所居，洗心自治無敢污。歷觀五藏視節度，六府修持潔如素。虛無自然道之故。外景經第十章 ○作道優游身獨居，扶養性命守虛無。恬淡無爲何思慮。羽翼已成正扶疏，長生久

覩乃飛去外景經第十二章

解釋　天下事物皆有自然之理順自然之理而行則事不煩若逆之則生荆棘矣身無爲而身自安心無物而心自閑寂寞者靜曠然者虛參同契云内以養己安靜虛無又云象時順節令閉口不用談又云兌合不以談希言順鴻濛正是口不言之意眉如華蓋下覆明珠明珠者目也目之光最易外耀如日月然日月淪於九幽者即二目神光下藏於氣海之中於是呼

二六—一五五

吸亦隨之而入丹田。呼吸者氣也，氣既歸根，神亦恬淡。皆不離乎虛無作用，然亦非枯坐頑空也。李涵虛曰：正室者，中央神室，不偏不倚，洗心退藏，自勤修治，無敢垢污，由是而内觀五藏，歷歷如燭照，一身節度皆可鑑觀，由是而内體大庭，一一修治，潔然如素，並無滓穢，虛無自然之道，本如是也。修道之士，或在人間，或入山林，須優游自適，守吾身而獨居。先修玉鍊以明性，後修金鍊以立命。其秘要只是内守虛無耳。仙家

以鍊氣爲鍊羽翮神定氣足則羽翼已成扶疏者神氣條茂也從此內全性命外固形軀隱顯人間長生久視厭居塵寰乃脫殼飛去

第八章　斷欲

仙家初步工夫貴在返老還童若身中精氣虧損肌髓不充[illegible]須用功修鍊培補使其回復原狀培補之道路有三一飲食滋養從口入一空氣呼吸從鼻入三元氣[illegible]從毛孔入三者會聚積蓄蘊釀於一身漸採[illegible]精內實骨髓外華肌膚五府神清

二六——五六

丹田氣滿。至此方證長生之果。遠離老病之鄉。然欲得如是功效者。非斷絕房事不可。若古今養生家所言節欲者。非神仙家本旨。徒曰節制。於事無濟。必使斷絕。方獲全功。且不僅禁男女之合。又用法閉精竅之門。待其永無漏洩而後已。或曰。然則何以解於彭祖之說乎。曰。彭祖所行。本非仙道。不過以房中術延其年耳。似未可相提並論。夫婬機之動。乃身中一種潛蓄之力。爲欲念所感。及外境所攝。不得不隨機發現。然吾人潛蓄之力有限。豐於此必儉於彼。假令人之生活與禽獸幾除飲食男女。則無所事。則任其縱慾而已。奈人事萬變。學業多端。咸賴身中潛蓄之力以肆應。倘此力消耗於淫慾者多。則能運用於他處者必少。無論何事。難以成就。豈獨修鍊爲然哉。或又問悟眞篇云。休妻謾遣陰陽隔。此語對於斷欲之義是否衝突。曰吾所謂斷欲者指世俗男女媾精之事而言。爲普通說法。爲初學立基。必不可無此一戒。若悟眞所傳。乃金液大還丹之妙道。神仙眷屬。迥異塵凡。非常情所能測也。

引證黃庭經本文

長生至慎房中急何爲死作令神泣忽之禍鄉三靈滅但當吸氣鍊子精寸田尺宅可治生若當海決百瀆傾葉落樹枯失青青氣亡液漏非已行專閉御景乃長寧保我泥丸三奇靈（內景經第二十一章）○急守精室勿妄泄閉而寶之可長活（內景經第二十二章）○長生要妙房中接（外景經第七章此句含有深意）

解釋　欲修長生之術最宜戒慎者房中之事也奈何世人冒死而作致令精枯氣竭神無

所依、能勿泣乎。精氣神乃人身三靈物、彼此有連帶之關係。試以油燈爲喻、人身所藏之精。譬如盞中所貯之油、油量充足、則火燄熾盛、火燄熾盛則光亮倍明。反之則油乾火息而光滅矣。火譬如人之氣、光譬如人之神、精滿則氣旺、氣旺則神全。今因貪慾之故、使精枯竭、精枯則氣散、氣散則神亡、而禍不旋踵矣。然人苟能痛改前非。斷絕淫慾、加以吸氣鍊精之術。則事尚可爲、雖曰寸田尺宅、其細已甚、而保守之、而擴充之盡力圖謀未嘗不可立百世之基業若夫房中之事氣亡液漏其趨勢如海決潰傾其現象如樹枯葉落大非吾儕所宜行也必使專閉交接之路乃可長享康寧之福泥丸得養則腦髓盈精氣常凝則神魂定故修煉家所最急者在於閉精勿泄如是則生命可長存矣

按永久閉精勿泄雖是修仙者第一要義然在已破體之人實行此事每感受極端之困難服藥無效運動無效獨身禁慾無效正心誠意無

效。參禪打坐無效。信仰各種宗教無效。甚至於六字氣。八段錦。易筋經。開三關。轉河車。小周天。大周天。種種工法用盡。仍屬無效。有時遺精。或反加劇。若聽其自然。不加遏止。一月洩漏數次。或數月洩漏一次。固無妨於身體之健康。所惜者。修仙之志願。付諸流水矣。當知此事要量體裁衣。因人說法。不可執一以概其餘。傳道者須有超羣之學識。受道者須有天賦之聰明。然後循循善誘。由淺而深。歷盡旁門。終歸正路。不廢

二六一一五七

叢外道書

夫妻偏少兒孫之累。不離交合。能奪造化之權。道書所謂男子莖中無聚精。婦人臍中不結嬰。又謂男子修成不漏精。女子修成不漏經。的確具此功效。世有豪傑。不甘爲造物陰陽所播弄者。儻有味於斯言乎。

衛生要術

〔清〕潘霨 編

商務印書館 影印光緒二年重刻本

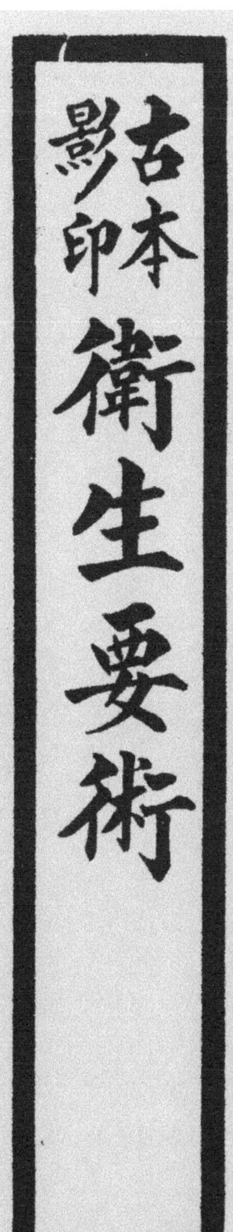
古本影印
衛生要術

鈔本衛生要訣

光緒丙子重栞

衛生要術

壺客署

原夫人之生死病之輕重必先視元氣之存亡所謂元氣者何五臟之真精即元氣之分體也而究其本原道經所謂丹田難經所謂命門內經所謂七節之旁有小心陰陽開闔存乎此呼吸出入係乎此無火而能令百體皆溫無水而能令五臟皆潤此中一綫未絕則生氣一綫未亡胥賴乎此人之臟腑經絡血氣肌肉一有不慎外邪干之則病古之人

以鍼灸為本繼之以砭石導引按摩酒醴等法所以利關節和血氣使速去邪邪去而正自復正復而病自愈平日尤重存想乎丹田欲使本身自有之水火得以相濟則神旺氣足邪不敢侵與其待疾痛臨身呻吟求治莫若常習片刻之功以防後來之苦雖壽命各有定數而體氣常獲康强於平時矣兹編取豐城徐鳴峰本叅之醫經各集而畧為增删

凡於五官四體各有所宜按摩導引者列之於分行外功內任人擇取行之仍取前人所定合行十二段法載於歌訣俾得照依次序遍及周身此皆盡人可行隨時可作功簡而賅效神而速不須侈談高遠而却病延年實皆信而有徵即老子赤松子鍾離子所載節目亦不外此誠能日行一二次無不身輕體健百病皆除從此翔洽太和共登壽域不甚

善乎爰泚筆而爲之記

咸豐八年孟冬古吳潘霨偉如甫書於長蘆

節署

十二段錦總訣

閉目冥心坐　握固靜思神
叩齒三十六　兩手抱崑崙
左右鳴天鼓　二十四度聞
微擺撼天柱　赤龍攪水津
鼓漱三十六　神水滿口勻
一口分三嚥　龍行虎自奔
閉氣搓手熱　背摩後精門

盡此一口氣　想火燒臍輪
左右轆轤轉　兩脚放舒伸
叉手雙虛托　低頭攀足頻
以候神水至　再漱再吞津
如此三度畢　神水九次吞
嚥下汩汩響　百脉自調勻
河車搬運畢　想發火燒身
舊名八段錦　子後午前行

勤行無間斷　萬病化為塵
以上係通身合總行之要依次序不可缺
不可亂先要記熟此歌再詳看後圖及各
圖詳註各訣自無差錯十二圖附後

十二段錦第一圖

閉目冥心坐握固靜思神

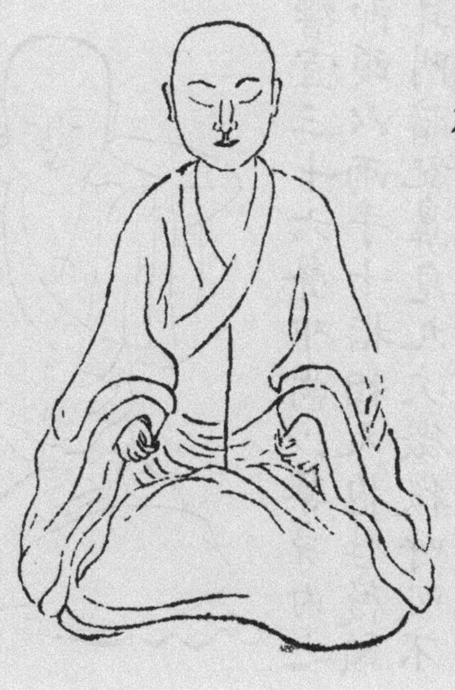

盤腿而坐緊閉兩目冥亡心中雜念凡坐要豎起脊梁腰不可軟弱身不可倚靠握固者握手牢固可以閉關却邪也靜思者靜息思慮而存神也

十二段錦第二圖

叩齒三十六兩手抱崑崙

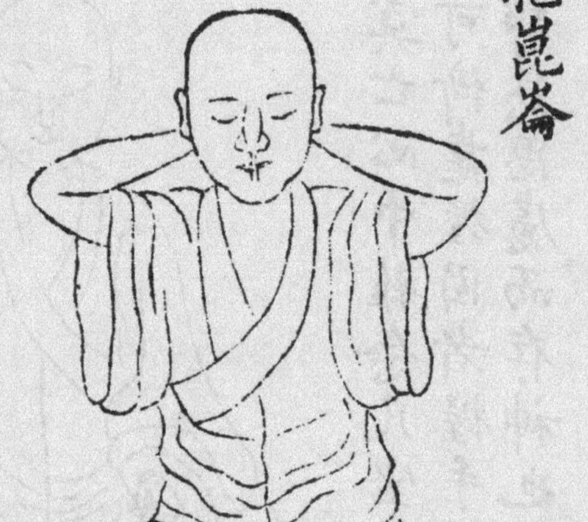

上下牙齒相叩作響宜三十六聲叩齒以集身內之神使不散也崑崙即頭以兩手十指相叉抱住後頸即用兩手掌緊掩耳門暗記鼻息九次微微呼吸不宜有聲

十二段錦第三圖

左右鳴天鼓二十四度聞

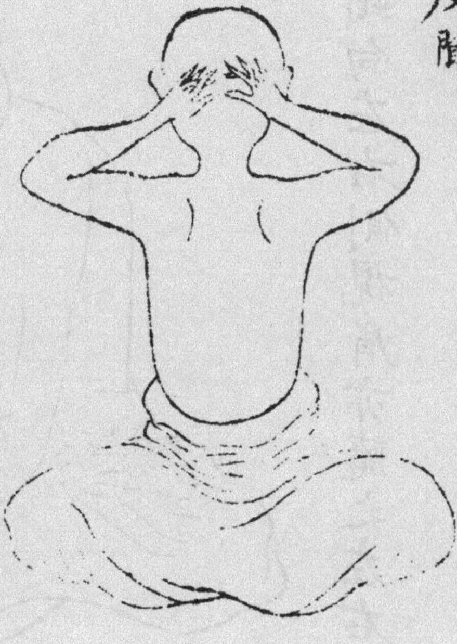

記算鼻息出入各九次畢即放所叉之手移兩手掌擦耳以第二指疊在中指上作力放下第二指重彈腦後要如擊鼓之聲左右各二十四度兩手同彈共四十八聲仍放手握固

十二段錦第四圖

微擺撼天柱

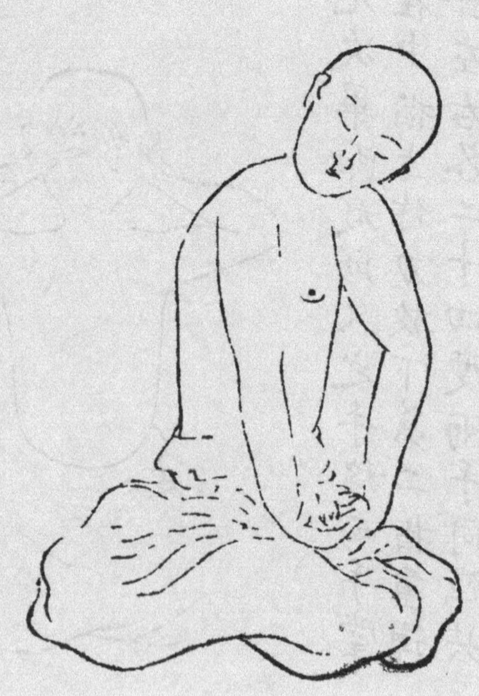

天柱即後頸低頭紐頸向左右側視肩亦隨之左右招擺各二十四次

十二段錦第五圖

赤龍攪水津鼓漱三十六神水滿口勻
一口分三嚥龍行虎自奔

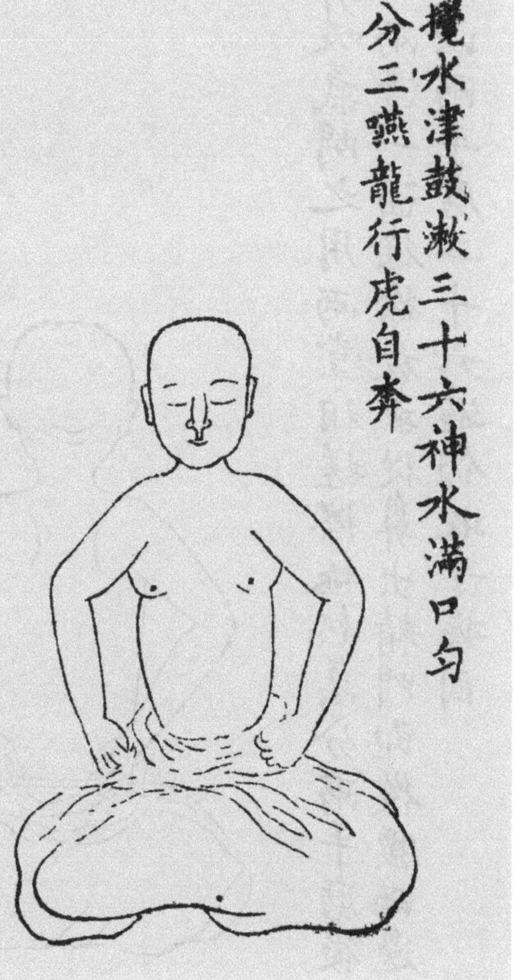

赤龍即舌以舌頂上腭又攪滿口內上下兩旁使水津自生鼓漱於口中三十六次神水即津液分作三次要汩汩有聲吞下心暗想目暗看所吞津液直送至臍下丹田龍即津虎即氣津下去氣自隨之

十二段錦第六圖

閉氣搓手熱背摩後精門

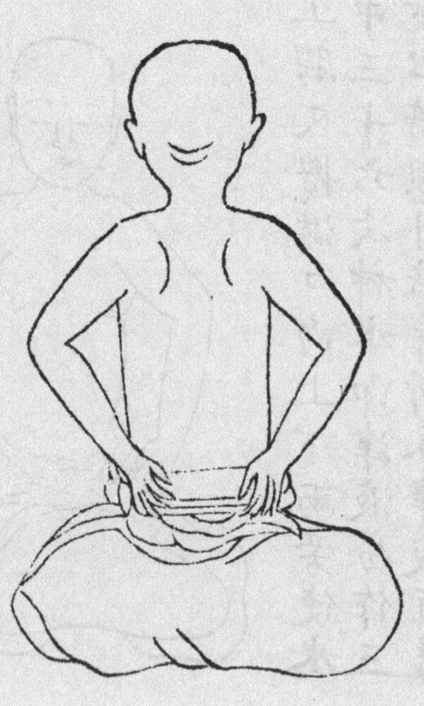

以鼻吸氣閉之用兩掌相搓擦極熱急分兩手磨後腰上兩邊一面徐徐放氣從鼻出精門即後腰兩邊軟處以兩手磨二十六遍仍收手握固

十二段錦第七圖

盡此一口氣想火燒臍輪

閉口鼻之氣以心暗想運心頭之火下燒丹田覺似有熱仍放氣從鼻出臍輪即臍丹田

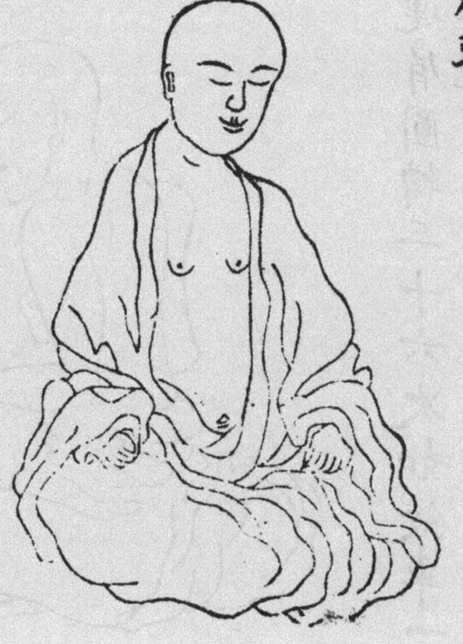

十二段錦第八圖

左右轆轤轉

曲灣兩手先以左手連肩圓轉三十六次如絞車一般右手亦如之此單轉轆轤法

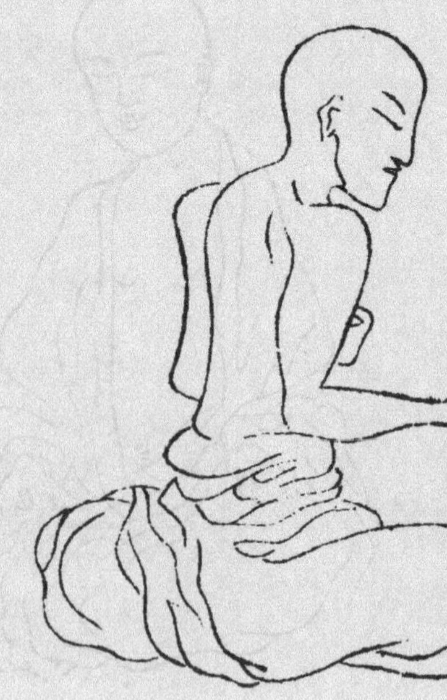

十二段錦第九圖

兩脚放舒伸义手雙虚托

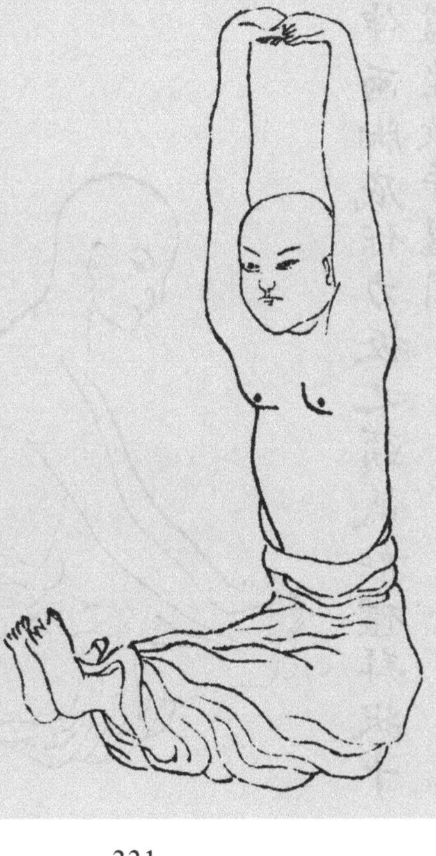

放所盤兩脚平伸向前兩手指相义反掌向上先安所义之手於頭頂作力上托要如重石在手托上腰身俱著力上聳手托上一次又放下安手頭頂又托上共九次

十二段錦第十圖

低頭攀足頻

以兩手向所伸兩脚底作力扳之頭低如禮拜狀十二次仍收足盤坐收手握固

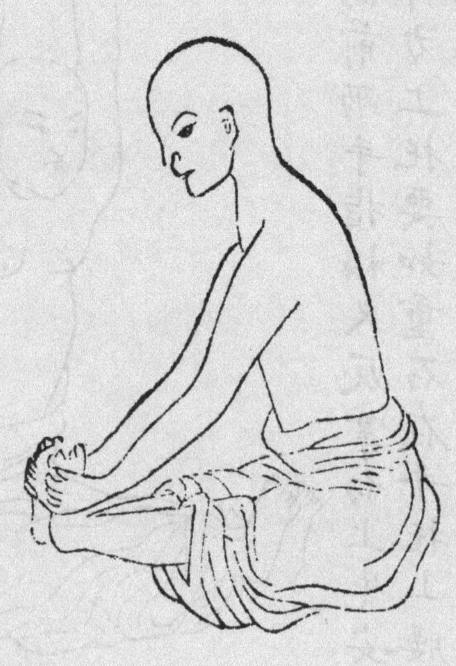

十二段錦第士圖

以候神水至再漱再呑津如此三度畢
神水九次呑嚥下汩汩響百脉自調勻

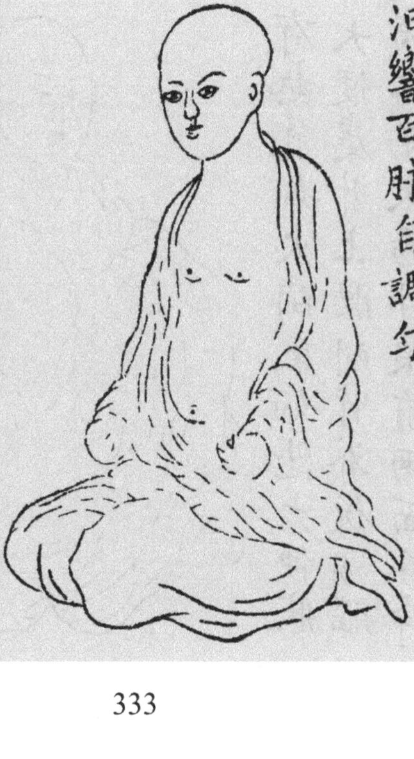

再用舌攪口內以候神水滿口再鼓漱三十六連前
一度此再兩度共三度畢前一度作三次呑此兩度
作六次呑共九次呑如前嚥下要汩汩響聲嚥津三
度百脉自週遍調勻

十二段錦第十二圖

河車搬運畢想發火燒身舊名八段錦子後午前行勤行無間斷萬疾化爲塵

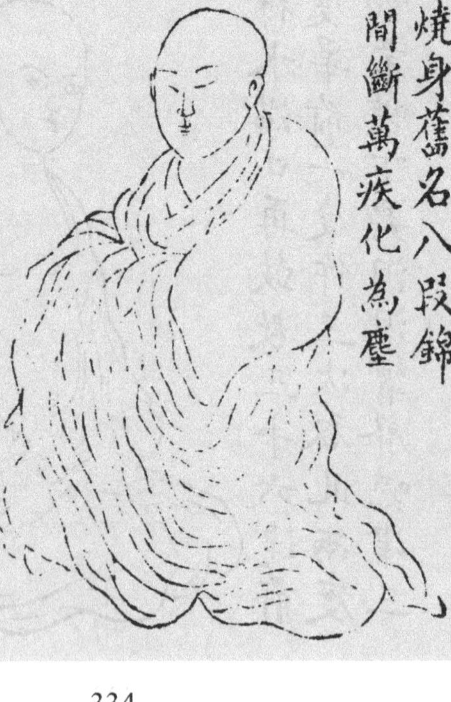

心想臍下丹田中似有熱氣如火閉氣如忍大便狀將熱氣運至穀道即大便處升上腰間背脊後頸腦後頭頂止又閉氣從額上兩太陽耳根前兩面頰降至喉下心窩肚臍下丹田止想是發火燒通身皆熱

分行外功訣

心功

一凡行功時先必冥心息思慮絕情欲以固守神氣

身功

一盤足坐時宜以一足跟抵住腎囊根下令精氣無漏

一垂足平坐膝不可低腎子不可著在所坐處凡言平坐高坐皆坐於榻椅上

一凡行功畢起身宜緩緩舒放手足不可急起

一凡坐宜平直其身竪起脊梁不可東倚西靠

首功

一兩手掩耳即以第二指壓中指上用第二指彈腦後兩骨作響聲謂之鳴天鼓却風池邪氣

一兩手扭項左右反顧肩膊隨轉二十四次除脾胃積邪

一兩手相叉抱項後面仰視使手與項爭力去肩痛目昏爭力者手著向前項即著力向後

面功

一用兩手相摩使熱隨向面上高低處揩之皆要週到再以口中津唾於掌中擦熱揩面多次凡用兩手摩熱時宜閉口鼻氣摩之能令皺斑不生顏色光潤

耳功

一耳宜按抑左右多數謂以兩手按兩耳輪一上一下摩擦之所謂營治城郭使人聽徹

一平坐伸一足屈一足橫伸兩手直豎兩掌向前若推門狀扭頭項左右各顧七次除耳鳴

目功

一每睡醒且勿開目用兩大指背相合擦熱揩目十四次仍閉住暗輪轉眼珠左右七次緊閉少時忽大睜開能保鍊神光永無目疾一用大指背向掌心擦熱亦可

一用大指背曲骨重按兩眉旁小穴三九二十七遍又以手摩兩目顴上及旋轉耳行三十遍又以手逆乘額從兩眉間始以入腦後髮際中二十七遍仍須嚥液無數治耳目能清明

一用手按目之近鼻兩眦即眼角閉氣按之氣通即止常行之能洞觀

一跪坐以兩手據地回頭用力視後面五次謂之虎視除胸臆風邪亦去腎邪地一作牀

口功

一凡行功時必須閉口

一口中焦乾口苦舌澁嚥下無津或吞唾喉痛不能進食乃熱也宜大張口呵氣十數次鳴天鼓九次以舌

攪口内嚥津復呵復嚥候口中清水生即熱退臟涼又或口中津液冷淡無味心中汪汪乃冷也宜吹氣溫之候口有味即冷退臟煖

一每早口中微微呵出濁氣隨以鼻吸清氣嚥之

一凡睡時宜閉口使真元不出邪氣不入

舌功

一舌抵上腭津液自生再攪滿口鼓漱三十六次作三口吞之要汩汩有聲在喉謂之漱嚥灌溉五臟可常行之

齒功

一叩齒三十六遍以集心神

一凡小便時閉口緊咬牙齒除齒痛

鼻功

一兩手大指背擦熱揩鼻三十六次能潤肺

一視鼻端默數出入息

一每晚覆身臥暫去枕從膝灣反竪兩足向上以鼻吸納清氣四次又以鼻出氣四次氣出極力後令微氣

再入鼻中收納能除身熱背痛

手功

一兩手相叉虛空托天按頂二十四次除胸膈邪

一兩手一直伸向前一曲迴向後如挽五石弓狀除臂腋邪

一兩手相捉為拳搥臂膊及腰腿又反手搥背上各三十六次去四肢胸臆邪

一兩手握固曲肘向後頓掣七次頭隨手向左右扭身治上火丹疙瘩

一兩手作拳用力左右虛築七次除心胸風邪

足功

一正坐伸足低頭如禮拜狀以兩手用力攀足心十二次去心包絡邪

一高坐垂足將兩足跟相對扭向外復將兩足尖相對扭向內各二十四遍除兩脚風氣

一盤坐以一手提脚指以一手揩脚心湧泉穴濕風皆從此出至熱止後以脚指略動轉數次除濕熱健步

一兩手向後據牀跪坐一足將一足用力伸縮各七次左右交換治股膝臏

一徐行手握固左足前踏左手擺向前右手擺向後右足前踏手右前左後除兩肩邪

肩功

一兩肩連手左右輪轉為轉轆轤各二十四次先左轉後右轉曰單轆轤左右同轉曰雙轆轤

一調息神思以左手擦臍十四遍右手亦然復以兩手

如數擦脇連肩擺搖七次嚥氣納於丹田握固兩手

復屈足側臥（能免夢遺）

背功

一兩手據牀縮身曲背拱脊向上十三舉（除心肝邪）

腹功

一兩手摩腹移行百步（除食滯）

腰功

一閉息存想丹田火自下而上遍燒其體

一兩手握固拄兩脇肋擺摇兩肩二十四次除腰肋痛並去風邪

一兩手擦熱以鼻吸清氣徐徐從鼻放出用兩熱手擦精門即背下腰軟處

腎功

一用手兜裏外腎兩子一手擦下丹田左右換手各八十一遍訣云一擦一兜左右換手九九之數其陽不走

一臨睡時坐於牀垂足解衣閉息舌抵上腭目視頂門

提縮穀道如忍大便狀兩手摩擦兩脅腧穴各一百二十次能生精固陽除腰痛稀小便

以上分列各條隨人何處有患即擇何條行之或預防無患之先者亦隨人擇取焉大抵世人以經營職業者既不暇行倚恃壯盛者又不肯行直至體氣衰憊終不及行為可惜也

內功正面圖

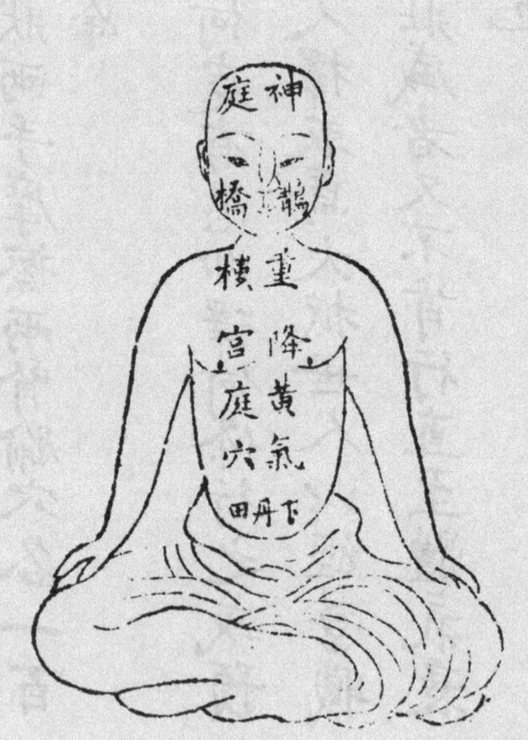

內功背面圖

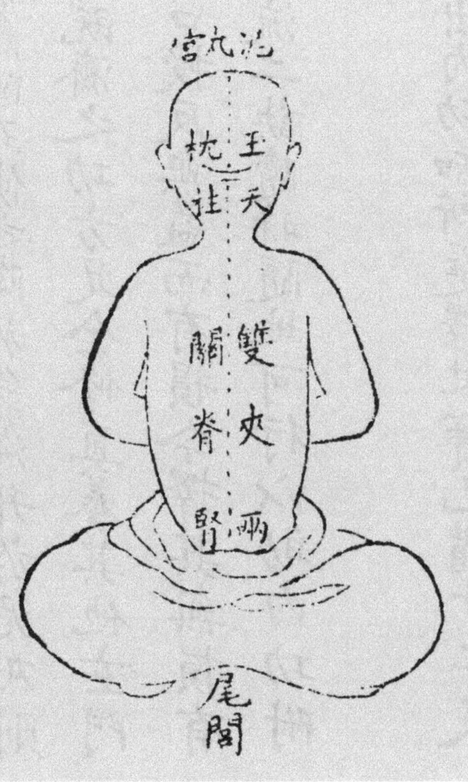

前列按摩導引之既行之於外矣血脉俱已流暢肢體無不堅强再能調和氣息運而使之降於氣海升於泥丸則氣和而神靜水火有既濟之功方是全修真養其他玄門服氣之術非有真傳口授反無益而有損今擇其無損有益之調息及黄河逆流二訣隨時隨地可行以助内功附錄於右

此為分行外功者指出内功知所選擇其實已備十二段中每日於暇時不必拘定子午擇一片刻之閒使心靜神

閉盤足坐定寬解衣帶平直其身兩手握固閉目合口精專一念兩目内視叩齒三十六聲以舌抵上腭待津生時鼓漱滿口汨汨嚥下以目内視直送至臍下一寸二分丹田之中

再以心想目視丹田之中彷彿如有熱氣輕輕如忍大便之狀將熱氣運至尾閭從尾閭升至腎關從夾脊雙關升至天柱從玉枕升泥丸少停即以舌抵上腭復從神庭降下鵲橋重樓降宫臍輪氣穴丹田

按古仙有言曰夾脊雙關透頂門修行徑路此爲尊以其上通天谷下達尾閭要識得此爲心腎來往之路水火既濟之鄉欲通此竅先要存想山根則呼吸之氣漸次由泥丸通夾脊透混元而直達於命門蓋謂常人呼吸皆從咽喉而下至中脘而回若至人呼吸由明堂而上至夾脊而流於命門此與前説稍異然蠙津爲自己之氣從中而出故存想從尾閭升至泥丸而古仙則吸天地之氣田山根而泥丸直達命門也

凡五臟受病之因辨病之候免病之訣分類摘録俾於未病之先知所儆懼方病之際知所治療而脾胃為養生之本當於飲食間加慎焉

心臟形如未開蓮蕊中有七孔三毛位居背脊第五椎各臟皆有係於心屬火旺於夏四五月色主赤苦味入心外通竅於舌出汁液為汗在七情主憂樂在身主血與脉所藏者神所惡者熱面赤色者心熱也好食苦者心不足也怔忡善忘者心虛也心有病舌焦苦喉不知五味無故煩躁口

生瘡作臭手心足心熱

肝臟形如懸匏有七葉左三右四位居背脊第九椎乃背中間脊骨第九節也

屬木旺於春正二月色主青酸味入肝外通竅於目出汁液為淚在七情主怒在身主筋與爪所繞者血所藏者魂所惡風肝有病眼生蒙翳兩眼角赤癢流冷淚眼下青轉筋昏睡善恐如人將捕之面色青者肝盛也好食酸者肝不足也多怯者肝虛也多怒者肝實也

脾臟形如鐮刀附於胃運動磨消胃內之水穀

屬土旺於四季月色主黄甘味入脾外通竅於口出汁液為涎在七情主思慮在身主肌肉所藏者志所惡者濕面色黄者脾弱也好食甜者脾不足也脾有病口淡不思食多涎肌肉消瘦

肺臟形如懸磬六葉兩耳共八葉上有氣管通至喉間位居極上附背脊第三椎為五臟華蓋

屬金旺於秋七八月色主白辛味入肺外通竅於鼻出汁液為涕在七情主喜在身主皮毛所統者氣所藏者魄所惡者寒面色淡白無血色者肺枯也右頰赤者肺

熱也氣短者肺虛也背心畏寒者肺有邪也肺有病咳嗽氣逆鼻塞不知香臭多流清涕皮膚躁癢

腎臟形如刀豆有兩枚一左一右中為命門乃男子藏精女子繫胞處也位居下背脊第十四椎對臍附腰屬水旺於冬十十一月色主黑鹹味入腎外通竅於耳出汁液為津唾在七情主慾在身主骨與齒所藏者精所惡者燥面色黑悴者腎竭也齒動而痛者腎炎也耳閉耳鳴者腎虛也目睛內瞳子昏者腎虧也陽事痿而不舉者腎弱也腎有病腰中痛膝冷腳痛或痺蹲起發

脊體重骨痠臍下動風牽痛腰低屈難伸

神仙起居法

行住坐臥處手摩脇與肚心腹痛快時兩手腹下踞踞之徹膀腰背拳摩腎部纔覺力倦來即使家人助行之不厭頻晝夜無窮數歲久積功成漸入神仙路

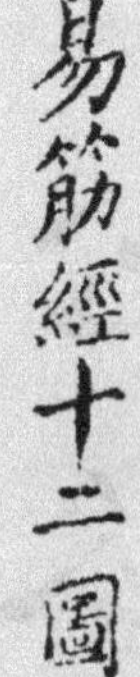

韋馱獻杵第一勢

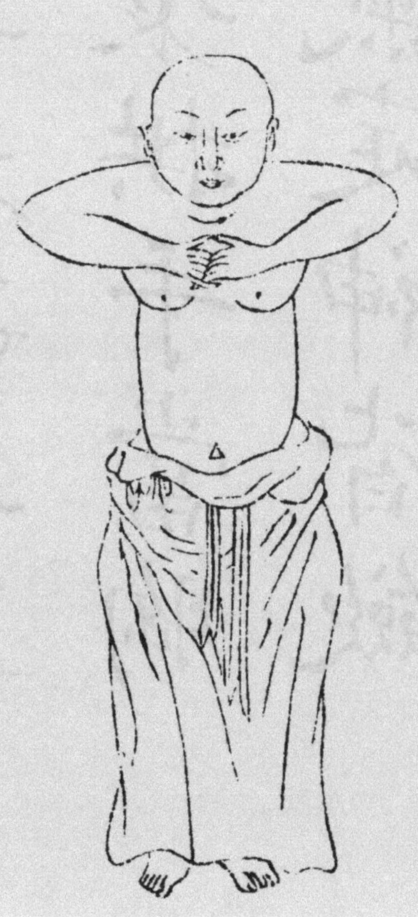

立身期正直
環拱手當胸
氣定神皆斂
心澄貌亦恭

韋馱獻杵第二勢

足指挂地
兩手平開
心平氣靜
目瞪口呆

韋馱獻杵第三勢

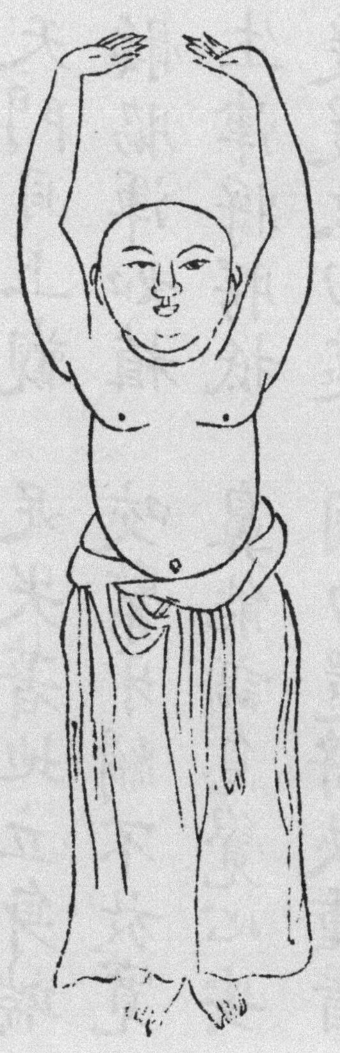

掌托天門目上觀　足尖著地立身端
力周骸脇渾如植　咬緊牙關不放寬
舌可生津將腭抵　鼻能調息覺心安
兩拳緩緩收回處　用力還將挾重看

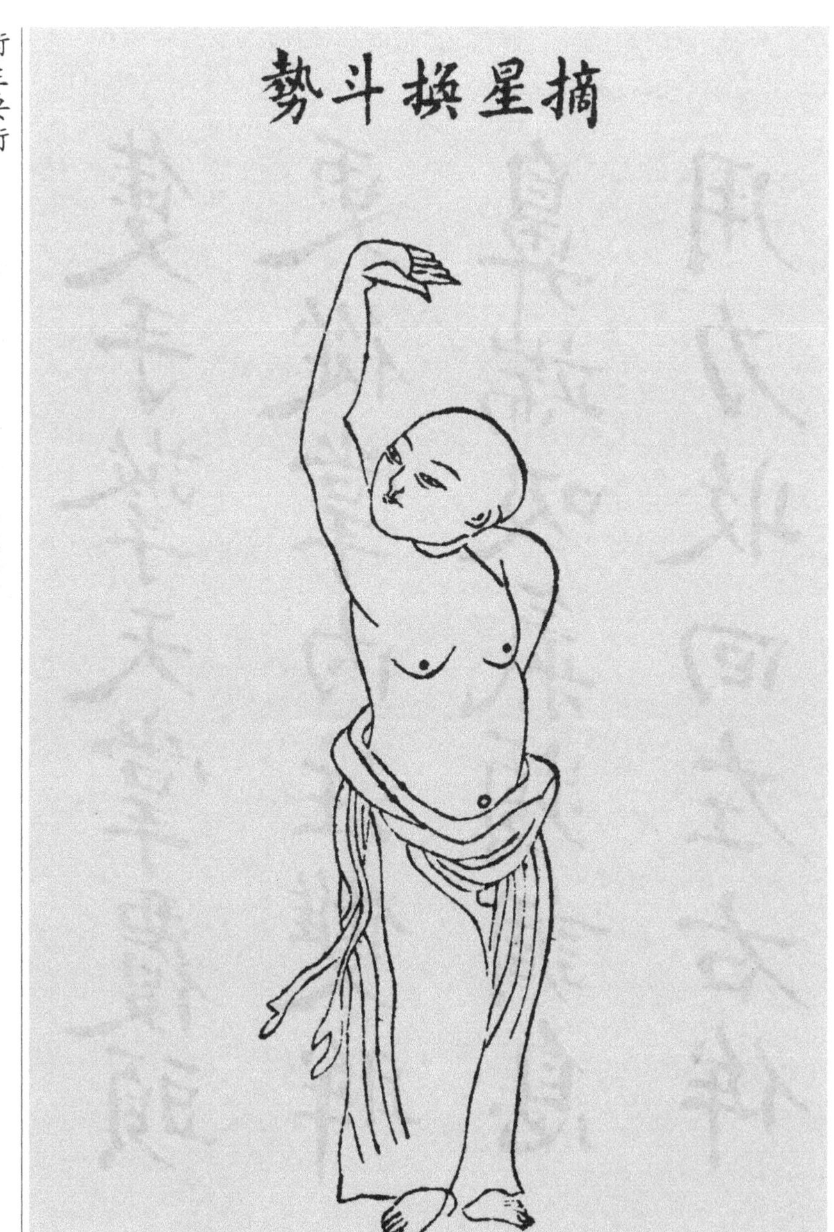
摘星換斗勢

雙手擎天掌覆頭
更從掌內注雙眸
鼻端吸氣頻調息
用力收回左右侔

倒拽九牛尾勢

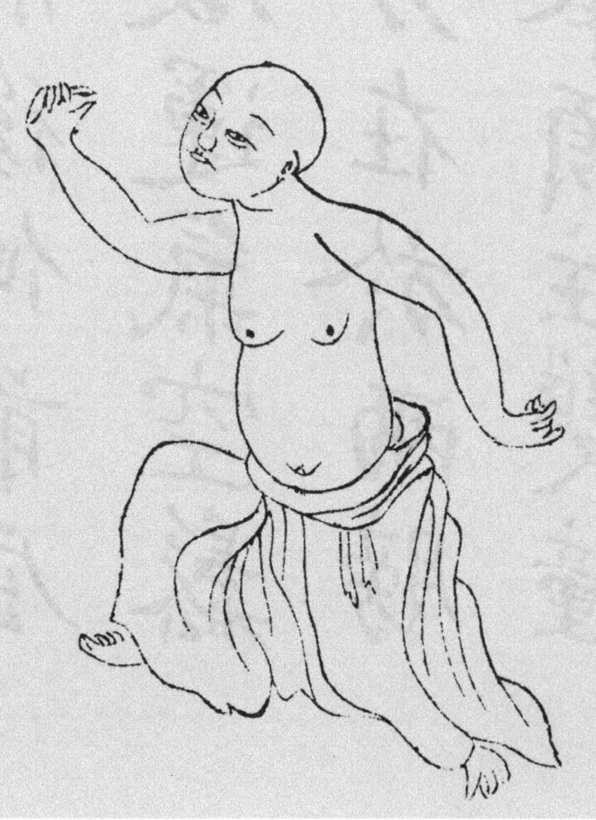

兩骼後伸前屈
小腹運氣空鬆
用力在於兩膀
觀拳須注雙瞳

出爪亮翅勢

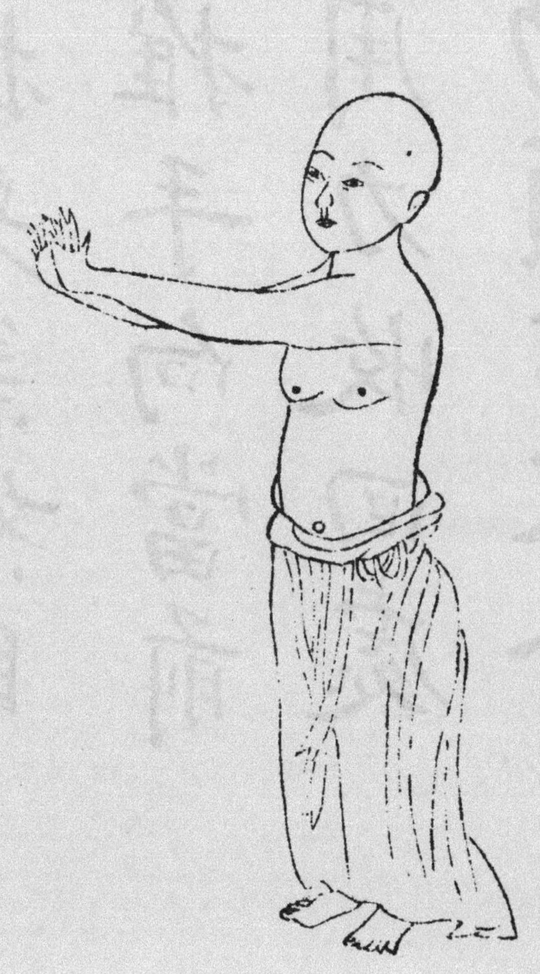

挺身兼怒目
推手向當前
用力收回處
功須七次全

九鬼拔馬刀勢

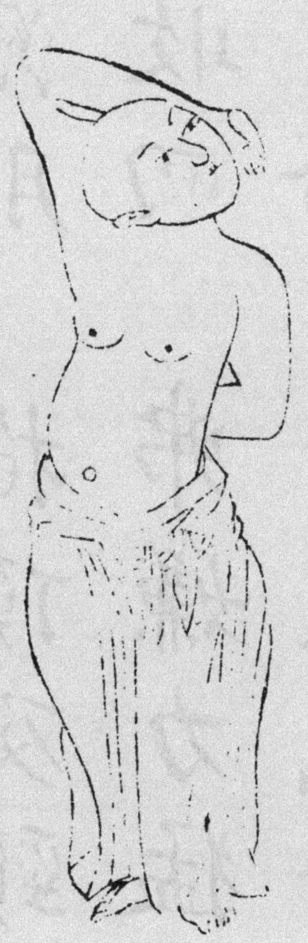

側首彎肱
自頭收回
左右相輪

抱頂及頸
弗嫌力猛
身直氣靜

三盤落地勢

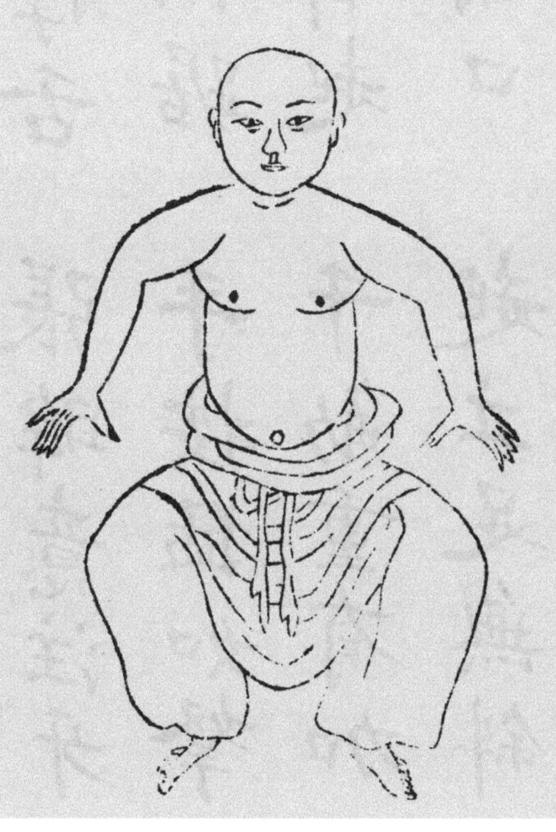

上腭堅撐舌　張眸意注牙

足開蹲似踞　手按猛如拏

兩掌翻齊起　千觔重有加

瞪睛兼閉口　起立足無斜

青龍探爪勢

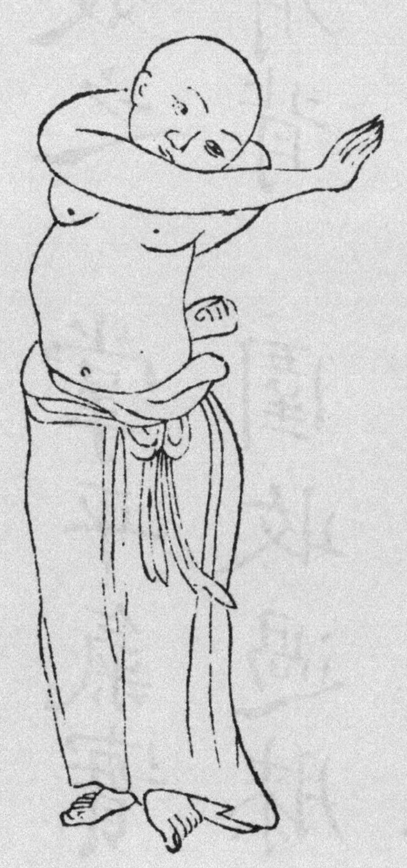

青龍探爪 左從右出
修士效之 掌平氣實
力周肩背 圍收過膝
兩目注平 息調心謐

臥虎撲食勢

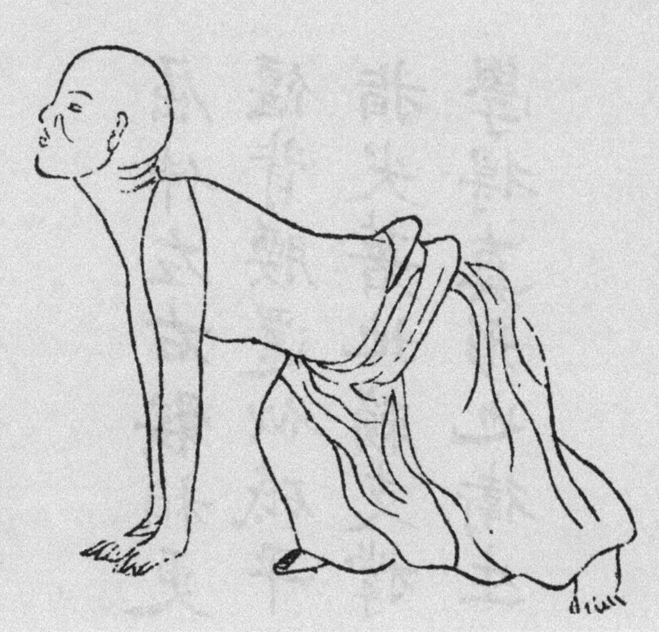

兩足分蹲身似傾
昂頭胸作探前勢
鼻息調元均出入
降龍伏虎神仙事

屈伸左右骽相更
偃背腰還似砥平
指尖著地賴支撑
學得真形也衛生

打躬勢

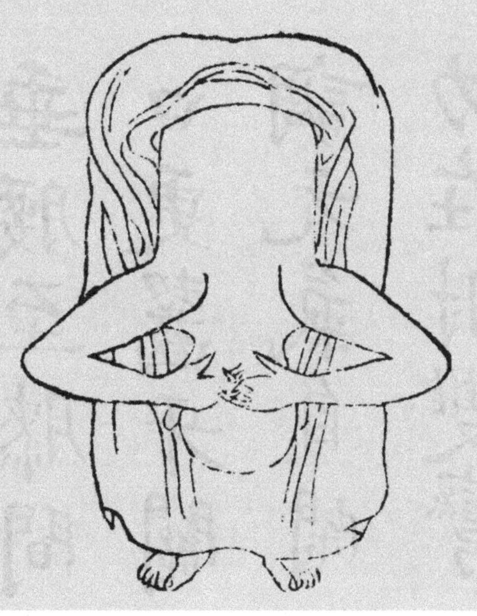

兩手齊持腦
頭惟探胯下
掩耳聰教塞
舌尖還抵腭

垂腰至膝間
口更齧牙關
調元氣自閑
力在肘雙彎

掉尾勢

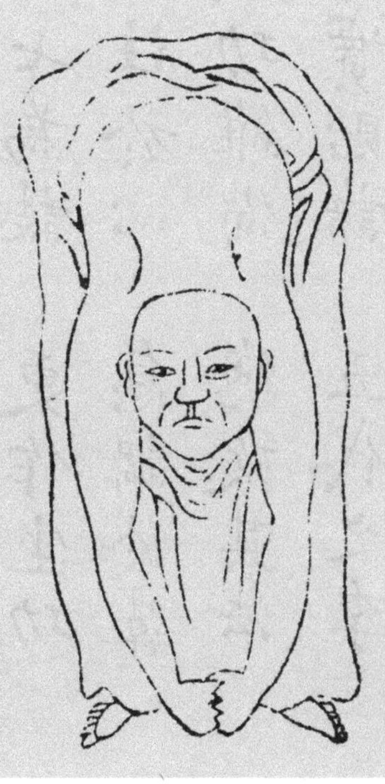

膝直膀伸　推手自地　瞪目昂頭
凝神壹志　起而頓足　二十一次
左右伸肱　以七為誌　更作坐功
盤膝垂眥　口注於心　息調於鼻
定靜乃起　厥功維備　總攷其法
圖成十二　誰實貽諸　五代之季
達摩西來　傳少林寺　有宋岳侯
更為鑒識　卻病延年　功無與類

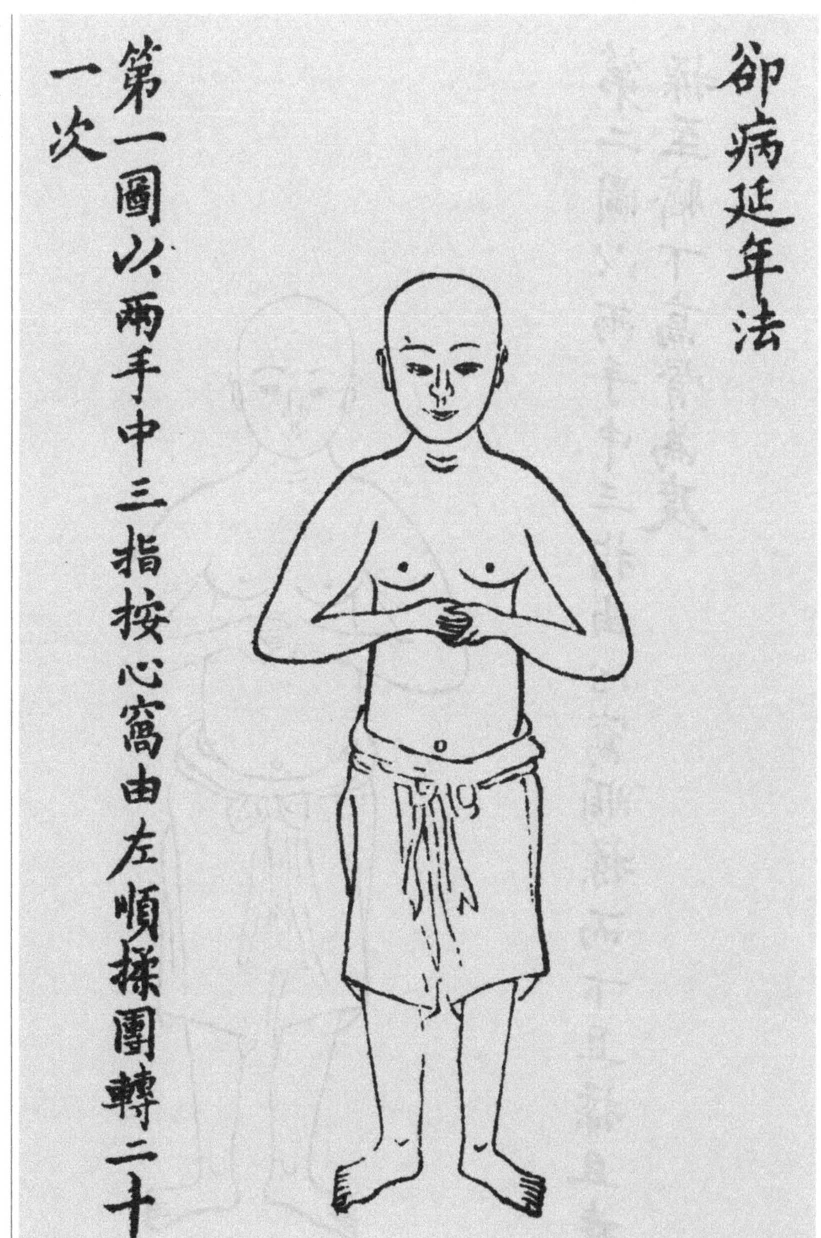
卻病延年法
第一圖以兩手中三指按心窩由左順揉團轉二十
一次

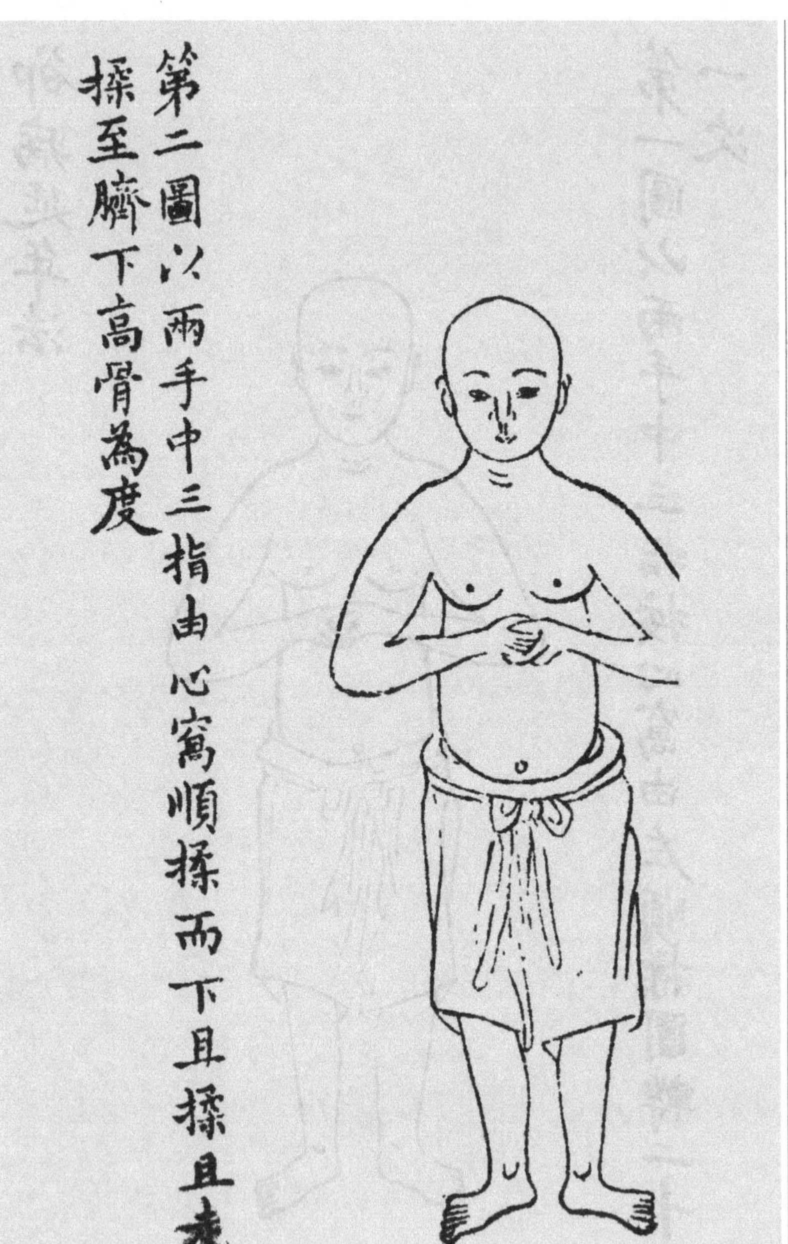
第二圖以兩手中三指由心窩順揉而下且揉且走
揉至臍下高骨為度

第三圖以兩手中三指由高骨處向兩邊分揉而上

且揉且走揉至心窩兩手交接爲度

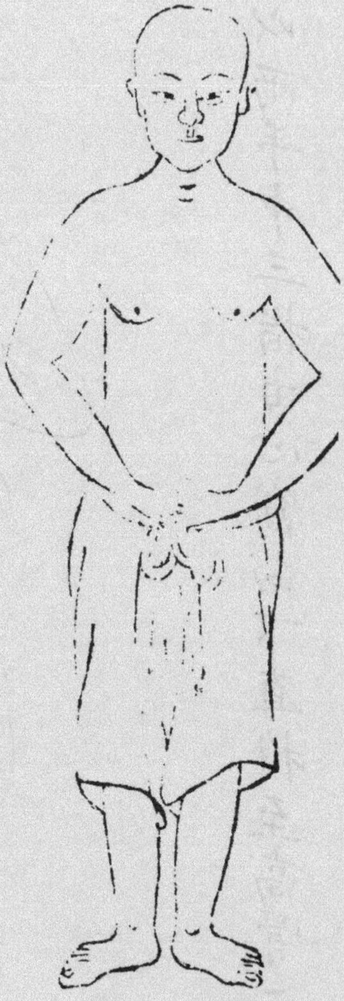

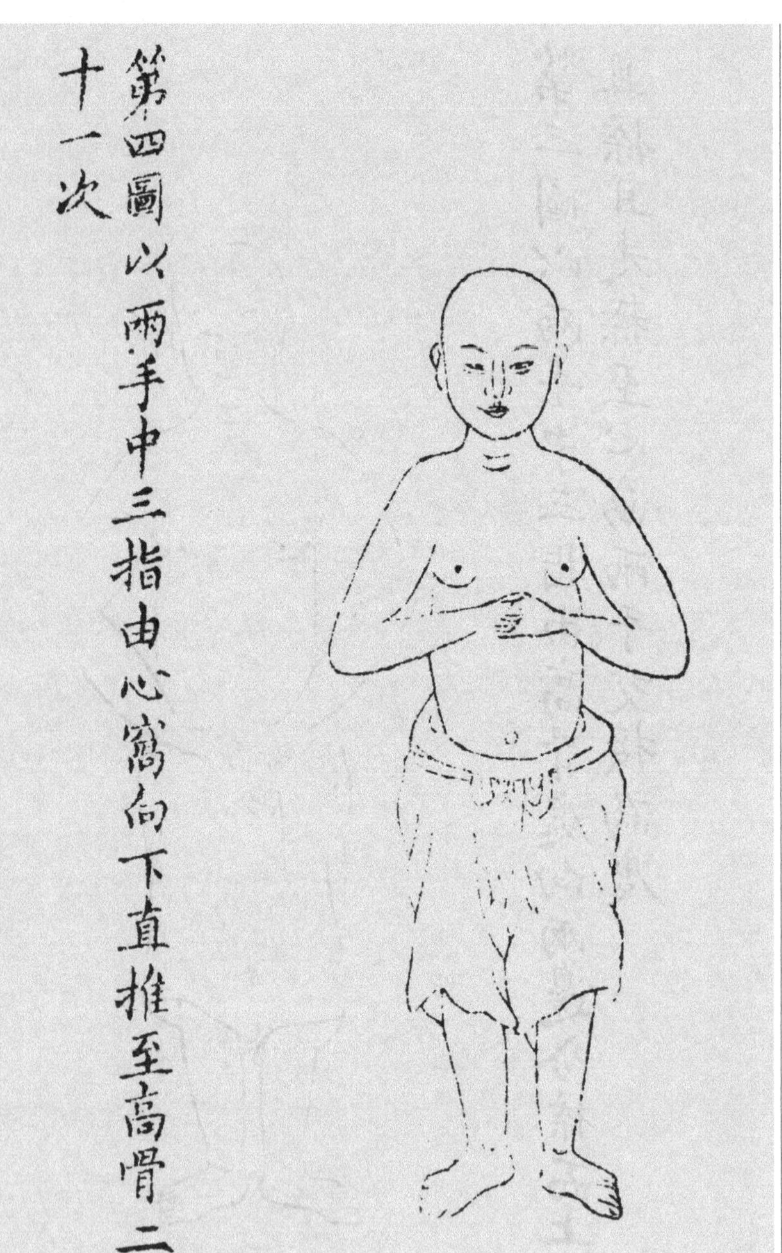
第四圖以兩手中三指由心窩向下直推至高骨二
十一次

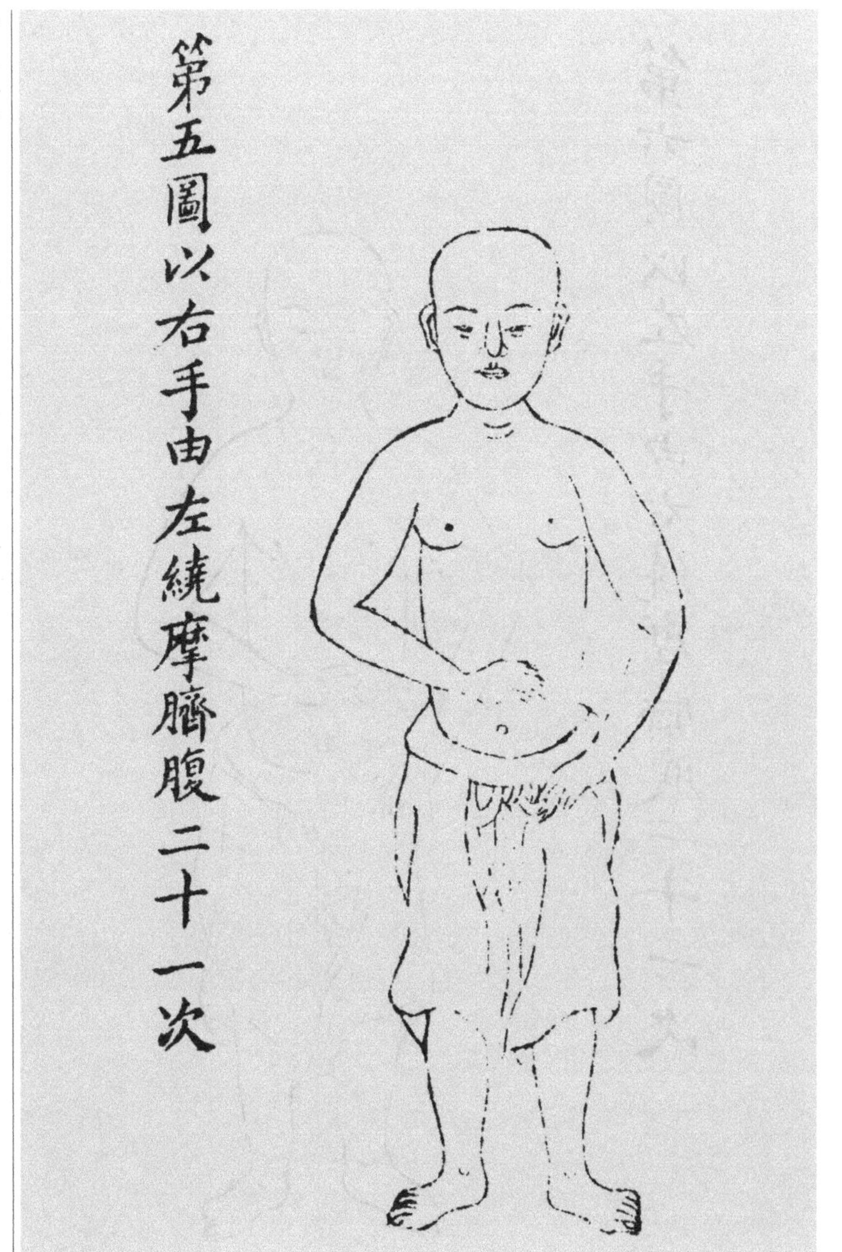
第五圖以右手由左繞摩臍腹二十一次

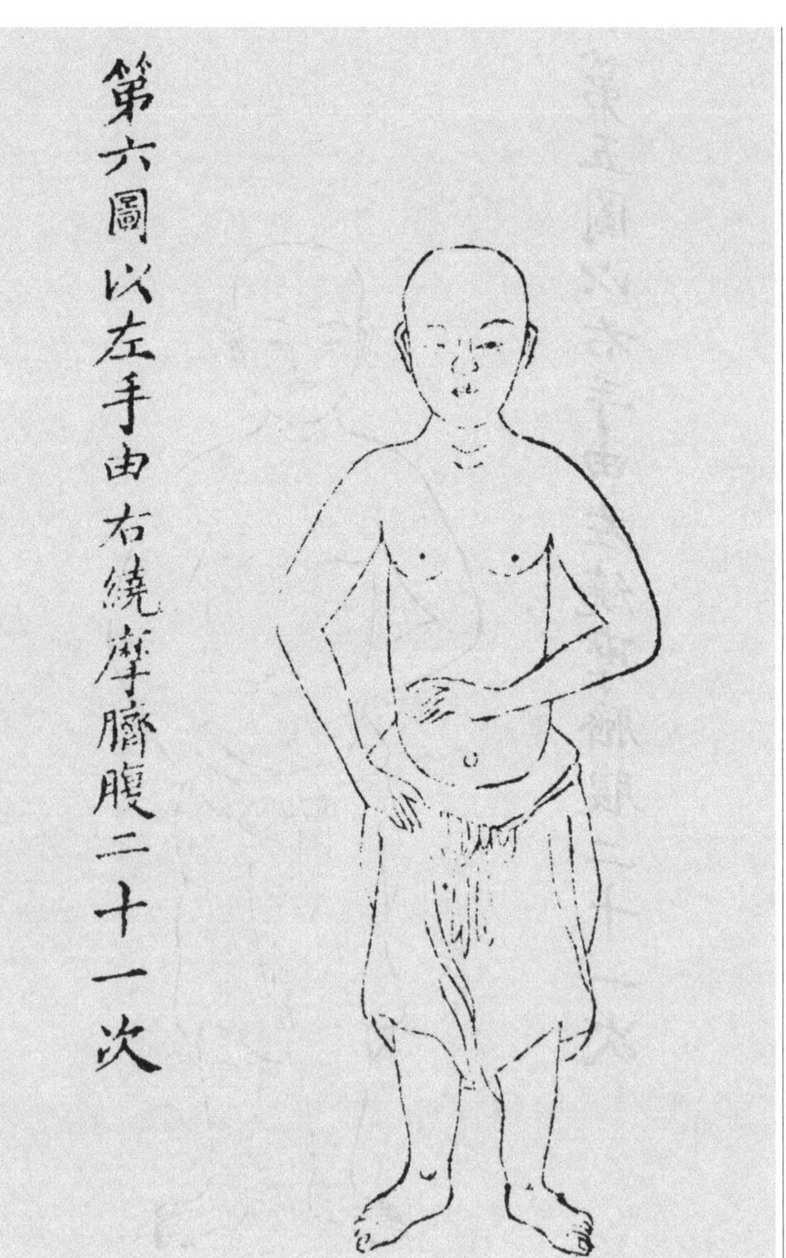
第六圖以左手由右繞摩臍腹二十一次

第七圖以左手將左邊軟脇下腰腎處大指向前四指托後輕揑定用右手中三指自左乳下直推至腿夾二十一次

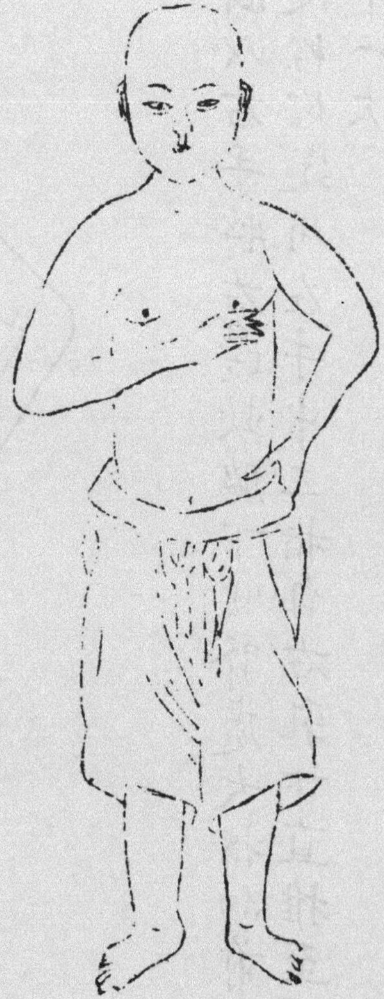

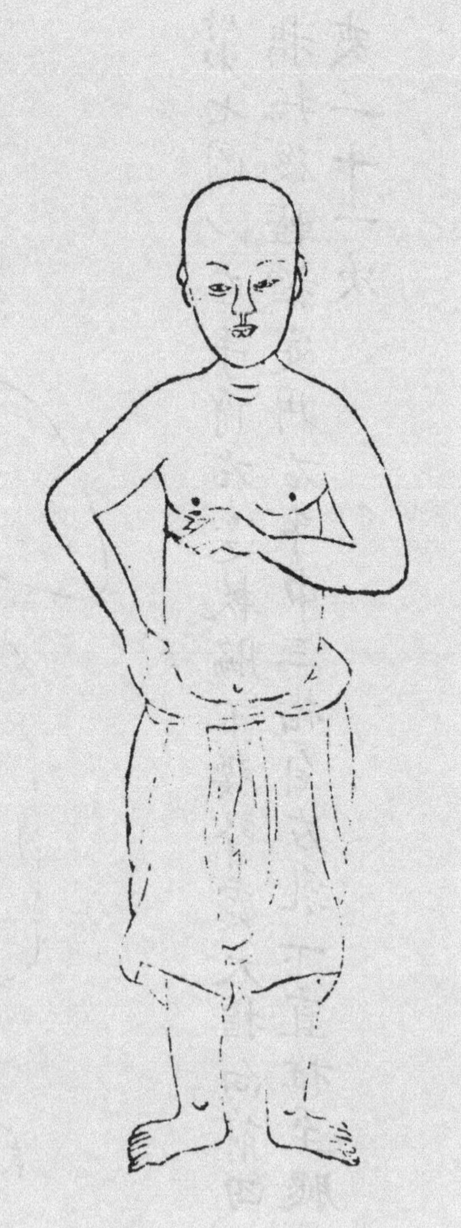

第八圖以右手將右邊軟脇下腰腎處大指向前四指托後輕揳定用左手中三指自右乳下直推至腿夾二十一次

第九圖揉摩畢遂趺坐以兩手大指押子紋四指拳屈分按兩膝上兩足十指亦稍鈎曲將胸自左轉前由右歸後搖轉二十一次畢又照前自右搖轉二十一次

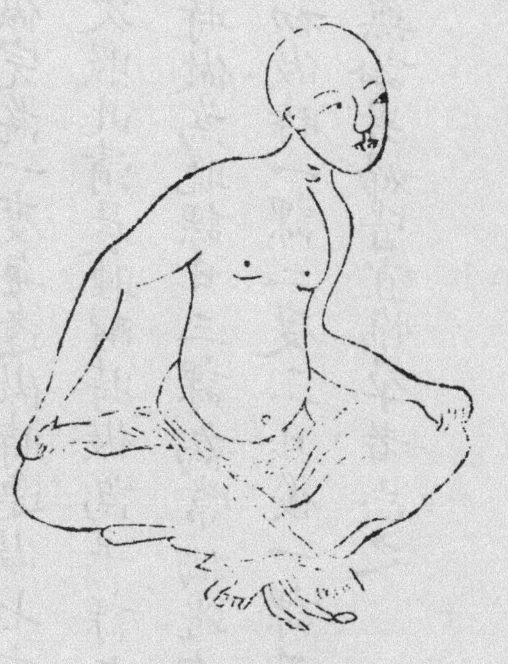

前法如搖身向左即將胸肩搖出左膝前向即搖伏膝上向右即搖出右膝向後即弓腰後撤總不以搖轉滿足爲妙不可急搖休使著力

凡揉腹時須凝神淨慮於矮枕平席正身仰臥齊足屈指輕揉緩動將八圖挨次做完爲一度每逢做時連做七度畢遂起坐摇轉二十一次照此清晨睡醒時做爲早課午申做爲午課晚間臨睡時做爲晚課日三課爲常倘遇有事早晚兩課必不可少初做時一課二度三日後一課五度再三日後一課七度無論男婦皆宜惟孕者忌之

内功圖説

〔清〕潘霨 編 商務印書館 民國二十五年六月初版

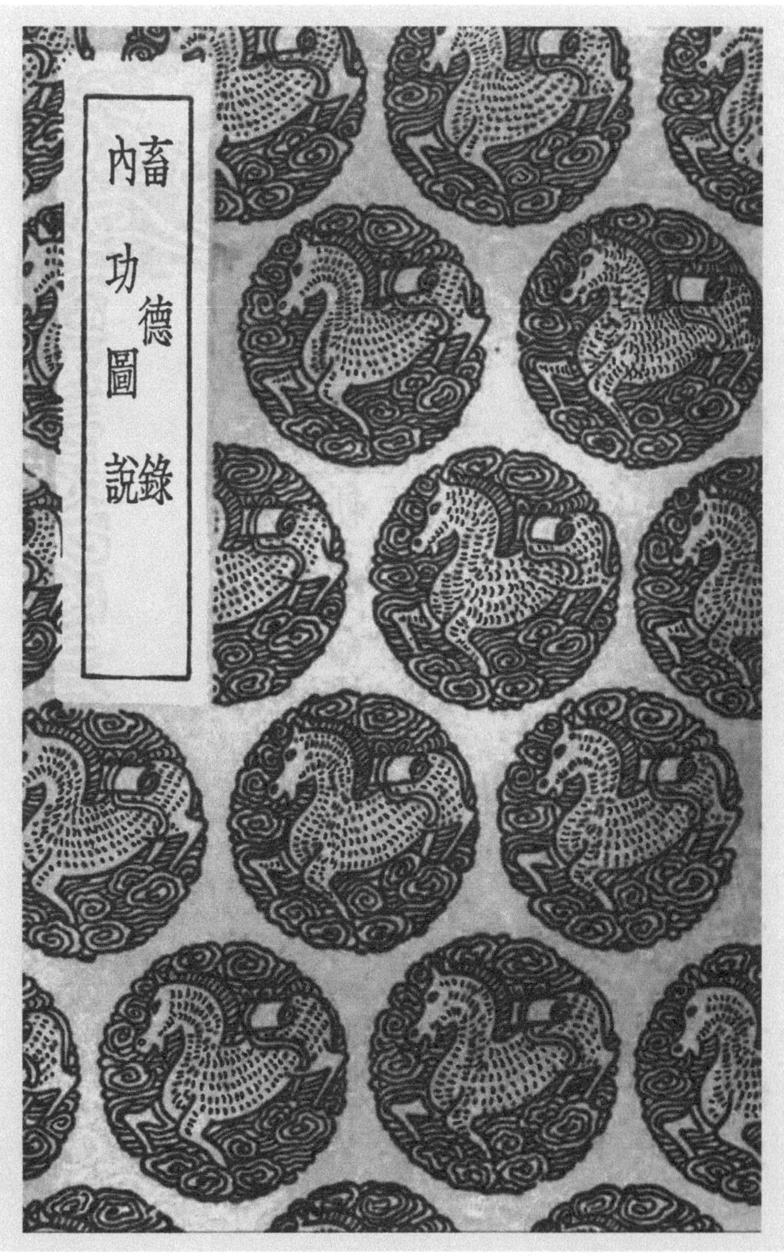
畜德錄
內功圖說

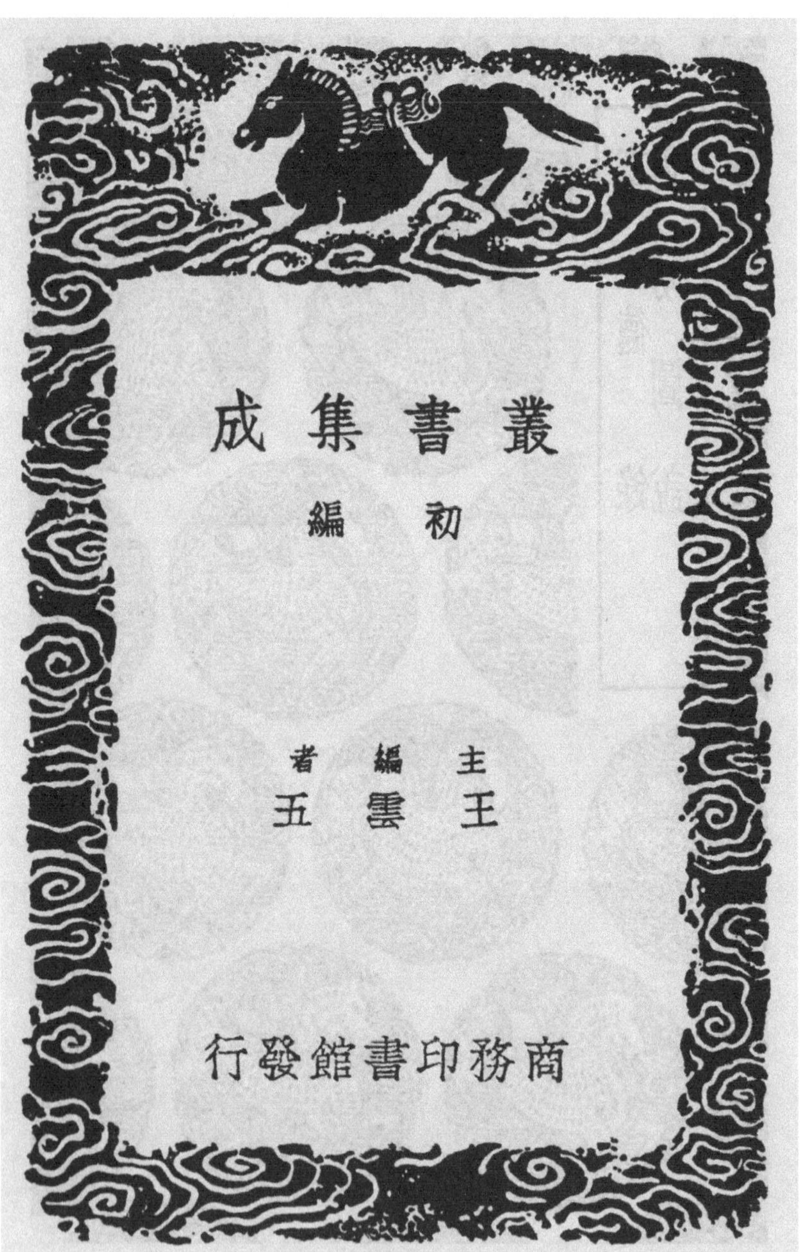

叢書集成

初編

主編者

王雲五

商務印書館發行

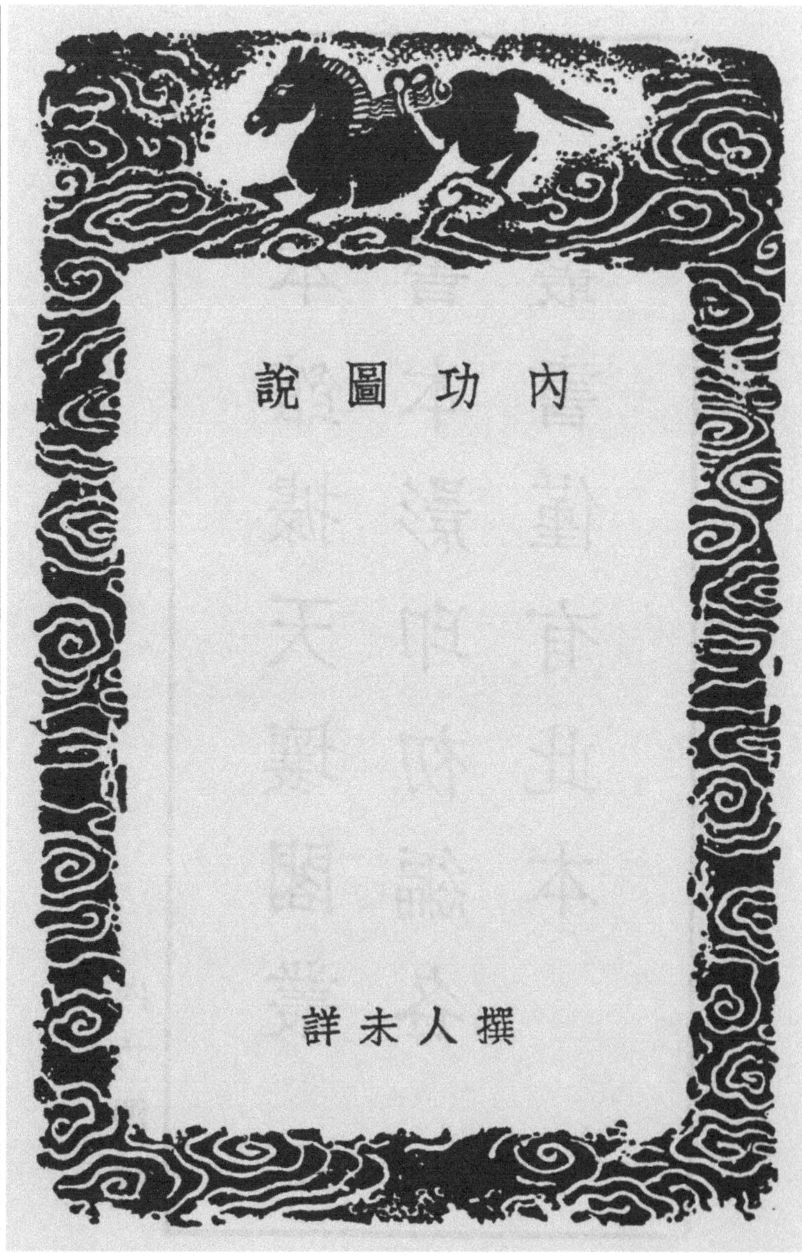
內功圖説
撰人未詳

內功圖說

本館據天壤閣叢書本影印初編各叢書僅有此本

内功圖說敘

余生而幼弱藥不去口　先大夫常患之道光甲午年十三隨侍在江西督糧道任其時有衛守備萊陽周嘉福者善拳勇習易筋經　先大夫使教余未幾一年頗健飯力能舉十鈞物歲辛丑歸里應試又從萊陽徐全來游盡悉其技後以習舉業遂中輟咸豐甲寅從　先兄滯跡關中識臨潼人周斌周乃關

中力士最有名余習與之遊又偕往河南詣嵩山少林寺住三越月盡得其內功圖及槍棒譜以歸嗣及服官時方多事中外行役戎馬馳逐忽〻至今垂四十年余老矣無能為也一麾出守六載邊城入權大郡公牘如織每追隨長官後步履尚輕健如少年趨蹌拜跪未嘗失儀向之得力從可知矣去歲同年吳縣潘尚書以其家蔚如中丞所刻衛生要

術一冊寄余摹刻甚精審視之即余少時之所業內功圖也回首前游如夢如昨六十老夫忍俊不禁爰重摹一帙以示後學勉力務之振衰起懦是余之現身說法也摹者德州武通守文源刻在成都郡齋并復其本書原名曰內功圖說光緒七年福山王祖源老蓮記

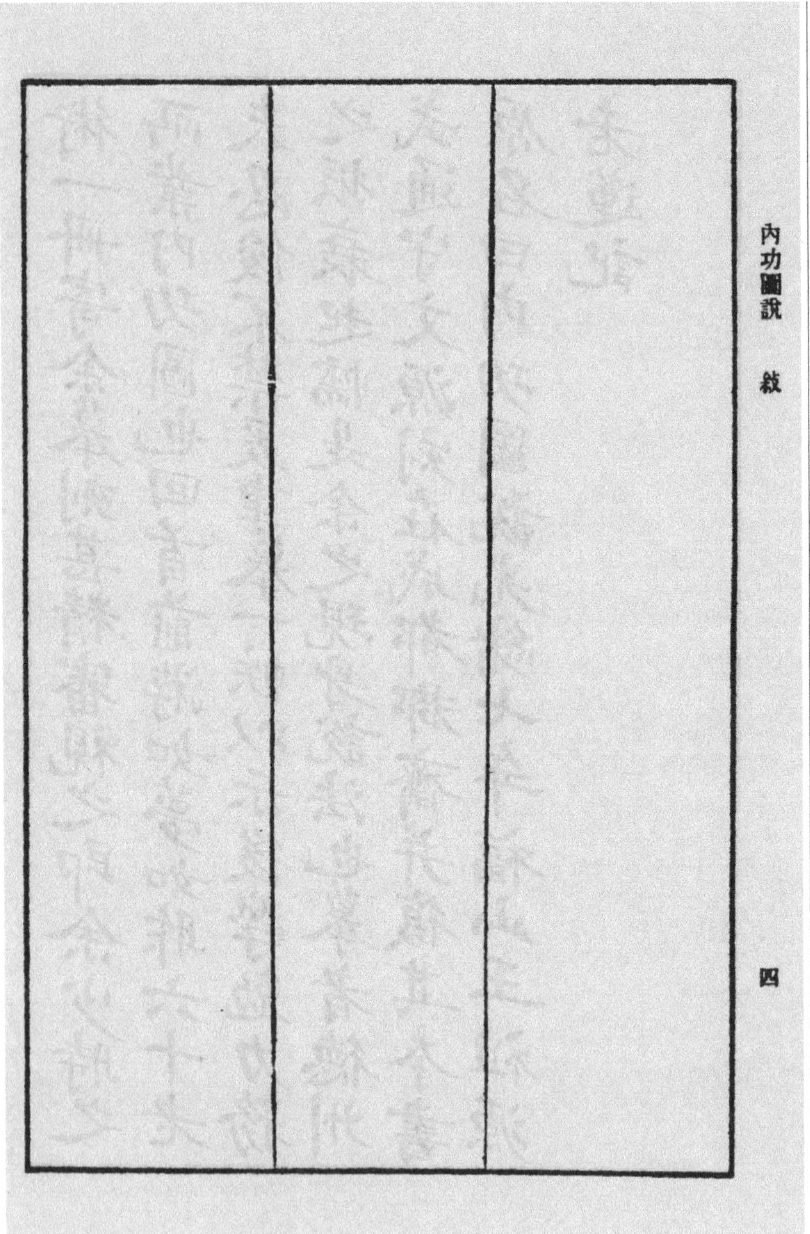

原夫人之生死病之輕重必先視元氣之存亡所謂元氣者何五臟之真精即元氣之分體也而究其本原道經所謂丹田難經所謂命門內經所謂七節之旁有小心陰陽開闔存乎此呼吸出入係乎此無火而能令百體皆温無水而能令五臟皆潤此中一綫未絶則生氣一綫未亡胥賴乎此人之臟腑經絡血氣肌肉一有不慎外邪干之則病古之人

以鍼灸為本繼之以砭石導引按摩酒醴等法所以利關節和血氣使速去邪邪去而正自復正復而病自愈平日尤重存想乎丹田欲使本身自有之水火得以相濟則神旺氣足邪不敢侵與其待疾痛臨身呻吟求治莫若常習片刻之功以防後來之苦雖壽命各有定數而體氣常獲康强於平時矣茲編取豐城徐鳴峰本參之醫經各集而畧為增刪

凡於五官四體各有所宜按摩導引者列之於分行外功內任人擇取行之仍取前人所定合行十二段法載於歌訣俾得照依次序遍及周身此皆盡人可行隨時可作功簡而賅效神而速不須侈談高遠而却病延年實皆信而有徵即老子赤松子鍾離子所載節目亦不外此誠能日行一二次無不身輕體健百病皆除從此翔洽太和共登壽域不甚

善乎爰泚筆而為之記

咸豐八年孟冬古吳潘霨偉如甫書於長蘆

節署

十二段錦總訣

閉目冥心坐　握固靜思神
叩齒三十六　兩手抱崑崙
左右鳴天鼓　二十四度聞
微擺撼天柱　赤龍攪水津
鼓漱三十六　神水滿口勻
一口分三嚥　龍行虎自奔
閉氣搓手熱　背摩後精門

盡此一口氣　想火燒臍輪
左右轆轤轉　兩脚放舒伸
叉手雙虛托　低頭攀足頻
以候神水至　再漱再吞津
如此三度畢　神水九次吞
嚥下汩汩響　百脈自調勻
河車搬運畢　想發火燒身
舊名八段錦　子後午前行

勤行無間斷　萬病化為塵

以上係通身合總行之要依次序不可缺不可亂先要記熟此歌再詳看後圖及各圖詳註各訣自無差錯十二圖附後

十二段錦第一圖

閉目冥心坐握固靜思神

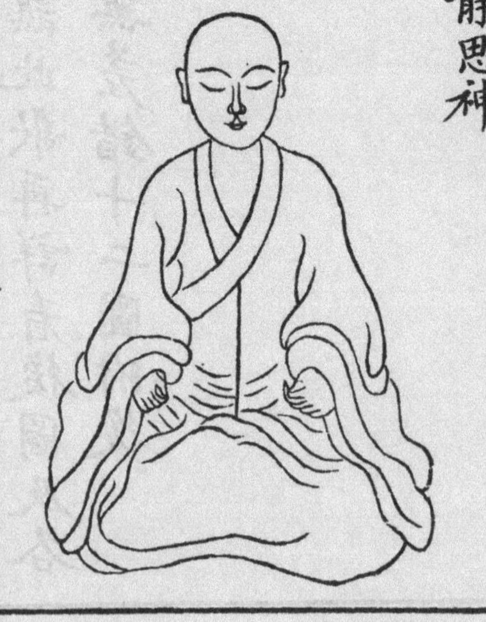

盤腿而坐緊閉兩目冥亡心中雜念凡坐要竪起脊梁腰不可軟弱身不可倚靠握固者握手牢固可以閉關却邪也靜思者靜息思慮而存神也

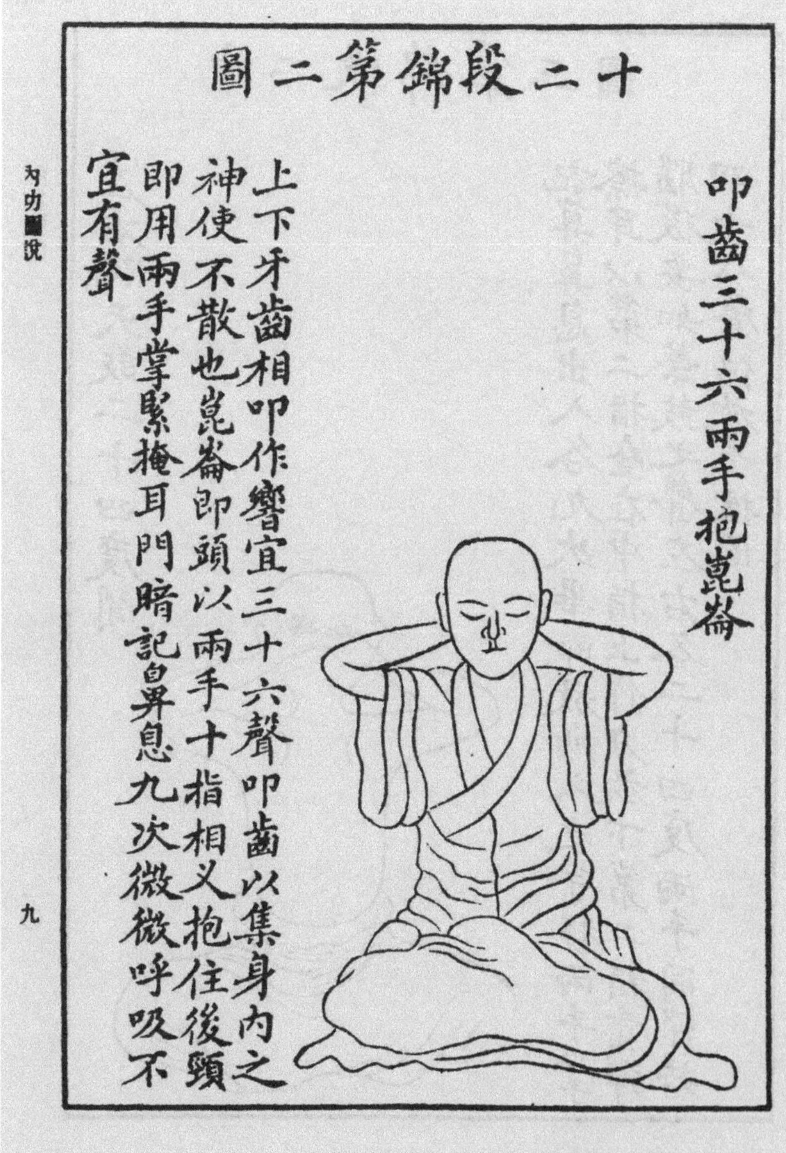

十二段錦第二圖

叩齒三十六兩手抱崑崙

上下牙齒相叩作響宜三十六聲叩齒以集身内之神使不散也崑崙即頭以兩手十指相叉抱住後頸即用兩手掌緊掩耳門暗記鼻息九次微微呼吸不宜有聲

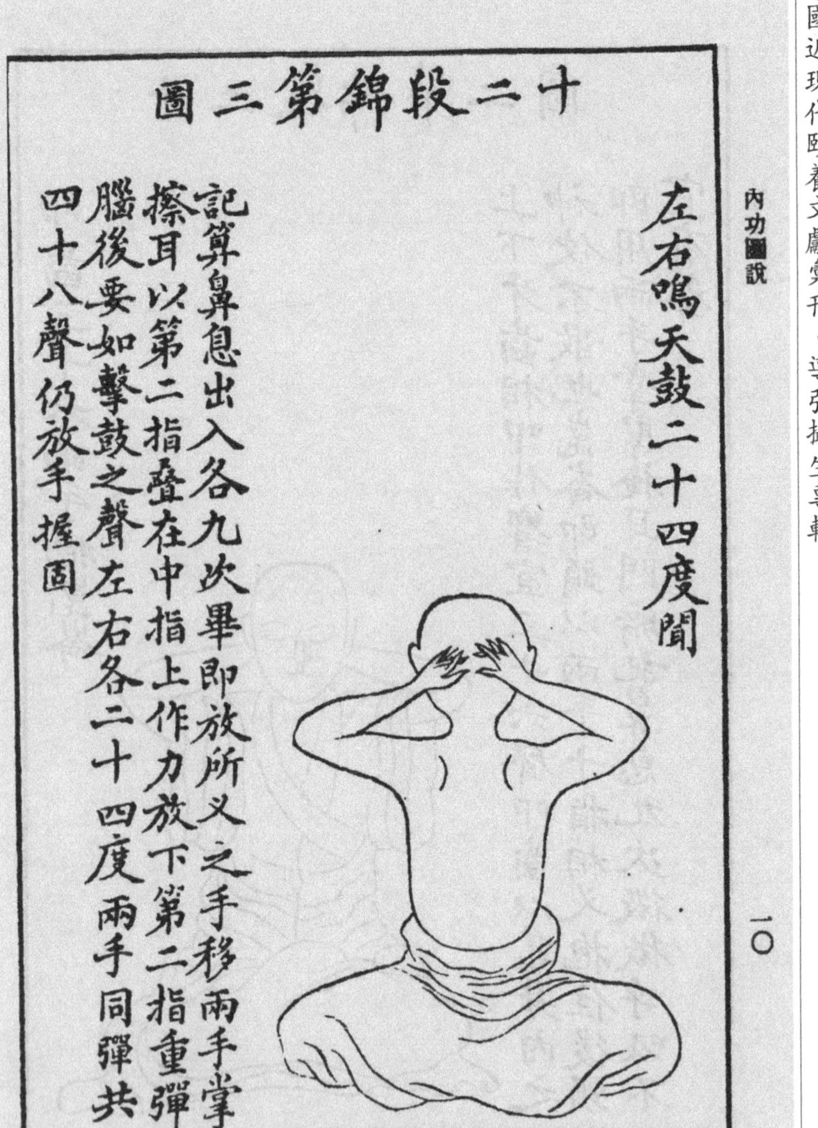

十二段錦第三圖

左右鳴天鼓二十四度聞

記算鼻息出入各九次畢即放所叉之手移兩手掌擦耳以第二指疊在中指上作力放下第二指重彈腦後要如擊鼓之聲左右各二十四度兩手同彈共四十八聲仍放手握固

十二段錦第四圖

微擺撼天柱

天柱即後頸低頭扭頸向左右側視肩亦隨之左右招擺各二十四次

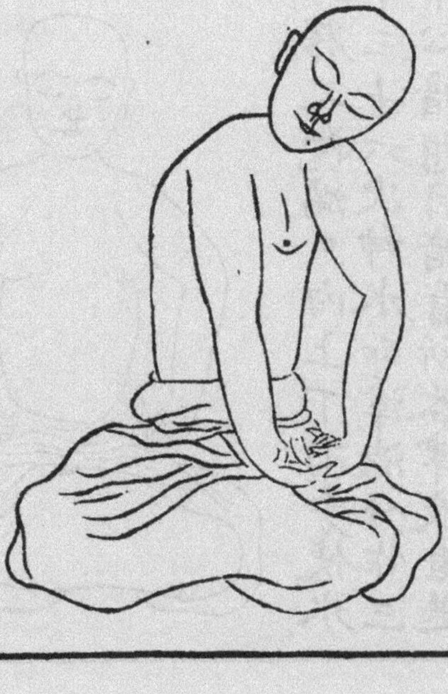

十二段錦第五圖

赤龍攪水津鼓漱二十六神水滿口勻一口分三嚥龍行虎自奔

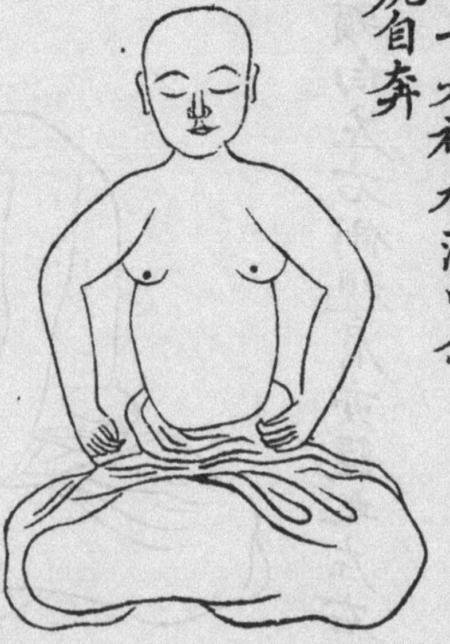

赤龍即舌以舌頂上腭又攪滿口內上下兩旁使水津自生鼓漱於口中三十六次神水即津液分作三次要汩汩有聲吞下心暗想目暗看所吞津液直送至臍下丹田龍即津虎即氣津下去氣自隨之

十二段錦第六圖

閉氣搓手熱背摩後精門

以鼻吸氣閉之用兩掌相搓擦極熱急分兩手磨後腰上兩邊一面徐徐放氣從鼻出精門即後腰兩邊軟處以兩手磨二十六遍仍收手握固

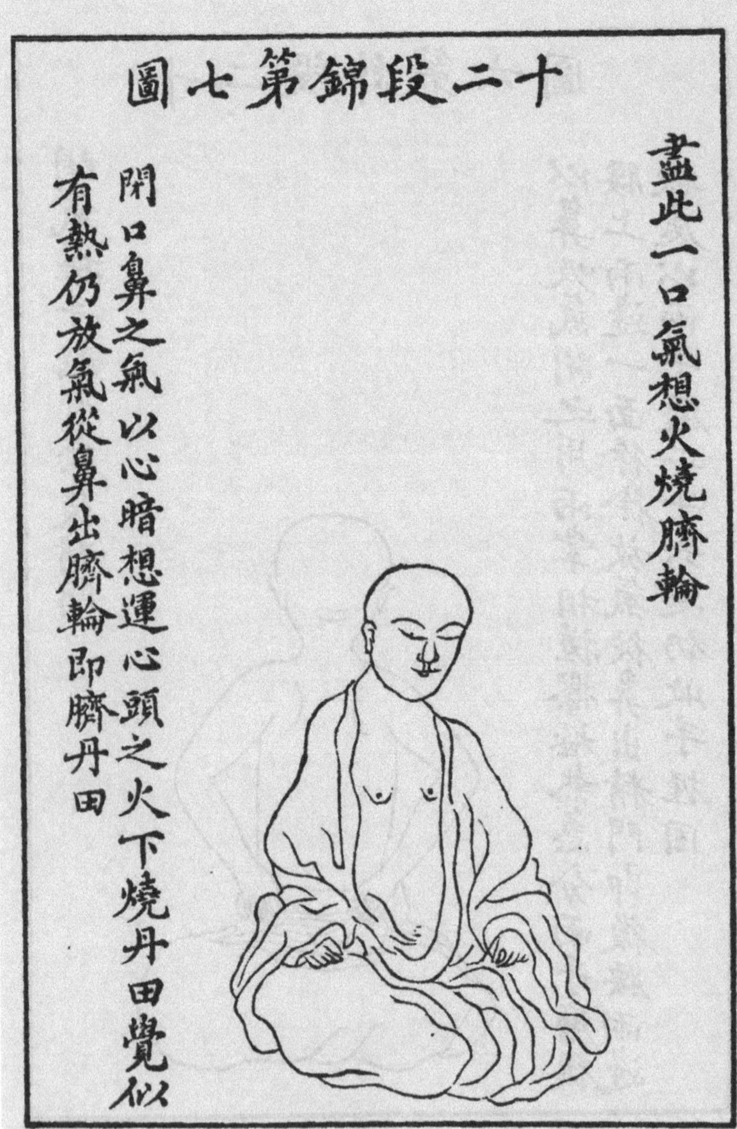

十二段錦第七圖

盍此一口氣想火燒臍輪

閉口鼻之氣以心暗想運心頭之火下燒丹田覺似有熱仍放氣從鼻出臍輪即臍丹田

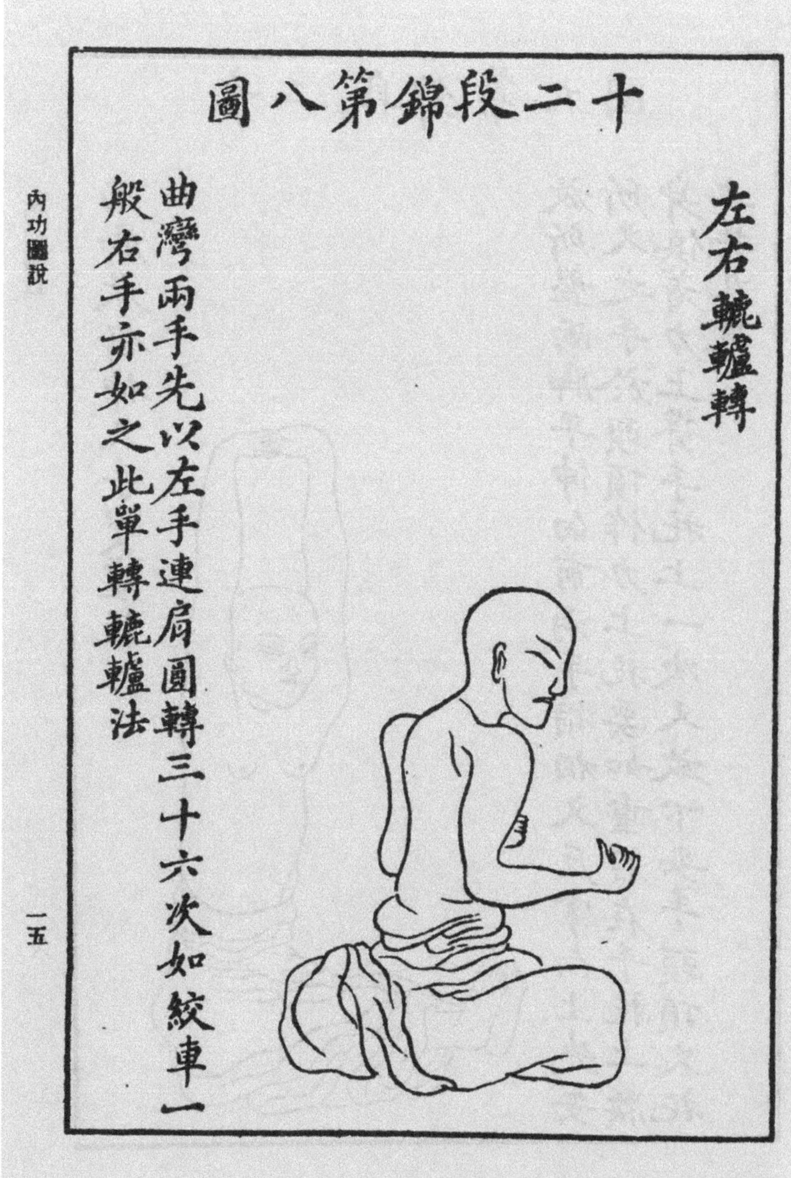

十二段錦第八圖

左右轆轤轉

曲灣兩手先以左手連肩圓轉三十六次如絞車一般右手亦如之此單轉轆轤法

十二段錦第九圖

兩脚放舒伸义手雙虛托

放所盤兩脚平伸向前兩手指相义反掌向上先安所义之手於頭頂作力上托要如重石在手托上腰身俱著力上聳手托上一次又放下安手頭頂又托上共九次

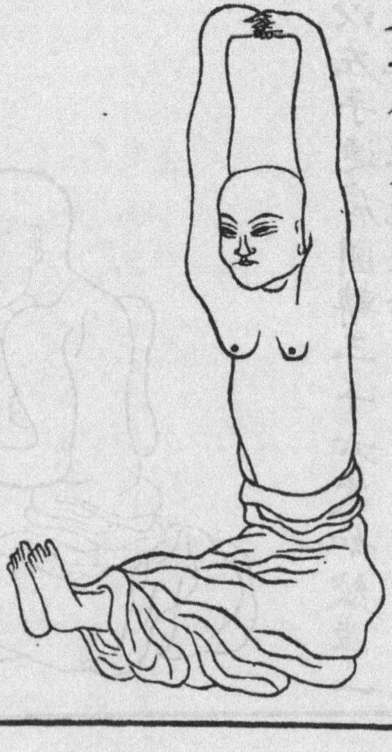

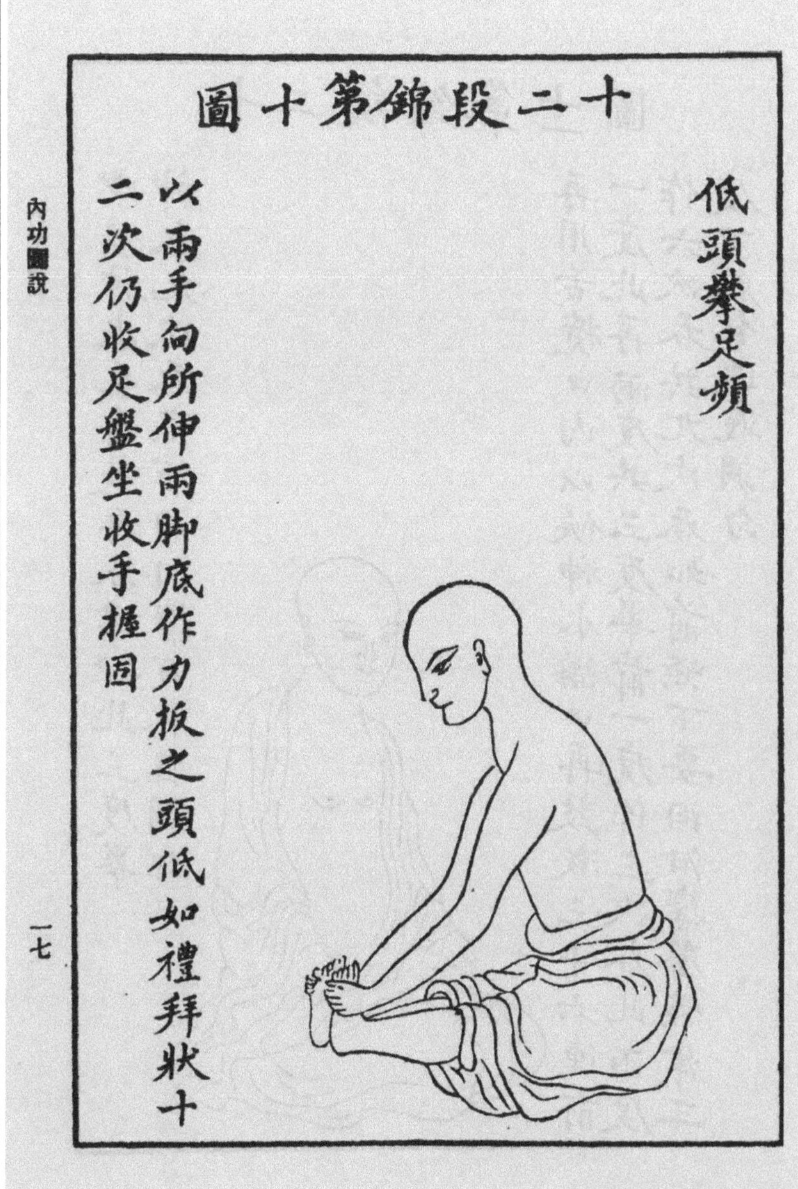

十二段錦第十圖

低頭攀足頻

以兩手向所伸兩脚底作力扳之頭低如禮拜狀十二次仍收足盤坐收手握固

十二段錦第十一圖

以候神水至再潄再吞津如此三度畢神水九次吞嚥下汩汩響百脉自調勻

再用舌攪口内以候神水滿口再鼓潄三十六連前一度此再兩度共三度畢前一度作三次吞此兩度作六次吞共九次吞如前嚥下要汩汩響聲嚥津三度百脉自週遍調勻

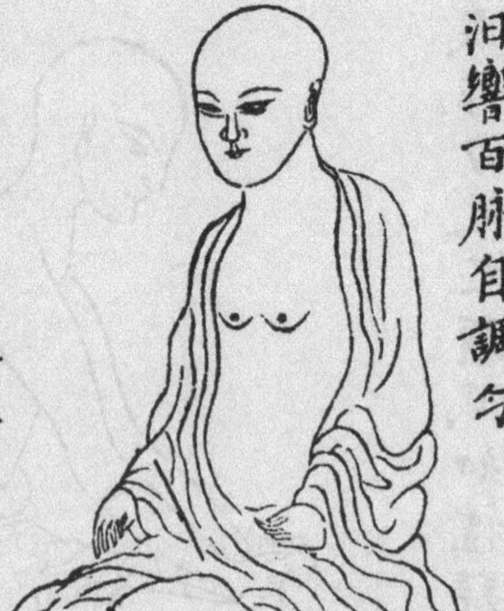

十二段錦第十二圖

河車搬運畢想發火燒身舊名八段錦

子後午前行勤行無間斷萬疾化為塵

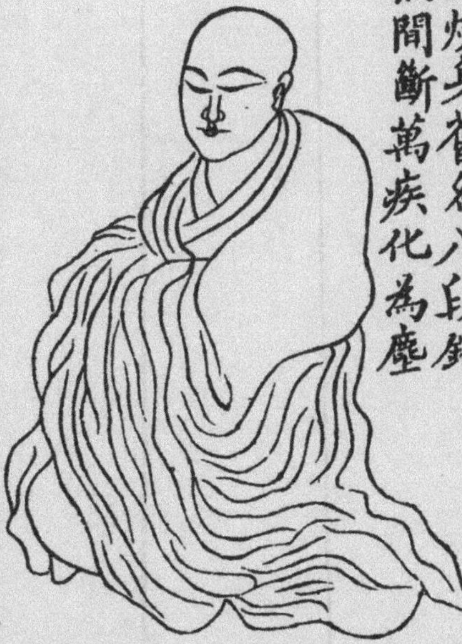

心想臍下丹田中似有熱氣如火閉氣如忍大便狀將熱氣運至穀道即大便處升上腰間背脊後頸腦後頭頂止又閉氣從額上兩太陽耳根前兩面頰降至喉下心窩肚臍下丹田止想是發火燒通身皆熱

分行外功訣

心功

一凡行功時先必冥心息思慮絕情欲以固守神氣

身功

一盤足坐時宜以一足跟抵住腎囊根下令精氣無漏

一垂足平坐膝不可低腎子不可著在所坐處凡言平坐高坐皆坐於榻椅上

一凡行功畢起身宜緩緩舒放手足不可急起

一凡坐宜平直其身豎起脊梁不可東倚西靠

首功

一兩手掩耳即以第二指壓中指上用第二指彈腦後兩骨作響聲謂之鳴天鼓去風池邪氣

一兩手扭項左右反顧肩膊隨轉二十四次除脾胃積邪

一兩手相叉抱項後面仰視使手與項爭力去肩痛目昏

爭力者手著向前項即著力向後

面功

一用兩手相摩使熱隨向面上高低處揩之皆要週到再以口中津唾於掌中擦熱揩面多次凡用兩手摩熱時宜閉口鼻氣摩之能令皺斑不生顏色光潤

耳功

一耳宜按抑左右多數謂以兩手按兩耳輪一上一下摩擦之所謂營治城郭使人聽徹

一平坐伸一足屈一足橫伸兩手直豎兩掌向前若推門狀扭頭項左右各顧七次除耳鳴

目功

一每睡醒且勿開目用兩大指背相合擦熱揩目十四次仍閉住暗輪轉眼珠左右七次緊閉少時忽大睜開能保鍊神光永無目疾一用大指背向掌心擦熱亦可

一用大指背曲骨重按兩眉旁小穴三九二十七遍又以手摩兩目顴上及旋轉耳行三十遍又以手逆乘額從兩眉間始以入腦後髮際中二十七遍仍須嚥液無數治耳目能清明

一用手按目之近鼻兩眦即眼角閉氣按之氣通即止常行之能洞觀

一蹝坐以兩手據地回頭用力視後面五次謂之虎視除胸臆風邪亦去腎邪地一作牀

口功

一凡行功時必須閉口

一口中焦乾口苦舌澁嚥下無津或吞唾喉痛不能進食乃熱也宜大張口呵氣十數次鳴天鼓九次以舌

攪口內嚥津復呵復嚥候口中清水生即熱退臟涼又或口中津液冷淡無味心中汪汪乃冷也宜吹氣溫之候口有味即冷退臟煖

一每早口中微微呵出濁氣隨以鼻吸清氣嚥之

一凡睡時宜閉口使真元不出邪氣不入

舌功

一舌抵上腭津液自生再攪滿口鼓漱三十六次作三口吞之要汩汩有聲在喉謂之漱嚥灌溉五臟可常行之

齒功

一叩齒三十六遍以集心神

一凡小便時閉口緊咬牙齒除齒痛

鼻功

一兩手大指背擦熱揩鼻三十六次能潤肺

一視鼻端默數出入息

一每晚覆身卧暫去枕從膝灣反豎兩足向上以鼻吸納清氣四次又以鼻出氣四次氣出極力後令微氣

再入鼻中收納能除身熱背痛

手功

一兩手相义虛空托天按頂二十四次除胸膈邪

一兩手一直伸向前一曲迴向後如挽五石弓狀除臂腋邪

一兩手相捉爲拳搥臂膊及腰腿又反手搥背上各三十六次去四肢胸臆邪

一兩手握固曲肘向後頓掣七次頭隨手向左右扭身治上火丹疣瘵

一兩手作拳用力左右虛築七次除心胸風邪

足功

一正坐伸足低頭如禮拜狀以兩手用力攀足心十二次去心包絡邪

一高坐垂足將兩足跟相對扭向外復將兩足尖相對扭向内各二十四遍除兩脚風氣

一盤坐以一手捉脚指以一手揩脚心湧泉穴濕風皆從此出

至熱止後以脚指畧動轉數次除濕熱健步

一兩手向後據牀跪坐一足將一足用力伸縮各七次左右交換治股膝腫

一徐行手握固左足前踏左手擺向前右手擺向後右足前踏手右前左後除兩肩邪

肩功

一兩肩連手左右輪轉為轉轆轤各二十四次先左轉後右轉曰單轆轤左右同轉曰雙轆轤

一調息神思以左手擦臍十四遍右手亦然復以兩手

如數擦脇連肩擺搖七次嚥氣納於丹田握固兩手復屈足側卧能免夢遺

背功

一兩手據牀縮身曲背拱脊向上十三舉除心肝邪

腹功

一兩手摩腹移行百步除食滯

腰功

一閉息存想丹田火自下而上遍燒其體

一兩手握固拄兩脇肋擺摇兩肩二十四次除腰肋痛並去風邪

一兩手擦熱以鼻吸清氣徐徐從鼻放出用兩熱手擦精門即背下腰軟處

腎功

一用手兜裹外腎兩子一手擦下丹田左右換手各八十一遍訣云一擦一兜左右換手九九之數其陽不走

一臨睡時坐於牀垂足解衣閉息舌抵上腭目視頂門

提縮穀道如忍大便狀兩手摩擦兩腎腧穴各一百二十次能生精固陽除腰痛稀小便

以上分列各條隨人何處有患即擇何條行之或預防無患之先者亦隨人擇取焉大抵世人以經營職業者既不暇行倚恃壯盛者又不肯行直至體氣衰憊終不及行爲可惜也

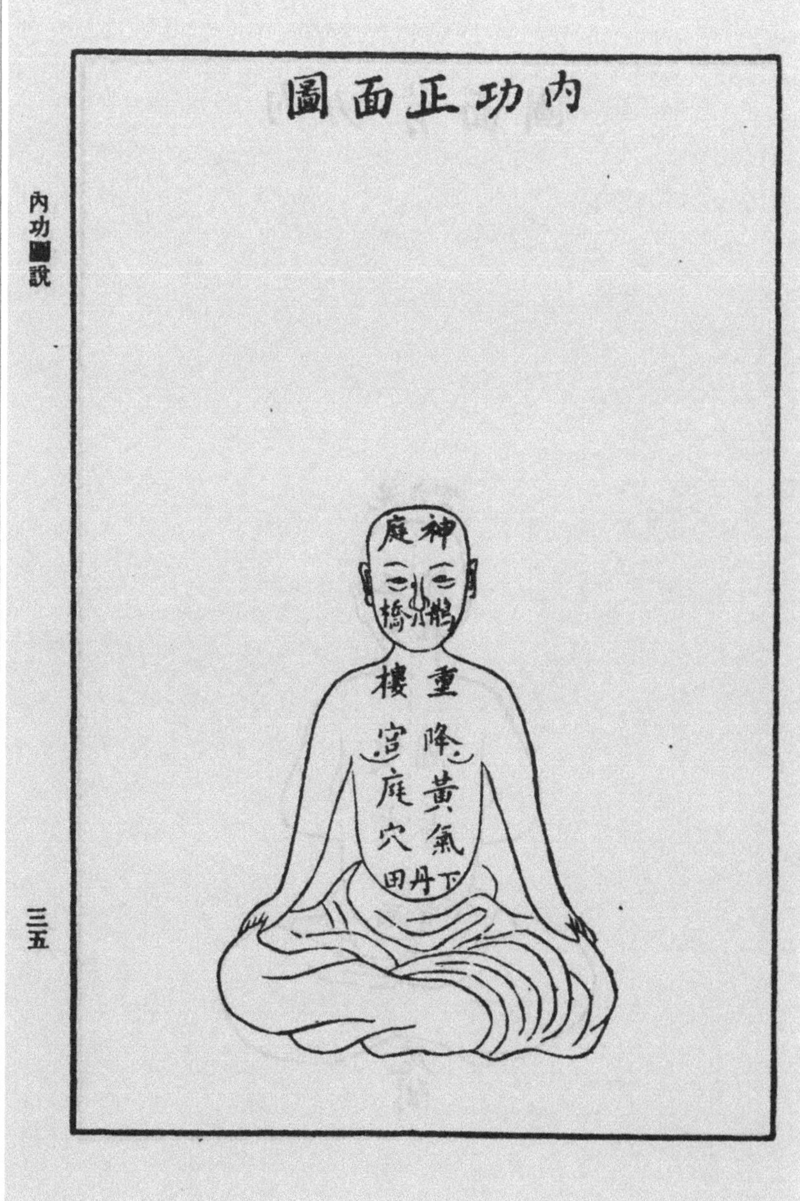
内功正面圖
神庭
鵲橋
重樓
降宮
黃庭
氣穴
下丹田
内功圖說
三五

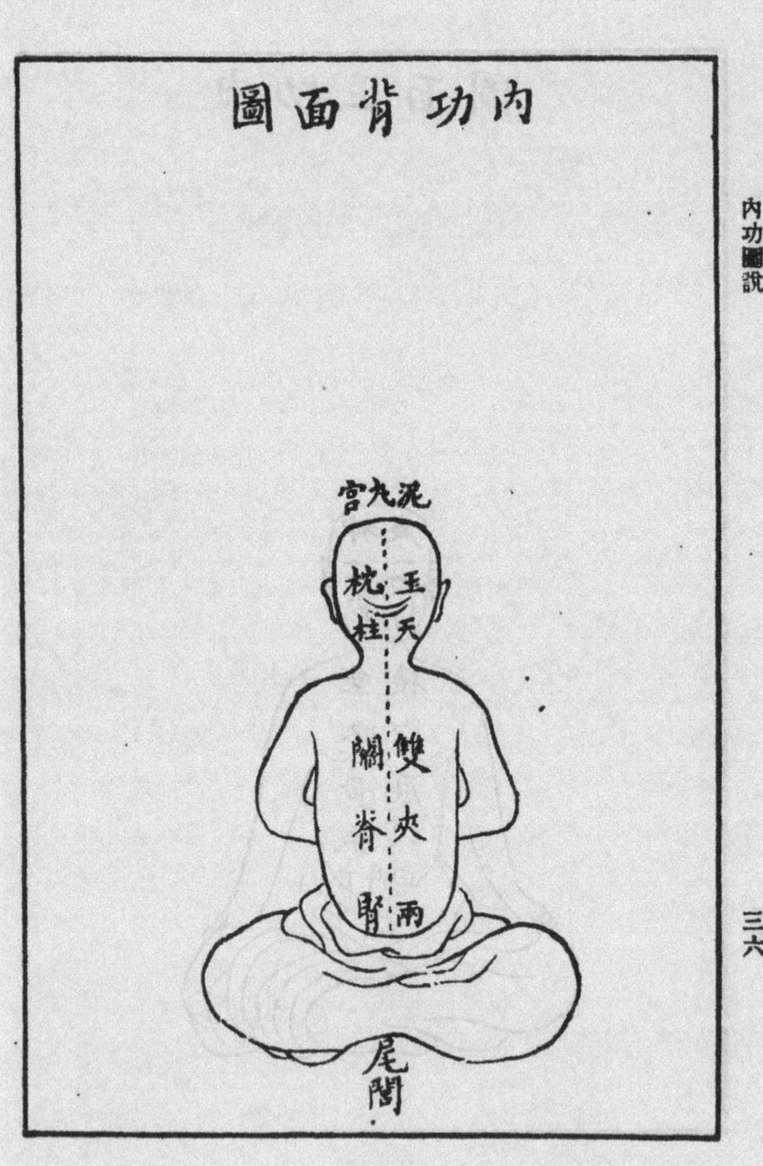
內功背面圖
泥丸宮
玉枕
天柱
雙關
夾脊
兩腎
尾閭

前列按摩導引之既行之於外矣血脉俱已流暢肢體無不堅强再能調和氣息運而使之降於氣海升於泥丸則氣和而神静水火有既濟之功方是全修真養其他玄門服氣之術非有真傳口授反無益而有損今擇其無損有益之調息及黄河逆流二訣隨時隨地可行以助内功附錄於右

此為分行外功者指出内功知所選擇其實已備十二段中每日於暇時不必拘定子午擇一片刻之閒使心静神

閒盤足坐定寬解衣帶平直其身兩手握固閉目合口精專一念兩目內視叩齒三十六聲以舌抵上腭待津生時鼓漱滿口汩汩嚥下以目內視直送至臍下一寸二分丹田之中

再以心想目視丹田之中彷彿如有熱氣輕輕如忍大便之狀將熱氣運至尾閭從尾閭升至腎關從夾脊雙關升至天柱從玉枕升泥丸少停即以舌抵上腭復從神庭降下鵲橋重樓降宮臍輪氣穴丹田

按古仙有言曰夾脊雙關透頂門修行徑路此爲尊以其上通天谷下達尾閭要識得此爲心腎來往之路水火既濟之鄉欲通此竅先要存想山根則呼吸之氣漸次由泥丸通夾脊透混元而直達於命門蓋謂常人呼吸皆從咽喉而下至中脘而回若至人呼吸由明堂而上至夾脊而流於命門此與前說稍異然嚥津爲自已之氣從中而出故存想從尾閭升至泥丸而古仙則吸天地之氣由山根而泥丸直達命門也

凡五臟受病之因辨病之悞免病之訣分類摘錄俾於未病之先知所儆懼方病之際知所治療而脾胃為養生之本當於飲食間加慎焉

心臟形如未開蓮蕊中有七孔三毛位居背脊第五椎各臟皆有係於心屬火旺於夏四五月色主赤苦味入心外通竅於舌出汁液為汗在七情主憂樂在身主血與脉所藏者神所惡者熱面赤色者心熱也好食苦者心不足也怔忡善忘者心虛也心有病舌焦苦喉不知五味無故煩躁口

生瘡作臭手心足心熱

肝臟形如懸匏有七葉左三右四位居背脊第九椎乃背中間脊骨第九節也屬木旺於春正二月色主青酸味入肝外通竅於目出汁液為淚在七情主怒在身主筋與爪所統者血所藏者魂所惡風肝有病眼生蒙翳兩眼角赤痒流冷淚眼下青轉筋昏睡善恐如人將捕之面色青者肝盛也好食酸者肝不足也多怯者肝虛也多怒者肝實也

脾臟形如鐮刀附於胃運動磨消胃內之水穀

屬土旺於四季月色主黃甘味入脾外通竅於口出汁液為涎在七情主思慮在身主肌肉所藏者志所惡者濕面色黃者脾弱也好食甜者脾不足也脾有病口淡不思食多涎肌肉消瘦

肺臟形如懸磬六葉兩耳共八葉上有氣管通至喉間位居極上附背脊第三椎為五臟華蓋屬金旺於秋七八月色主白辛味入肺外通竅於鼻出汁液為涕在七情主喜在身主皮毛所統者氣所藏者魄所惡者寒面色淡白無血色者肺枯也右頰赤者肺

熱也氣短者肺虛也背心畏寒者肺有邪也肺有病咳嗽氣逆鼻塞不知香臭多流清涕皮膚躁痒

腎臟形如刀豆有兩枚一左一右中為命門乃男子藏精女子繫胞處也位居下背脊第十四椎對臍附腰屬水旺於冬十十一月色主黑鹹味入腎外通竅於耳出汁液為津唾在七情主慾在身主骨與齒所藏者精所惡者燥面色黑悴者腎竭也齒動而痛者腎炎也耳閉耳鳴者腎虛也目睛內瞳子昏者腎虧也陽事痿而不舉者腎弱也腎有病腰中痛膝冷脚痛或痺蹲起發

脊體重骨酸臍下動風牽痛腰低屈難伸

神仙起居法

行住坐卧處手摩脇與肚心腹痛快時兩手腹下踞踞之徹膀腰背拳摩腎部纔覺力倦來即使家人助行之不厭頻晝夜無窮數歲久積功成漸入神仙路

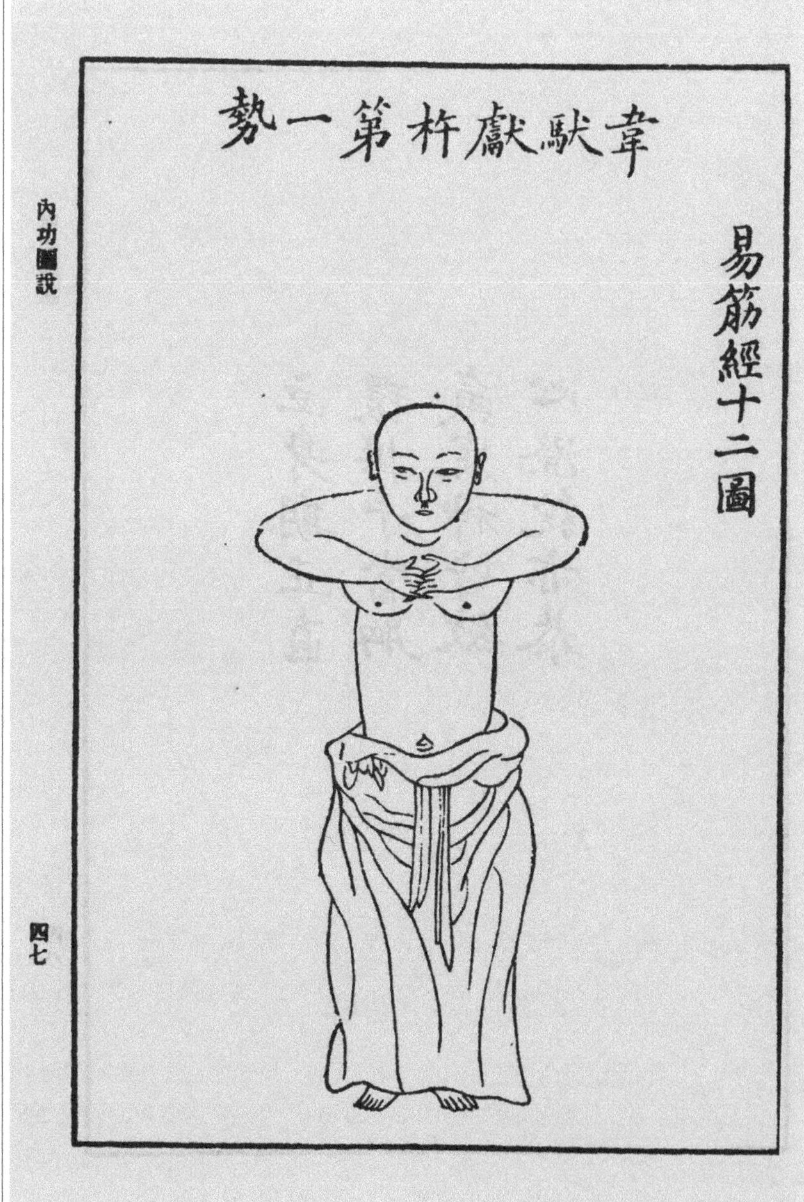
韋馱獻杵第一勢
易筋經十二圖
内功圖說
四七

立身期正直
環拱手當胸
氣定神皆斂
心澄貌亦恭

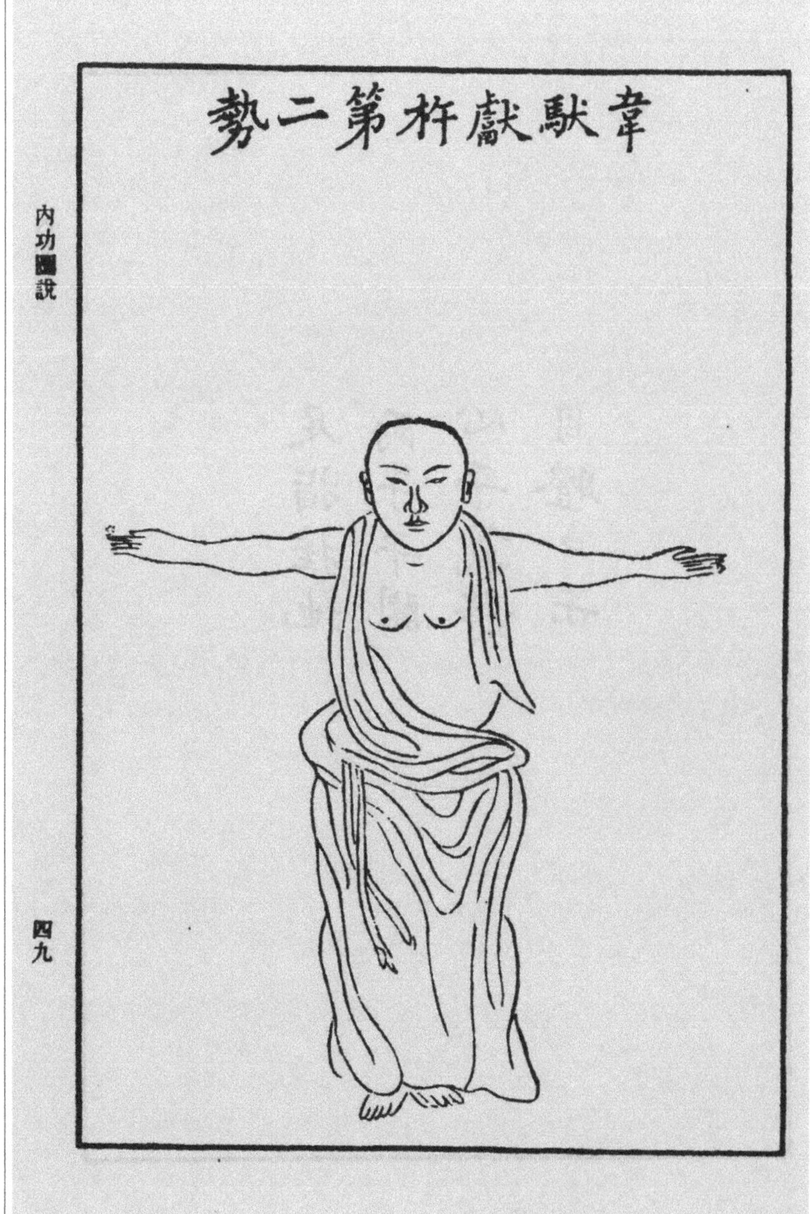
韋馱獻杵第二勢
內功圖說
四九

足指挂地
兩手平開
心平氣靜
目瞪口呆

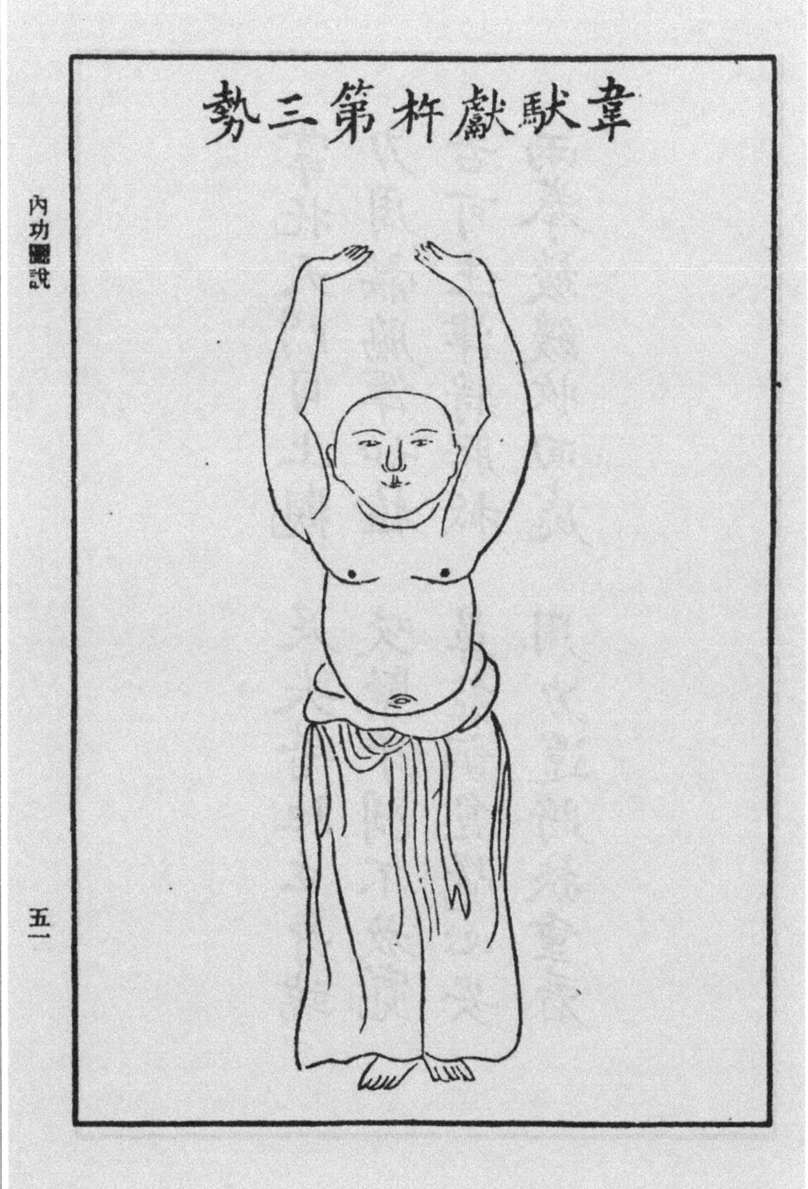
韋馱獻杵第三勢
内功圖說
五一

掌托天門目上觀　足尖著地立身端
力周骽脇渾如植　咬緊牙關不放寬
舌可生津將腭抵　鼻能調息覺心安
兩拳緩緩收回處　用力還將挾重看

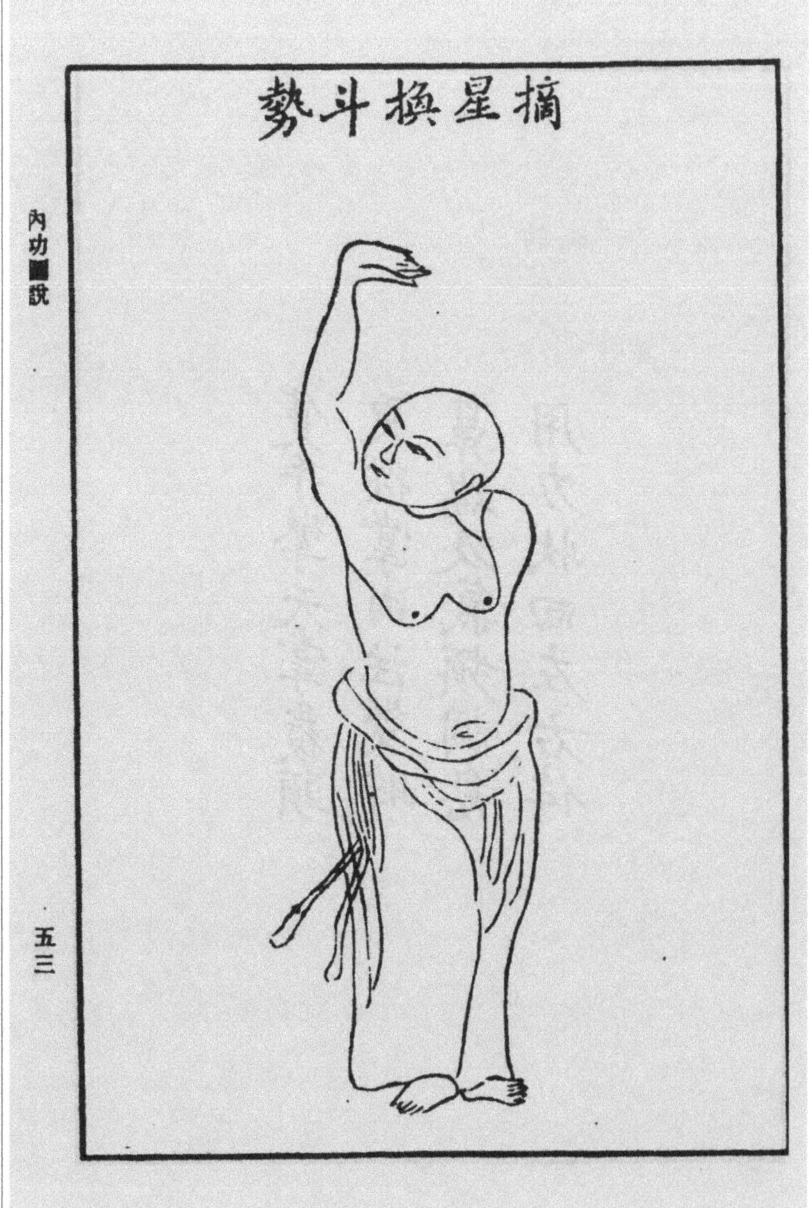
摘星換斗勢
內功圖說
五三

雙手擎天掌覆頭
更從掌內注雙眸
鼻端吸氣頻調息
用力收回左右侔

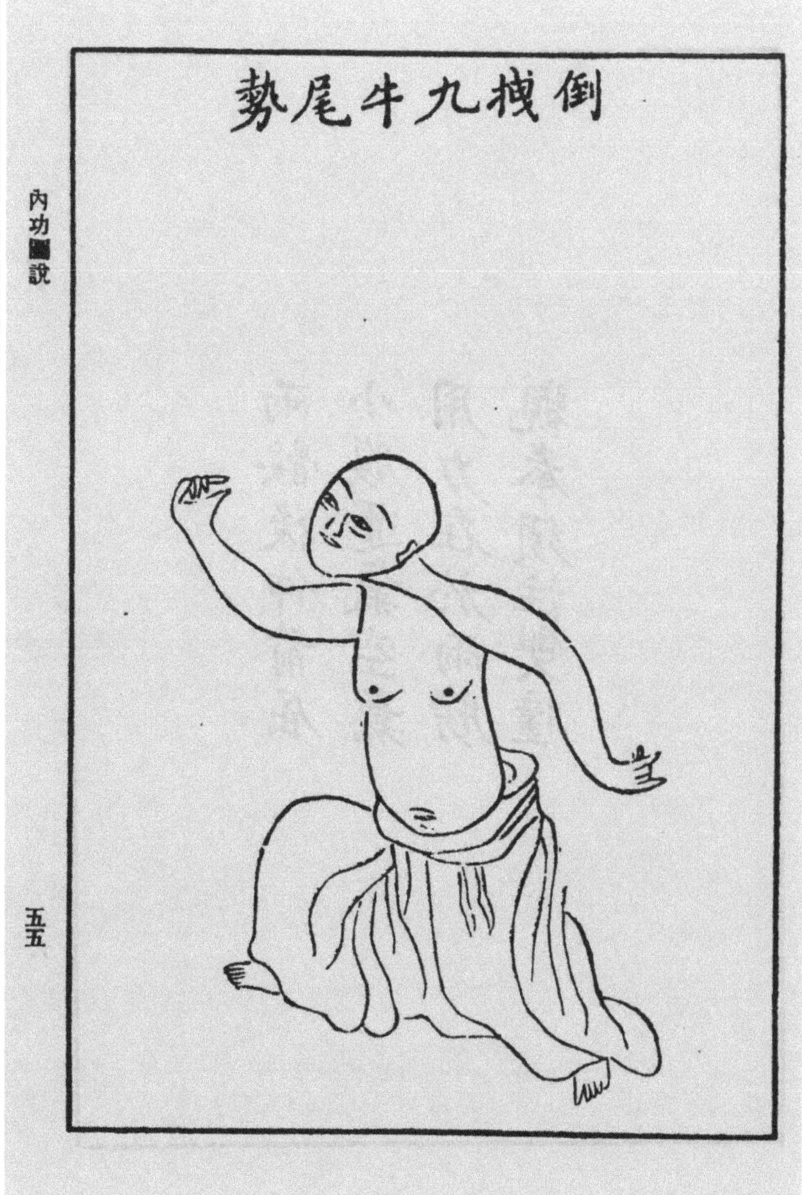
倒拽九牛尾勢
内功圖說
五五

兩骹後伸前屈
小腹運氣空鬆
用力在於兩膀
觀拳須注雙瞳

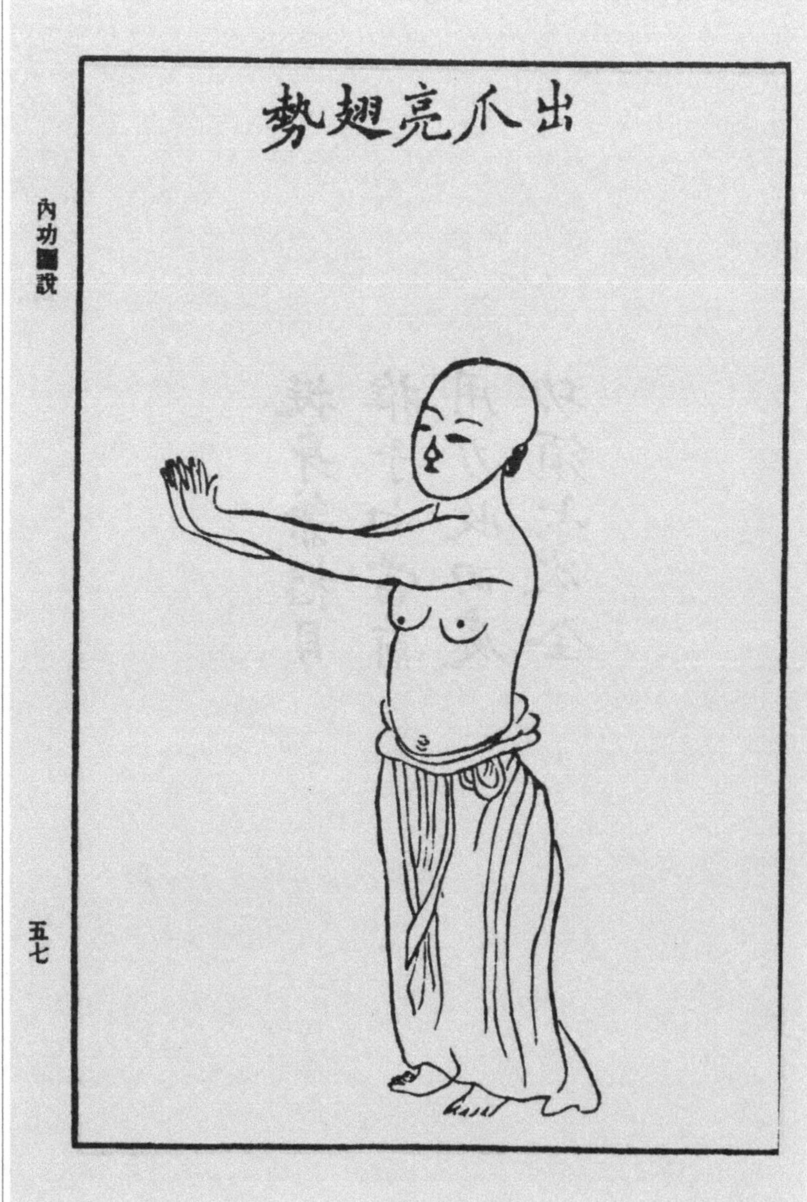
出爪亮翅勢
内功圖説
五七

挺身兼怒目
推手向當前
用力收回處
功須七次全

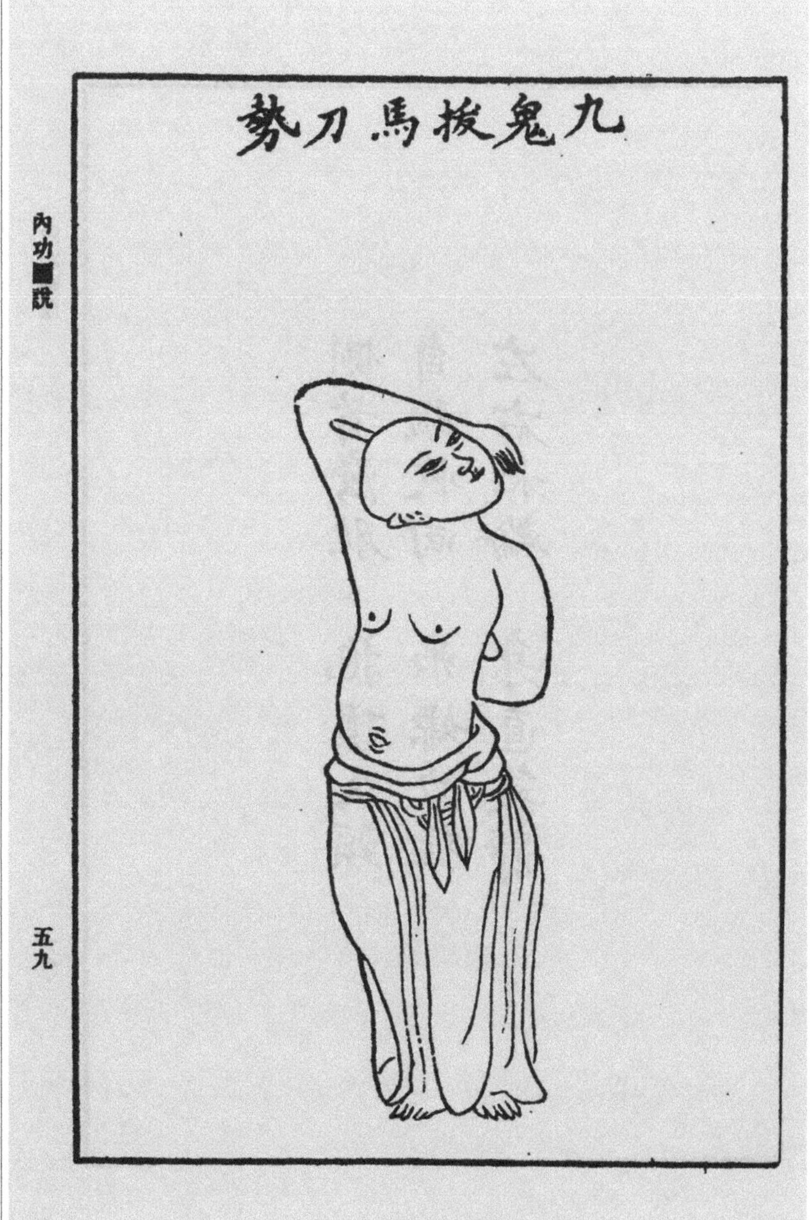
九鬼拔馬刀勢
内功圖説
五九

側首彎肱　抱頂及頸
自頭收回　弗嫌力猛
左右相輪　身直氣靜

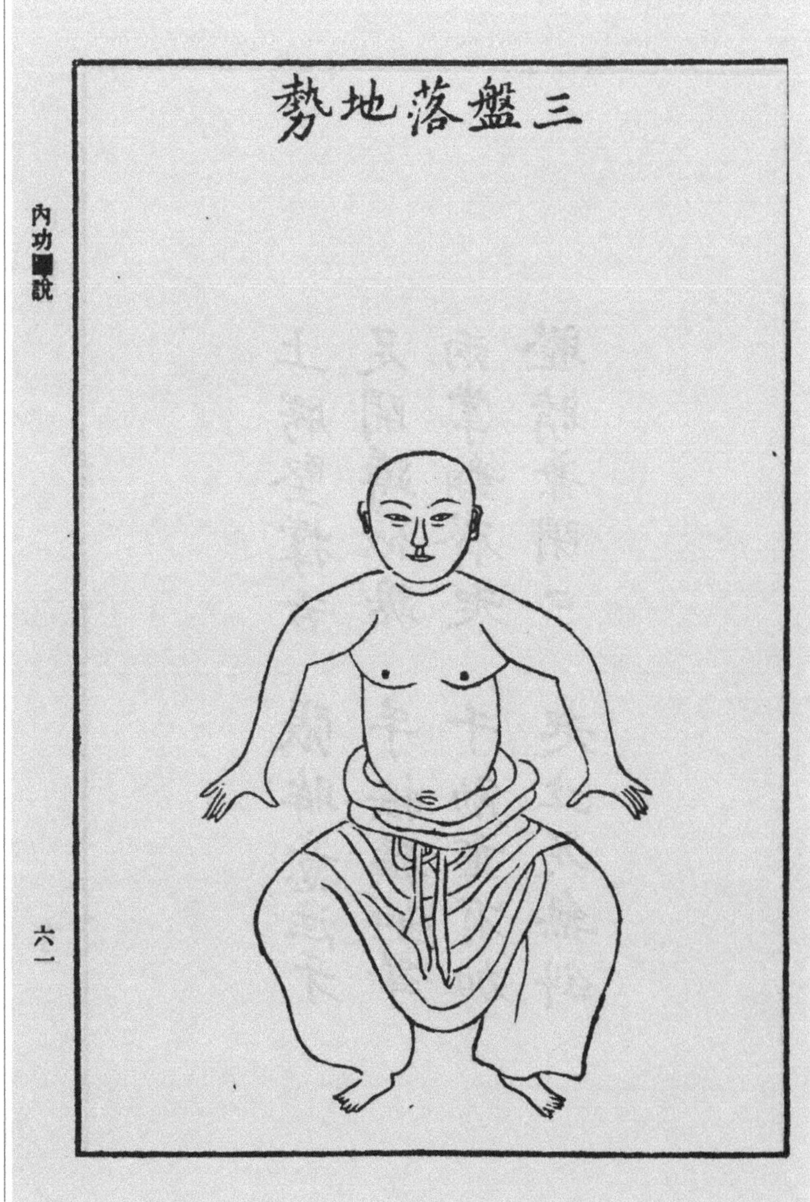
三盤落地勢
内功圖說
六一

上膀堅撐舌　張眸意注牙

足開蹲似踞　手按猛如拏

兩掌翻齊起　千觔重有加

瞪睛兼閉口　起立足無斜

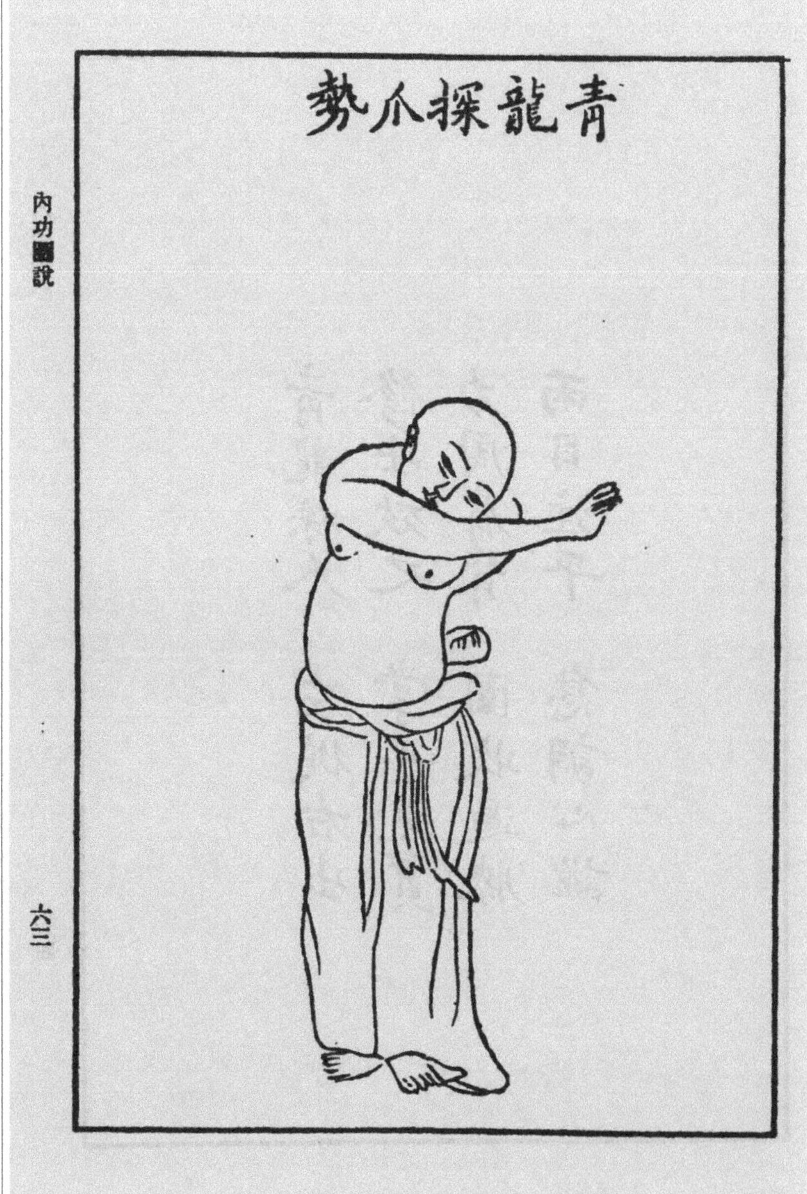
青龍探爪勢
內功圖說
六三

青龍探爪　左從右出
修士效之　掌平氣實
力周肩背　圍收過膝
兩目注平　息調心謐

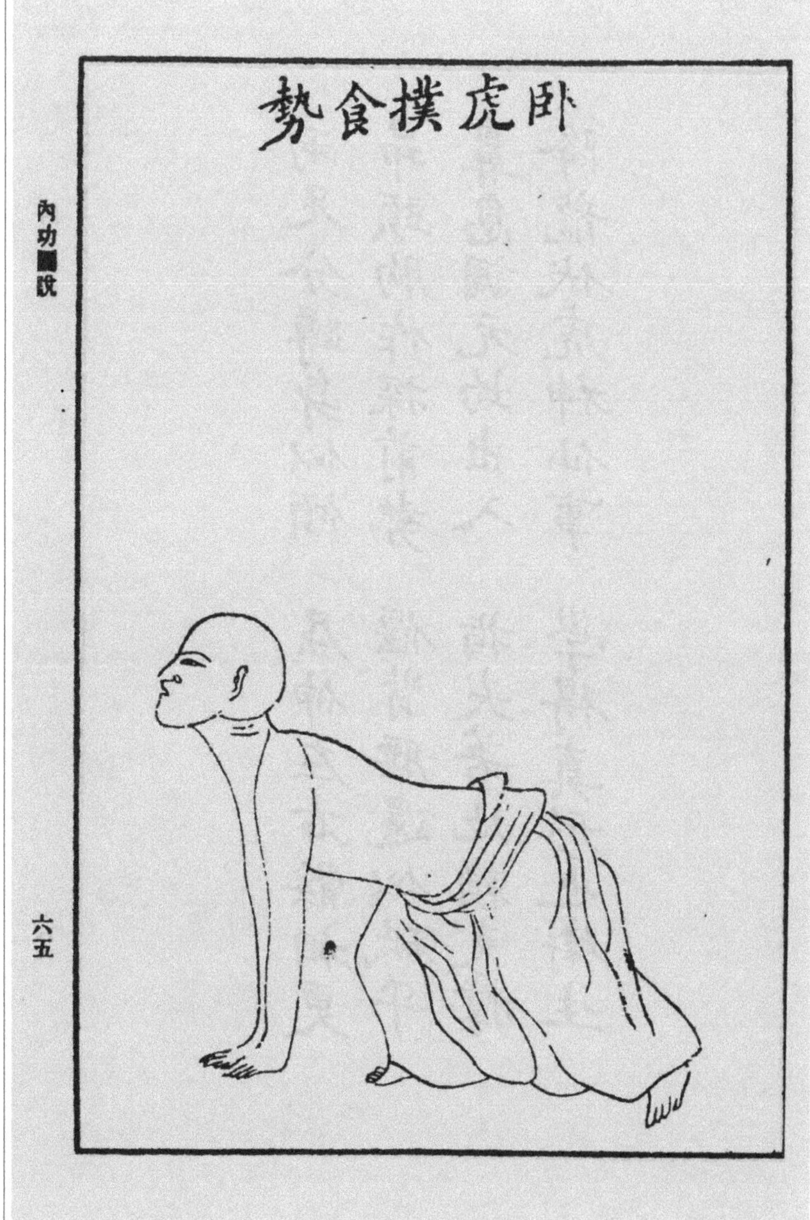
卧虎撲食勢
內功圖說
六五

兩足分蹲身似傾　屈伸左右骽相更

昂頭胸作探前勢　偃背腰還似砥平

鼻息調元均出入　指尖著地賴支撐

降龍伏虎神仙事　學得真形也衛生

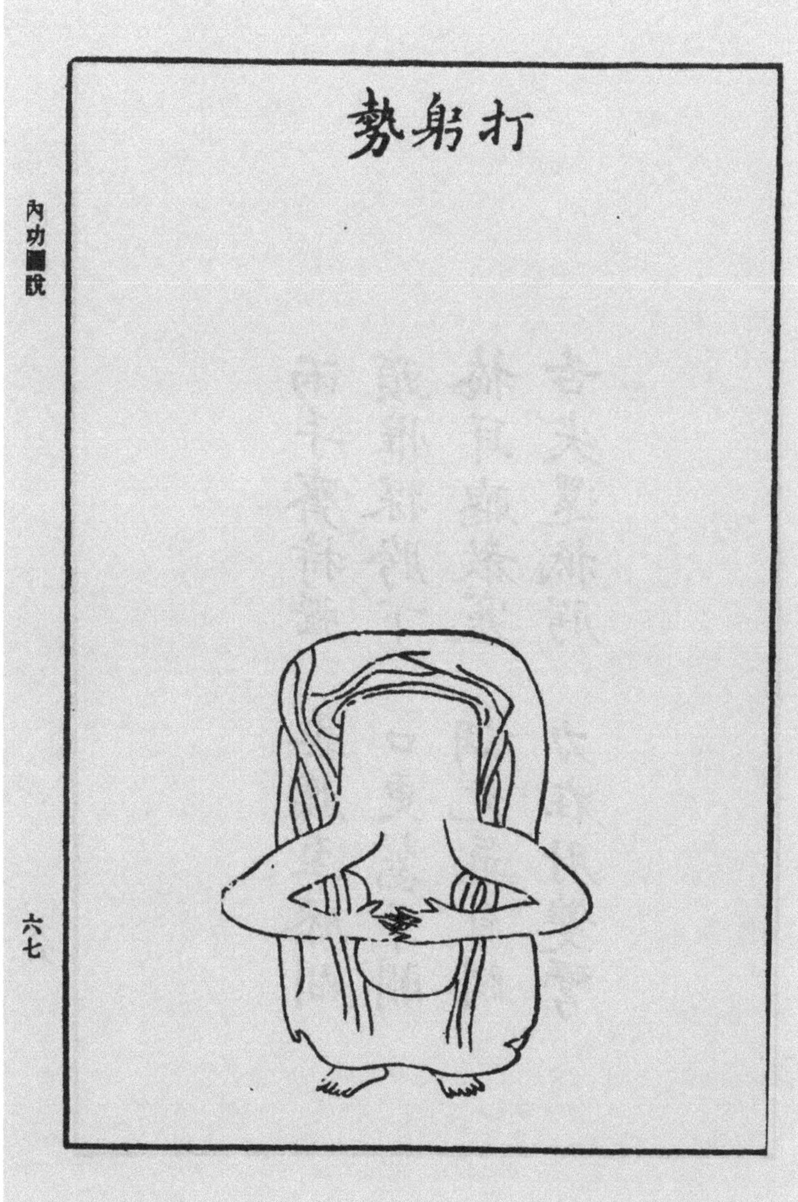
打躬勢
内功圖說
六七

兩手齊持腦　垂腰至膝間
頭惟探胯下　口更齧牙關
掩耳聰教塞　調元氣自閑
舌尖還抵腭　力在肘雙彎

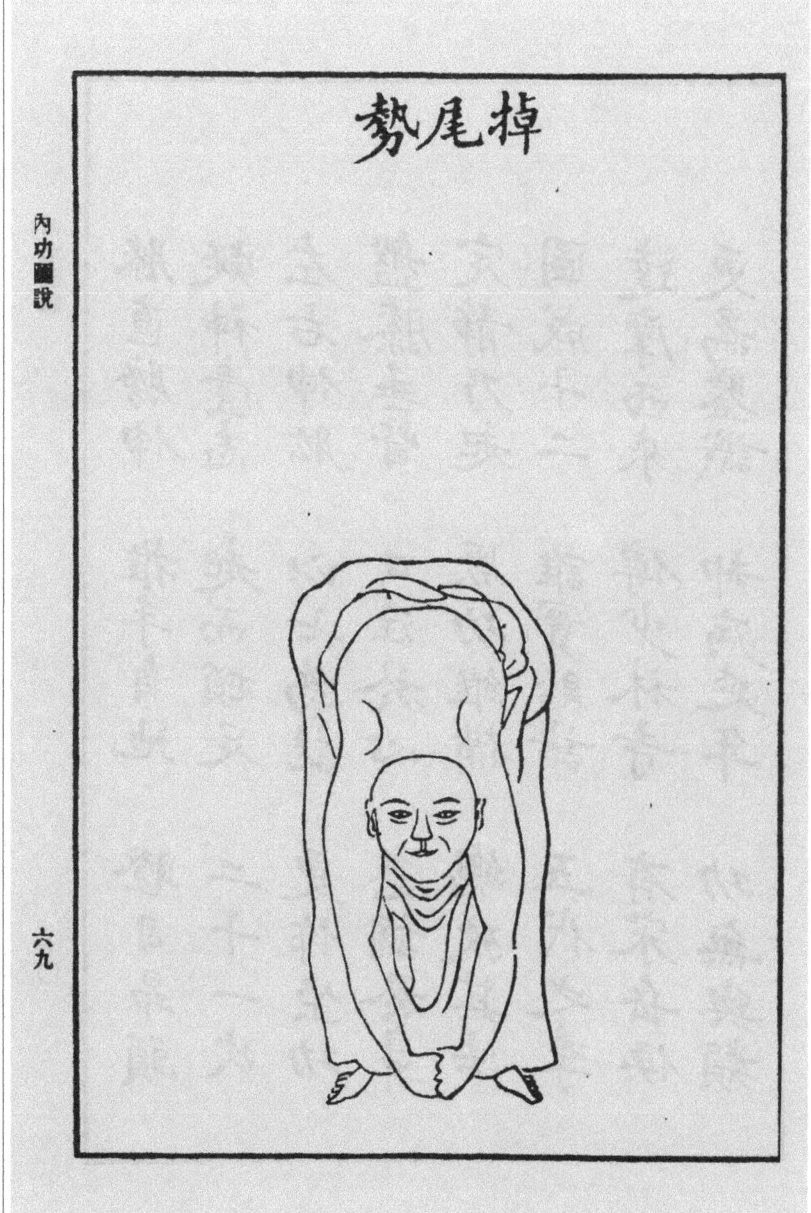
掉尾勢
內功圖說
六九

膝直膀伸　推手自地　瞪目昂頭
凝神壹志　起而頓足　二十一次
左右伸肱　以七為誌　更作坐功
盤膝垂眥　口注於心　息調於鼻
定靜乃起　厥功維備　總攷其法
圖成十二　誰實貽諸　五代之季
達摩西來　傳少林寺　有宋岳侯
更為鑒識　卻病延年　功無與類

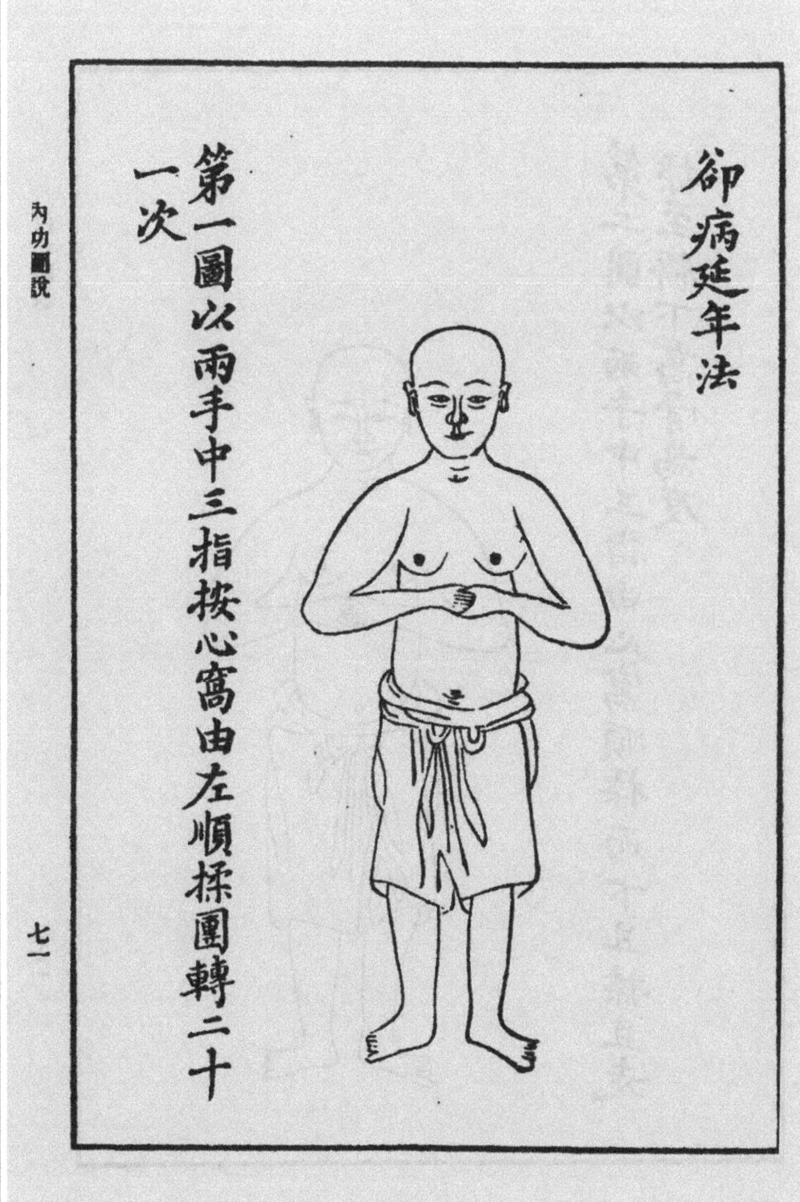
卻病延年法
第一圖以兩手中三指按心窩由左順揉圜轉二十一次
內功圖說
七一

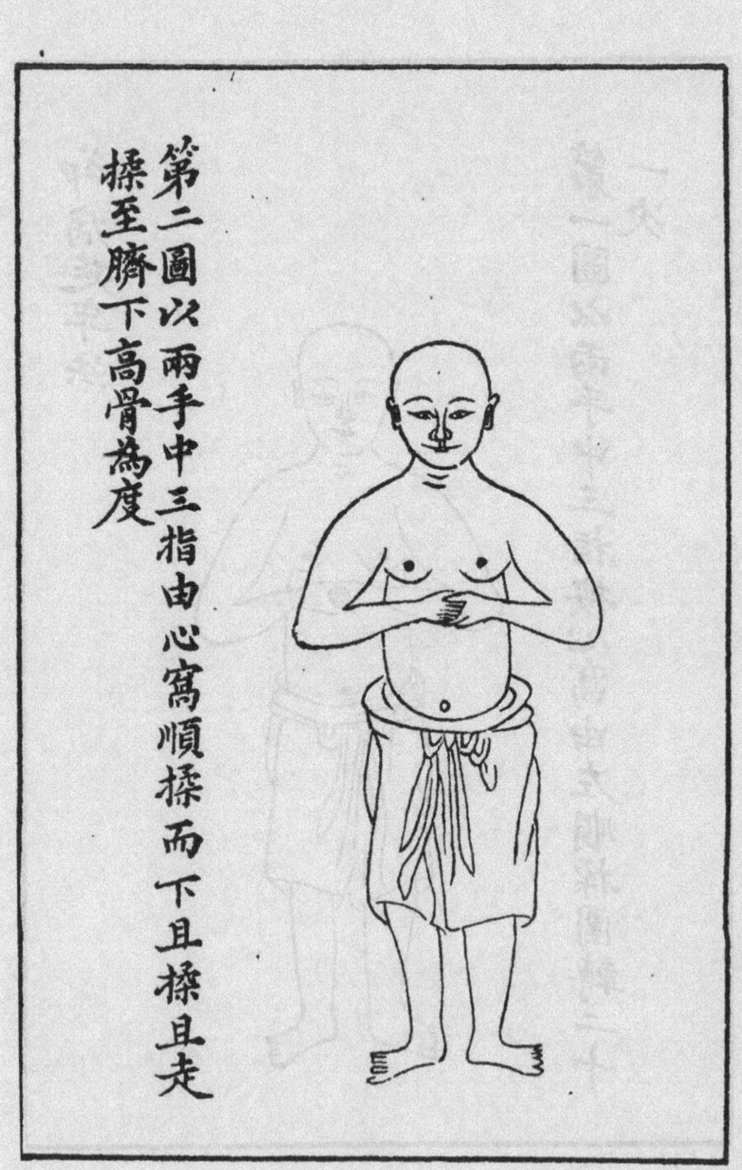
第二圖以兩手中三指由心窩順揉而下且揉且走
揉至臍下高骨為度

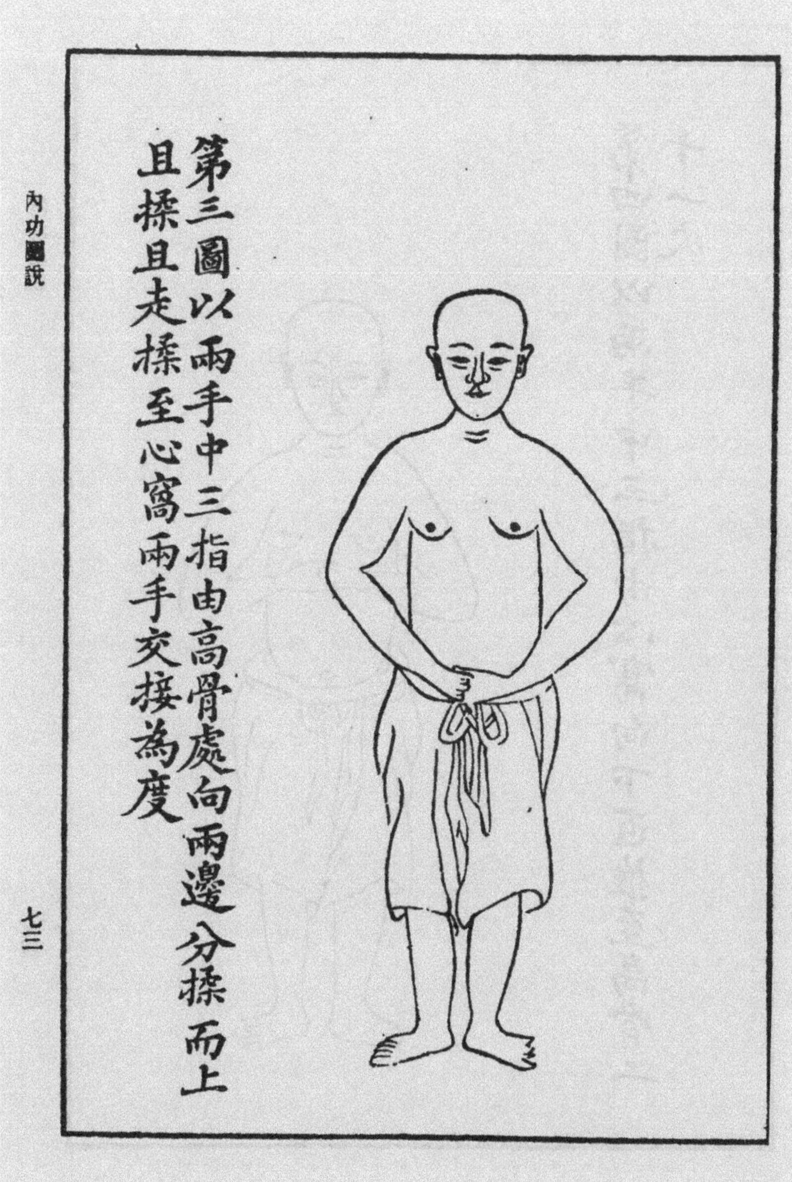
第三圖以兩手中三指由高骨處向兩邊分揉而上且揉且走揉至心窩兩手交接為度

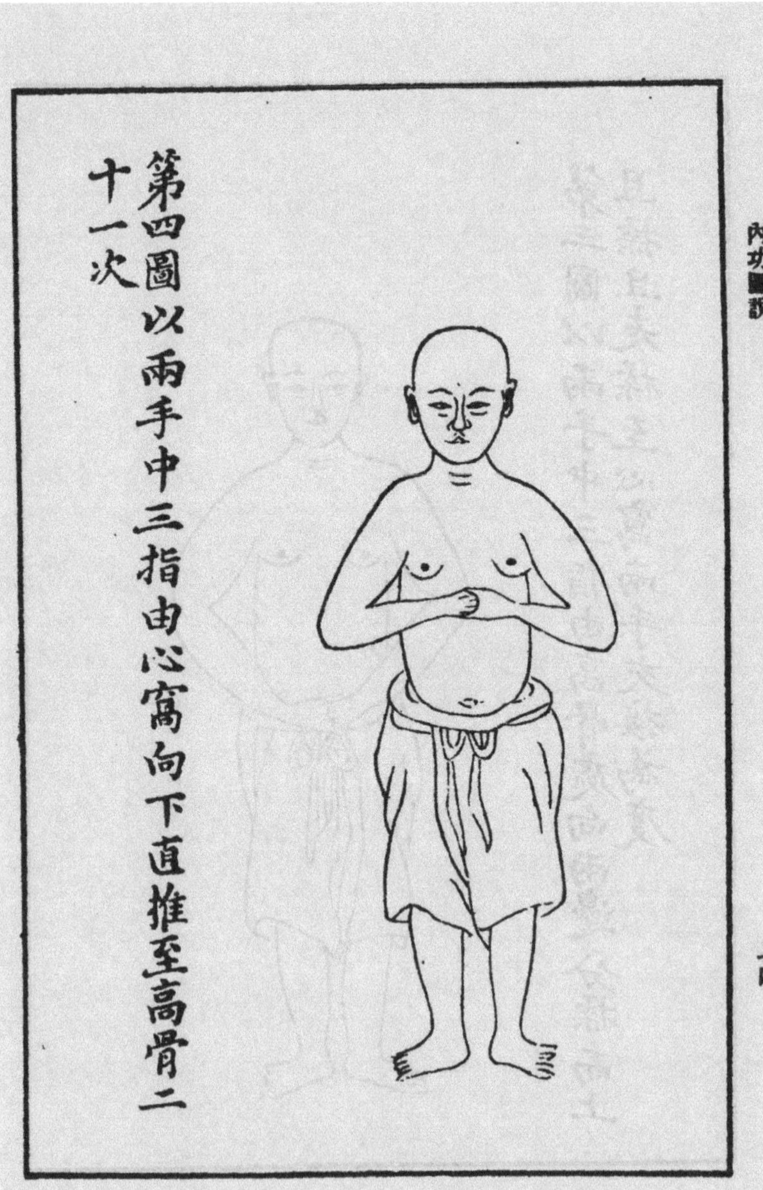
第四圖以兩手中三指由心窩向下直推至高骨二十一次

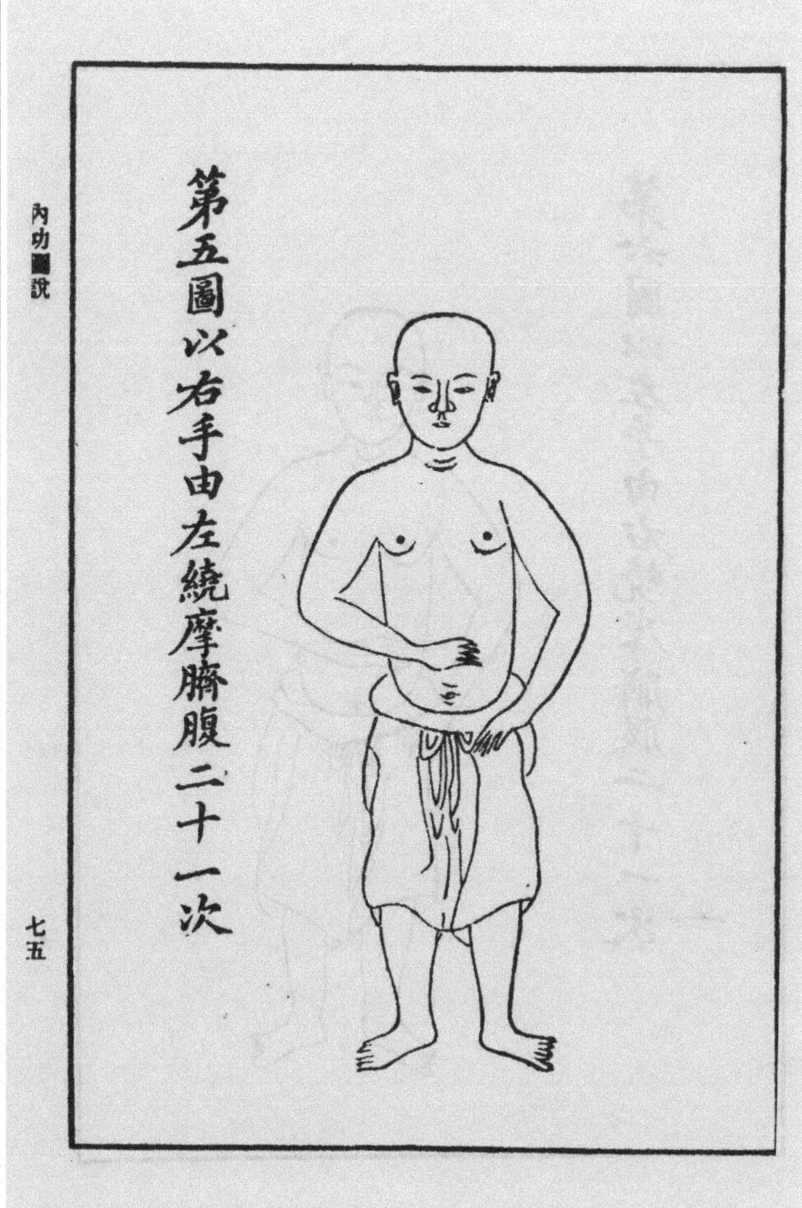
第五圖以右手由左繞摩臍腹二十一次
內功圖說
七五

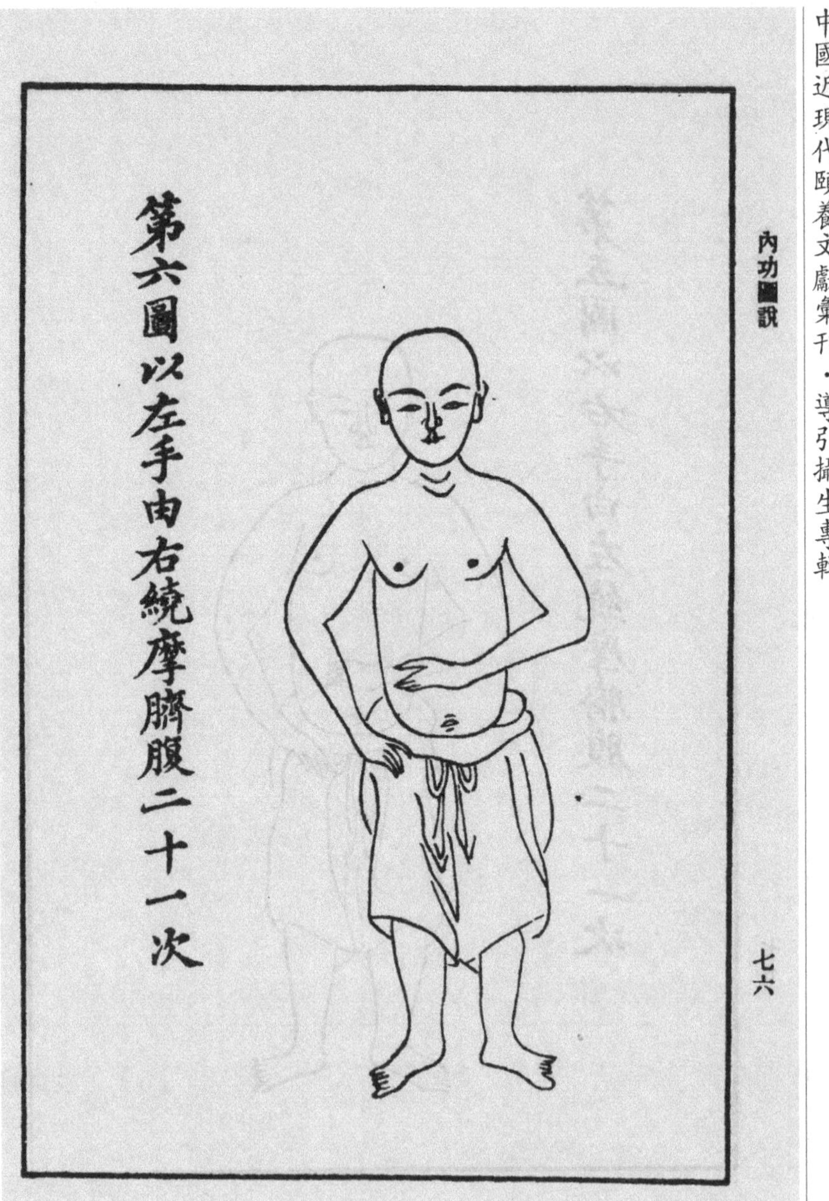
第六圖以左手由右繞摩臍腹二十一次

第七圖以左手將左邊軟脇下腰腎處大指向前四指托後輕揑定用右手中三指自左乳下直推至腿夾二十一次

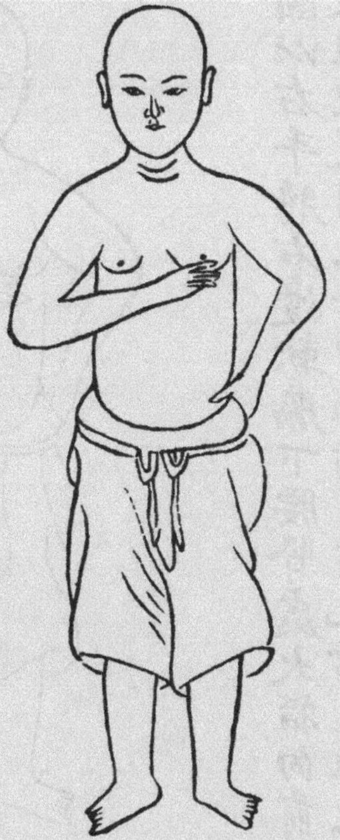

第八圖以右手將右邊軟脇下腰腎處大指向前四指托後輕揑定用左手中三指自右乳下直推至腿夾二十一次

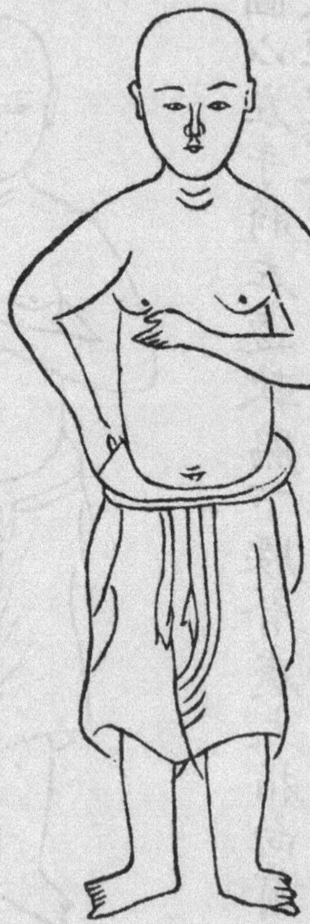

第九圖揉摩畢遂趺坐以兩手大指押子紋四指拳屈分按兩膝上兩足十指亦稍鈎曲將胸自左轉前由右歸後揺轉二十一次畢又照前自右揺轉二十一次

前法如揺身向左即將胸肩揺出左膝前向即揺伏膝上向右即揺出右膝向後即弓腰後撤總不以揺轉滿足為妙不可急揺休使著力

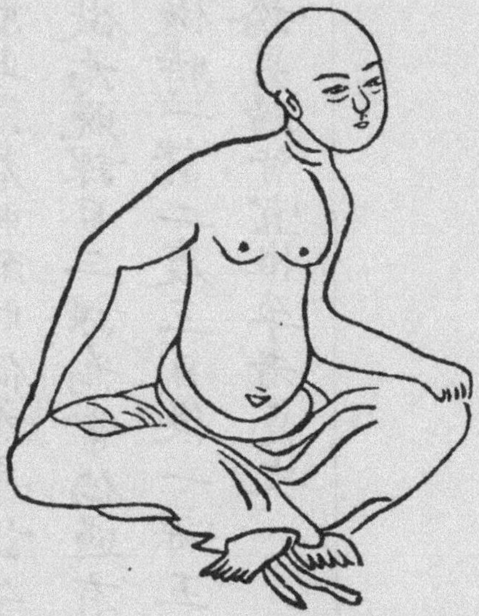

凡揉腹時須凝神淨慮於矮枕平席正身仰卧齊足屈指輕揉緩動將八圖挨次做完為一度每逢做時連做七度畢遂起坐摇轉二十一次照此清晨睡醒時做為早課午申做為午課晚間臨睡時做為晚課日三課為常倘遇有事早晚兩課必不可少初做時一課二度三日後一課五度再三日後一課七度無論男婦皆宜惟孕者忌之

全圖說

全圖則理備化生之微更易見也天地本乎陰陽陰陽主乎動靜人身一陰陽也陰陽一動靜也動靜合宜氣血和暢百病不生乃得盡其天年如爲情欲所牽永違動靜過動傷陰陽必偏勝過靜傷陽陰必偏勝且陰傷陽無所成陽亦傷也陽傷而陰無所生陰亦傷也既傷矣生生變化之機已塞非用法以導之則生化之源無由啟也揉腹之法以動化靜以靜運動合乎陰陽順乎五行發其生機神

其變化故能通和上下分理陰陽去舊生新充實五臟驅外感之諸邪消內生之百病補不足瀉有餘消長之道妙應無窮何須籍燒丹藥自有却病延年之實效耳

王雲五主編

叢書集成初編

畜德錄及其他一種

中華民國二十五年六月初版

發行人 王雲五 上海河南路

印刷所 商務印書館 上海河南路

發行所 商務印書館 上海及各埠

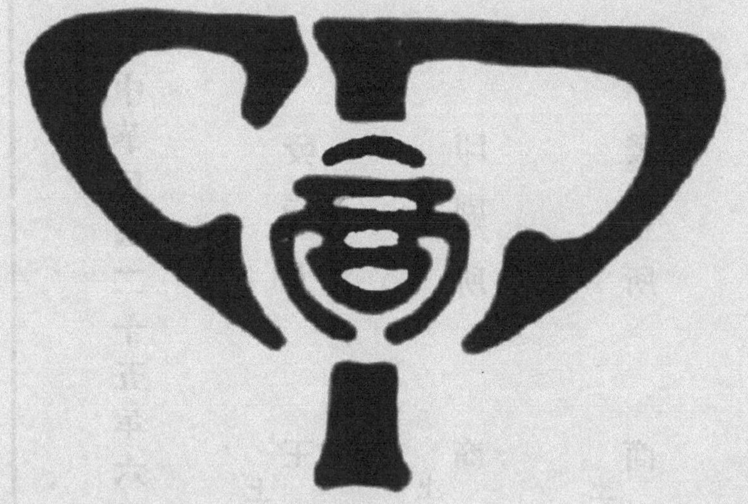